全国中医药行业高等教育"十三五"创新教材

推拿学实训教程

（供针灸推拿学、中医学、康复治疗学等专业用）

主　编　刘明军　祝恩志

中国中医药出版社
·北 京·

图书在版编目（CIP）数据

推拿学实训教程 / 刘明军 , 祝恩志主编 . — 北京：
中国中医药出版社 , 2019.12
全国中医药行业高等教育"十三五"创新教材
ISBN 978-7-5132-5796-1

Ⅰ . ①推… Ⅱ . ①刘… ②祝… Ⅲ . ①推拿—中医院
校—教材 Ⅳ . ① R244.1

中国版本图书馆 CIP 数据核字 (2019) 第 235463 号

中国中医药出版社出版

北京经济技术开发区科创十三街 31 号院二区 8 号楼
邮政编码　100176
传真　010-64405750
廊坊市晶艺印务有限公司印刷
各地新华书店经销

开本 787×1092　1/16　印张 15.25　字数 337 千字
2019 年 12 月第 1 版　2019 年 12 月第 1 次印刷
书号　ISBN 978-7-5132-5796-1

定价　63.00 元
网址　www.cptcm.com

社 长 热 线　**010-64405720**
购 书 热 线　**010-89535836**
维 权 打 假　**010-64405753**

微信服务号　**zgzyycbs**
微商城网址　**https://kdt.im/LIdUGr**
官 方 微 博　**http://e.weibo.com/cptcm**
天猫旗舰店网址　**https://zgzyycbs.tmall.com**

全国中医药行业高等教育"十三五"创新教材

《推拿学实训教程》编委会

主　编　刘明军　祝恩志

副主编（以姓氏笔画为序）

吴九如　陈邵涛　卓　越　逄紫千

编　委（以姓氏笔画为序）

仲崇文　刘明军　吴九如　陈永智

陈邵涛　卓　越　治丁铭　逄紫千

祝恩志　崔建中

编写说明

为了适应新形势下全国高等院校中医药类专业教育教学改革和发展的需要，按照教育部重视实践教学环节，提高学生实践能力的要求，结合推拿学实践性强的学科特点，以全国中医药行业高等教育"十三五"规划教材和国家卫计委"十三五"规划教材为主要依据，以培养学生的推拿临床实践能力为目的，通过强化学生实际动手能力的训练，加深对理论教学内容的理解和掌握，促进推拿学理论和实践教学环节的有机结合，进一步提高推拿学教学质量，特编写此教材。

本教材编写紧扣教学大纲，以临床实用为目的，图文并茂，易学易会，重点突出推拿技术的实训示范和技能训练，力求体现科学性、实用性和规范性。

本教材分为四篇：第一篇推拿手法学，系统介绍摆动类手法、摩擦类手法、震颤类手法、挤压类手法、叩击类手法、运动关节类手法、复合类手法和其他类手法的实训内容；第二篇推拿治疗学，分别介绍颈部特殊检查、胸腹腰背部特殊检查、骨盆部特殊检查、上肢部特殊检查、下肢部特殊检查、体表标志物触诊和软组织损伤类疾病、内科疾病、妇科疾病的推拿治疗实训内容；第三篇小儿推拿学，主要介绍小儿推拿手法、小儿特定穴操作和小儿常见病推拿治疗的实训内容；第四篇推拿功法学，主要介绍基本步势、八段锦、易筋经和少林内功的实训内容。

本教材由长春中医药大学从事教学、临床和科研的一线教师编写。适用于普通高等中医药院校针灸推拿学、中医学、康复治疗学等专业的本科生和研究生教学使用。由于可供参考的教材较少，加之时间有限，如有疏漏不足之处敬请读者指正，以便再版时修订提高。

《推拿学实训教程》编委会

2019 年 10 月

目 录

第一篇　推拿手法学 ▷▷▷▷

实训一　摆动类手法
—— 一指禅推法

【实训目的】

掌握一指禅推法的操作规范、动作要领和临床应用。

【实训学时】

2 学时。

【实训备品】

按摩床、按摩沙袋、按摩椅。

【实训体位】

仰卧位，或俯卧位，或坐位。

【实训示范】

（一）一指禅推法

以拇指端或拇指的螺纹面着力于体表施术部位或穴位上。拇指自然伸直，余指的掌指关节和指间关节自然屈曲。沉肩、垂肘、悬腕，前臂主动运动，带动腕关节节律性左右摆动，使所产生的功力通过拇指端或螺纹面轻重交替、持续不断地作用于施术部位或穴位上，手法频率 120 ～ 160 次 / 分。见图 1-1-1，图 1-1-2。

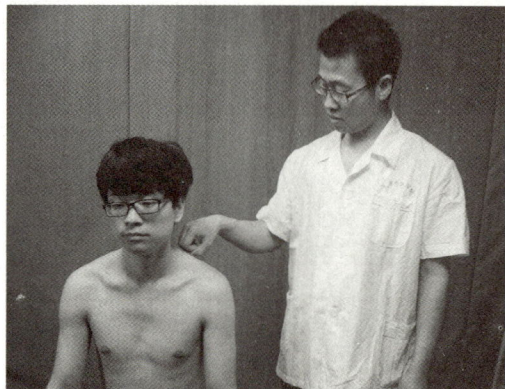

图 1-1-1　一指禅指端推法（内摆）

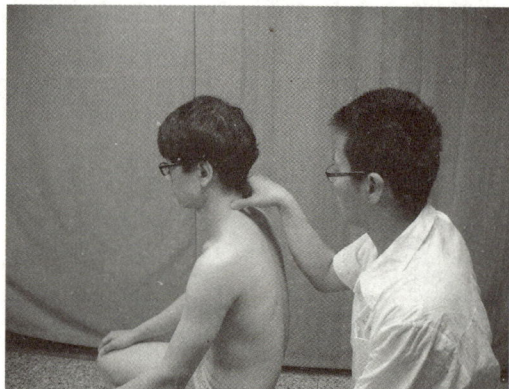

图 1-1-2　一指禅指端推法（外摆）

（二）一指禅偏峰推法

以拇指偏峰部着力，拇指自然伸直并内收，余指掌指部伸直。腕关节微屈或自然伸直。其运动过程同一指禅推法，唯其腕部摆动幅度较小，有时仅为旋动。见图 1-1-3。

（三）一指禅屈指推法

拇指屈曲，指端顶于食指桡侧缘或以螺纹面压在食指的指背上，余指握拳。以拇指指间关节桡侧或背侧着力于施术部位或穴位上。其运动过程同一指禅推法，见图 1-1-4。

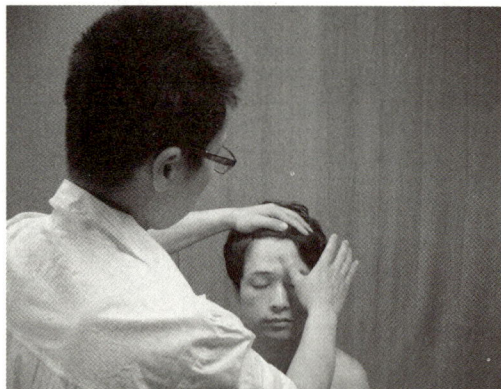

图 1-1-3　一指禅偏峰推法

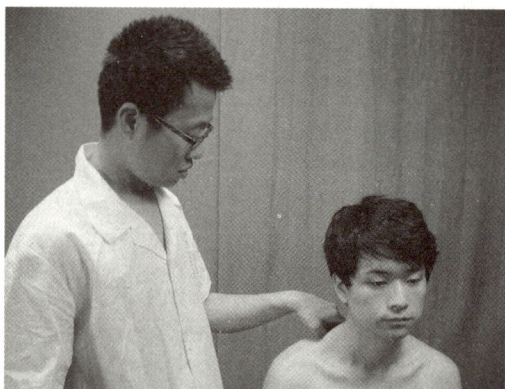

图 1-1-4　一指禅屈指推法

1. 操作手法

一指禅推法操作时要求术者姿势端正，精神内守，肩、肘、腕各部位贯穿一个"松"字，做到蓄力于掌，发力于指，将功力集中于拇指端，才能使手法刚柔相济，形神俱备。

（1）沉肩：肩关节放松，肩胛骨自然下沉，不要耸肩用力，以腋下空松能容一拳为宜。

（2）垂肘：肘关节自然下垂，略低于腕部。肘部不要向外支起，亦不宜过度夹紧内收。

（3）悬腕：手掌自然垂屈，在保持腕关节放松的基础上，尽可能屈腕至90°。腕部在外摆时，尺侧要低于桡侧，回摆到最大时，尺、桡侧持平。

（4）指实掌虚：拇指端自然吸定于一点，切忌拙力下压，其余四指及掌部要放松，握虚拳。前臂摆动产生的功力通过拇指轻重交替作用于体表，外摆和回摆时着力轻重为3∶1，即"推三回一"。

（5）紧推慢移：一指禅推法在体表移动操作时，前臂维持较快的摆动频率，即每分钟120～160次，但拇指端或拇指螺纹面移动的速度要慢。

2. 操作要领

（1）一指禅推法在操作时，拇指端应吸定于一点，不能随着腕部的摆动而在体表上滑动或摩擦，循经推动时，应在吸定的基础上缓慢移动。

（2）一指禅推法临床操作有屈伸拇指指间关节和不屈伸拇指指间关节两种术式。前者刺激柔和；后者着力较稳，刺激较强。若术者拇指指间关节较硬，或治疗时要求较柔和的刺激，宜选用屈伸拇指指间关节的操作；若术者拇指指间关节较柔软，或治疗时要求的刺激较强，宜选用不屈伸拇指指间关节的操作。

（3）一指禅推法为中等刺激量，接触面积小，深透性好，临床适于循经络、推穴位。

（4）一指禅偏峰推法，以轻快柔和的"少商劲"为主要特点，多用于颜面部。

（5）一指禅屈指推法，以着力沉稳、刚劲有力为主要特点，多用于颈项部及关节骨缝处。

【实训练习】

1. 米袋训练

术者取端坐位，抬头挺胸，两足放平踏稳，并略分开与肩同宽，将米袋置于桌上距身体20～30cm处。在米袋上手法练习步骤可分为单手定点练习、双手同步定点练习、单手走线练习。

2. 人体操作训练

进行人体操作训练时，在操作部位铺一干净、平整的推拿巾。根据训练难度由易到难的原则，采用以下两个训练阶段。

（1）第一阶段：术者取端坐位，受术者取仰卧位和俯卧位。在其腹部的中脘、天枢、关元、气海和项背部的肩井、大椎等穴位进行定点操作，每只手操作5～10分钟后交替操作练习，力度以受术者局部产热为宜。

（2）第二阶段：术者取端坐位，受术者取仰卧位俯卧位。在其腹部沿鸠尾穴至曲骨穴一线，在其项背部沿风府穴至大椎穴一线自上而下做走线练习。每只手操作3～5遍后交替操作练习，力度以受术者局部产热为宜。

实训二　摆动类手法
——滚法

【实训目的】

掌握滚法的操作规范、动作要领和临床应用。

【实训学时】

2 学时。

【实训备品】

按摩床、按摩沙袋、按摩椅。

【实训体位】

仰卧位，或俯卧位，或坐位。

【实训示范】

（一）滚法的操作方法

拇指自然伸直，其余四指自然屈曲，无名指与小指的掌指关节屈曲约 90°，手背沿掌横弓排列，呈弧面，以第五掌指关节背侧为吸点吸附于体表施术部位上。以肘关节为支点，前臂主动做推旋运动，带动腕关节做较大幅度的屈伸活动，使小鱼际和手背尺侧部在施术部位上进行持续不断的来回滚动。见图 1-2-1，图 1-2-2。

1. 掌指关节滚法

以第五掌指关节背侧为吸点，以小指、无名指、中指及食指的掌指关节背侧为滚动着力面，腕关节略屈向尺侧，余准备形态同滚法。其手法运动过程亦同滚法。见图 1-2-3。

2. 拳滚法

拇指自然伸直，余指半握空拳状，以食指、中指、无名指和小指的第一节指背着力于施术部位上。肘关节屈曲 20°～40°，前臂主动施力，在无旋前圆肌参与的情况下，单纯进行推拉摆动，带动腕关节做无尺、桡侧偏移的屈伸活动，使食指、中指、无名指和小指的第一节指背、掌指关节背侧、指间关节背侧为滚动着力面，在施术部位上进行持续不断的滚动。见图 1-2-4。

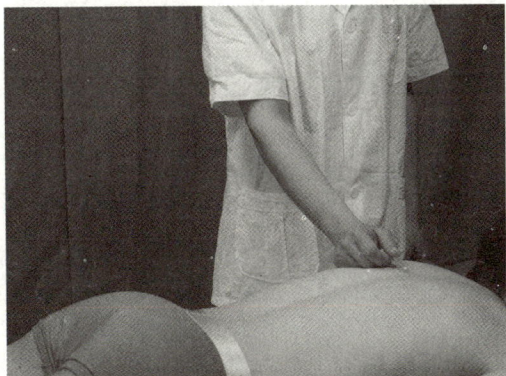

图 1-2-1　滚法（内摆）

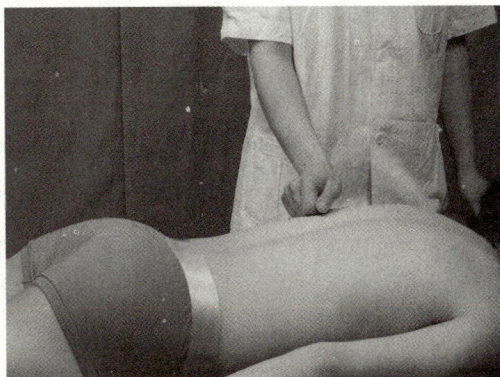

图 1-2-2　滚法（外摆）

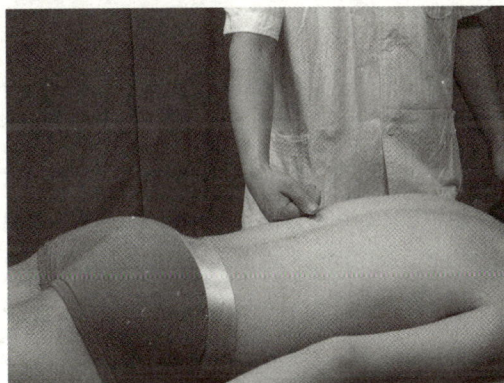

图 1-2-3　掌指关节滚法

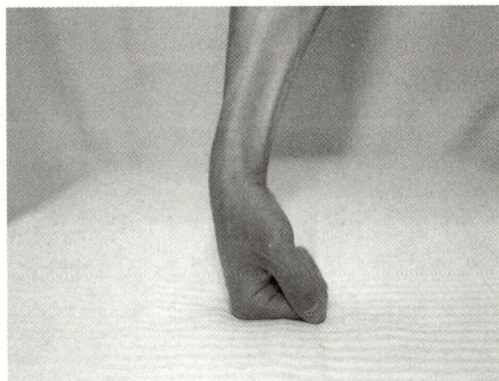

图 1-2-4　拳滚法

（二）操作要领

1. 肩关节放松下垂，肘关节自然屈曲约 40°，上臂中段距胸壁一拳左右，腕关节放松，手指自然弯曲，不能过度屈曲或挺直。

2. 操作过程中，腕关节屈伸幅度在 120° 左右（即前滚至极限时屈腕约 80°，回滚至极限时伸腕约 40°），使掌背部分的 1/2 面积（尺侧）依次接触治疗部位。

3. 滚法对体表产生轻重交替的刺激，前滚和回滚时着力轻重之比为 3∶1，即"滚三回一"。

4. 操作时紧贴于治疗部位上滚动，不宜拖动或手背相对体表而空转，同时应尽量避免掌指关节的骨突部与脊椎棘突或其他部位关节的骨突处猛烈撞击。

5. 操作时常会出现腕关节屈伸幅度不够，从而减少手背部的接触面积，使手法刺激过于生硬，不够柔和的错误术式，应尽可能增大腕关节的屈伸幅度。同时控制好腕关节的屈伸运动，不要出现折刀样的突变动作，避免跳动感。

6. 临床使用时可结合肢体关节的被动运动，需注意两手动作协调，被动运动要"轻巧、短促、随发随收"。

【实训练习】

（一）米袋训练

术者取"丁"字步站立，或两脚分开站立与肩同宽，上身略前倾，将米袋置于距身体 15 ~ 20cm 的桌上，然后一手拿住米袋的一角，另一手按照本法的操作要领进行练习，两手交替训练。每只手操作 5 ~ 10 分钟。训练之初不要求力度，以掌握手法的动作要领为主，之后逐渐增加操作力度。

（二）人体操作训练

进行人体操作训练时，在施术部位铺一干净、平整的推拿巾。㨰法根据不同部位，训练方法不同。

1. 项背部

受术者取俯卧位，术者站于受术者侧后，一手用㨰法在颈椎两侧及肩部（冈上肌、斜方肌部）往返操作，另一手扶住受术者额部或前顶部，并使其做屈、伸、侧屈及旋转等被动活动。每只手操作 5 ~ 10 分钟后交替操作练习，力度以受术者耐受或局部发热为度，两手动作的配合要协调。

2. 腰部

受术者取俯卧位，如腰部肌肉十分丰厚或受术者对于推拿刺激耐受性较高，受术者可以小指、无名指及中指的掌指关节凸起部着力，在脊柱两侧做上下往返操作。注意掌指关节凸起部位要避免碰撞脊柱棘突，以免产生疼痛。每只手操作 5 ~ 10 分钟后交替操作练习，注意两手动作的协调配合。

实训三　摆动类手法

—— 揉法

【实训目的】

掌握揉法的操作规范、动作要领和临床应用。

【实训学时】

2 学时。

【实训备品】

按摩床、按摩巾、按摩椅。

【实训体位】

仰卧位，或俯卧位，或坐位。

【实训示范】

（一）操作手法

1. 大鱼际揉法

术者沉肩、垂肘，腕关节放松，呈微屈或水平状。大拇指内收，四指自然伸直，用大鱼际附着于施术部位上。以肘关节为支点，前臂做主动运动，带动腕关节摆动，使大鱼际在治疗部位上做轻缓柔和的上下、左右或轻度的环旋揉动，并带动该处的皮下组织一起运动，频率 120～160 次 / 分。见图 1-3-1。

2. 掌根揉法

术者肘关节微屈，腕关节放松并略背伸，手指自然弯曲，以掌根部附着于施术部位。肘关节为支点，前臂做主动运动，带动腕及手掌连同前臂做小幅度的回旋揉动，并带动该处的皮下组织一起运动，频率 120～160 次 / 分。见图 1-3-2。

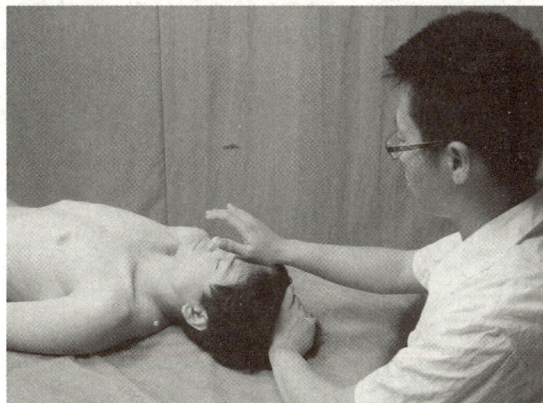

图 1-3-1 大鱼际揉法

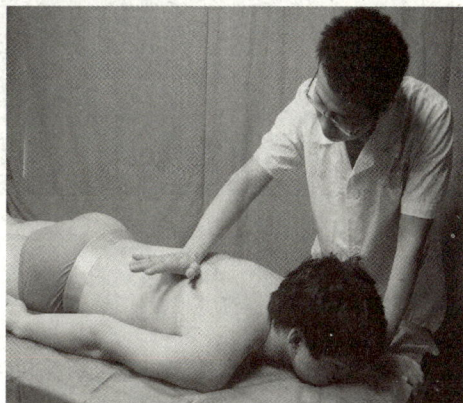

图 1-3-2 掌根揉法

3. 中指揉法

术者中指伸直，食指搭于中指远端指间关节背侧，腕关节微屈，用中指螺纹面着力于一定的治疗部位或穴位。以肘关节为支点，前臂做主动运动，通过腕关节使中指螺纹面在施术部位上做轻柔的小幅度的环旋或上下、左右运动，频率 120 ～ 160 次 /分。见图 1-3-3。

4. 三指揉法

术者以食指、中指、无名指并拢，三指螺纹面着力于一定的治疗部位。以肘关节为支点，前臂做主动运动，通过腕关节使三指螺纹面在施术部位上做轻柔的小幅度的环旋或上下、左右运动，频率120 ～ 160 次 / 分。见图 1-3-4。

5. 拇指揉法

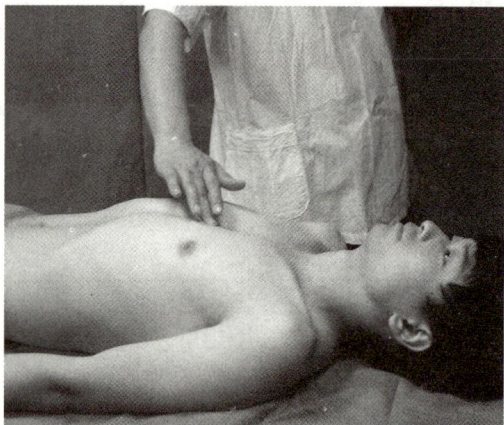

图 1-3-3　中指揉法

术者以拇指螺纹面着力于施术部位，其余四指置于相应的位置以支撑助力，腕关节微悬。拇指及前臂部主动施力，使拇指螺纹面在施术部位上做轻柔的环旋揉动，频率120 ～ 160 次 / 分。见图 1-3-5。

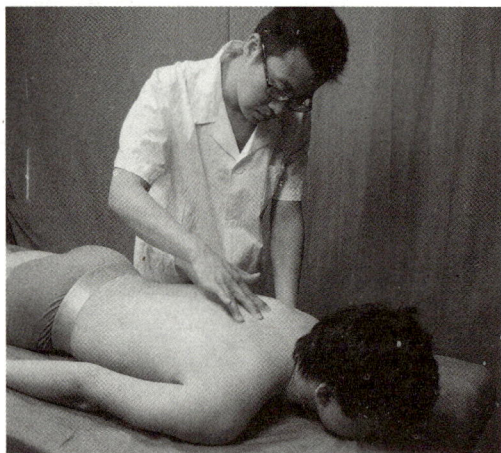

图 1-3-4　三指揉法

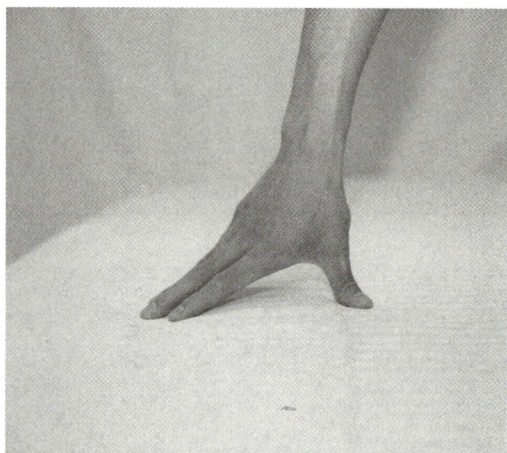

图 1-3-5　拇指揉法

（二）操作要领

1. 着力点要吸附固定，不可有来回往返的摩擦与移动。

2. 揉动时幅度要小，频率一般为 120 ～ 160 次 / 分。

3. 用力持续、均匀、协调而有节奏，做到旋而不滞，转而不乱。

4. 中指揉法时，食指压在中指背面，指骨间关节、掌指关节均要伸直。

5. 拇指揉法时，仅靠拇指、掌指关节做环旋运动。

6.掌揉法操作时，腕关节放松，压力轻柔，动作灵活；着力点要固定，既不能有体表摩擦，也不能有向下按压的动作。

7.大鱼际揉法时，拇指与第一掌骨内收，四指自然伸直，以肘关节为支点，前臂做主动摆动，带动腕关节，使大鱼际在操作部位上做轻柔缓和的回旋运动，并带动该处的皮下组织一起运动。

【实训练习】

（一）米袋练习

术者取端坐位，将米袋置于距身体 15 ~ 20cm 的桌上，然后一手拿住米袋的一角，另一手以拇指、中指、掌根、大鱼际等施术部位置于米袋中央，按照操作规范进行揉法的练习。

（二）人体练习

1.模特仰卧位，术者在其头顶上部取坐位。取前额部，由左至右往返操作练习大鱼际揉法。取印堂、太阳、睛明、风府、风池、百会穴等练习中指揉法、拇指揉法。每个穴位操作 2 ~ 3 分钟，力度以受术部位皮肤连同其皮下组织一起运动产生内摩擦，在组织深层产生温热为宜。

2.模特仰卧位，术者在其身侧取立位，在其腹部练习掌揉法，操作时间 3 ~ 5 分钟；也可取天枢、中脘、气海穴等练习中指揉法、拇指揉法、三指揉法，每个穴位操作 2 ~ 3 分钟，力度以受术部位皮肤连同其皮下组织一起运动产生内摩擦，在组织深层产生温热为宜。

3.模特俯卧位，术者在其身侧取立位，在其背腰部练习掌根揉法，操作时间 3 ~ 5 分钟；也可取肺俞、脾俞、肾俞等穴位练习拇指揉法、三指揉法，每个穴位操作 2 ~ 3 分钟，力度以受术部位皮肤连同其皮下组织一起运动产生内摩擦，在组织深层产生温热为宜。

实训四　摩擦类手法

——摩法、擦法

【实训目的】

掌握摩法和擦法的操作规范、动作要领和临床应用。

【实训学时】

2 学时。

【实训备品】

按摩床、按摩沙袋、按摩椅。

【实训体位】

仰卧位，或俯卧位，或坐位。

【实训示范】

（一）摩法

1. 操作手法

（1）指摩法：指掌部自然伸直，食指、中指、无名指和小指并拢，腕关节略屈。以食指、中指、无名指和小指指面附着于施术部位，以肘关节为支点，前臂主动运动，使指面随同腕关节做环形或直线往返摩动。见图 1-4-1。

（2）掌摩法：手掌自然伸直，腕关节略背伸，将手掌平放于体表施术部位上。以肘关节为支点，前臂主动运动，使手掌随同腕关节连同前臂做环旋或直线往返摩动。见图 1-4-2。

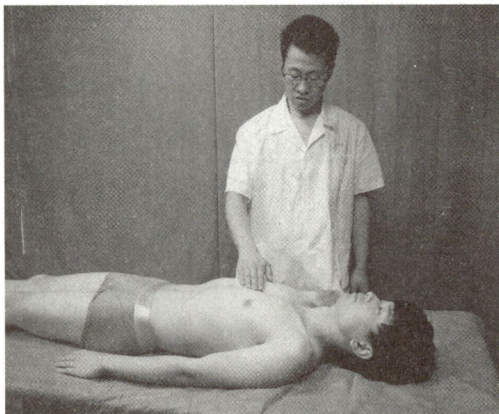 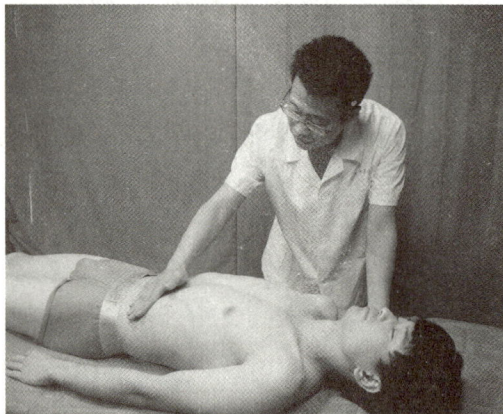

图 1-4-1　指摩法　　　　　　　　　　图 1-4-2　掌摩法

2. 操作要领

（1）肩臂部放松，肘关节屈曲 40°～60°。

（2）指摩法时腕关节要保持一定的紧张度，掌摩法时则腕部要放松。

（3）摩动的速度、压力宜均匀。一般指摩法宜稍轻快，掌摩法宜稍重缓。手法力度较推法轻，较运法重。

（4）要根据病情的虚实决定手法的摩动方向。临床一般环摩应用较多，直摩应用相对较少。就环摩而言，传统以"顺摩为补，逆摩为泻"，故虚证宜顺时针方向摩动，实证宜逆时针方向摩动。

（5）摩动的速度不宜过快，也不宜过慢；压力不宜过轻，也不宜过重。

（二）擦法

1. 操作手法

以食指、中指、无名指和小指指面或掌面、手掌的大鱼际、小鱼际置于体表施术部位。腕关节伸直，使前臂与手掌相平。以肘或肩关节为支点，前臂或上臂做主动运动，使手的着力部分在体表做均匀的上下或左右直线往返摩擦移动，使施术部位产生一定的热量。用食指、中指、无名指和小指指面着力，称指擦法；用全掌面着力，称掌擦法，见图1-4-3；用手掌的大鱼际着力，称大鱼际擦法，见图1-4-4；用小鱼际着力，称小鱼际擦法，见图1-4-5。

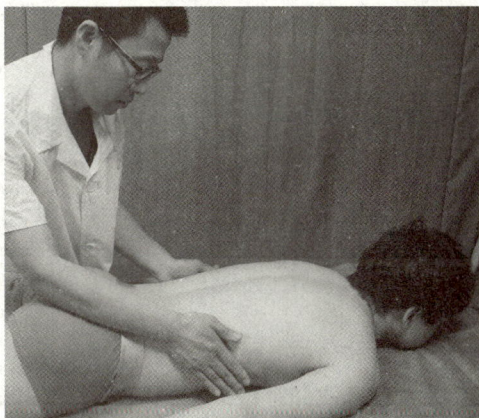

图 1-4-3 掌擦法

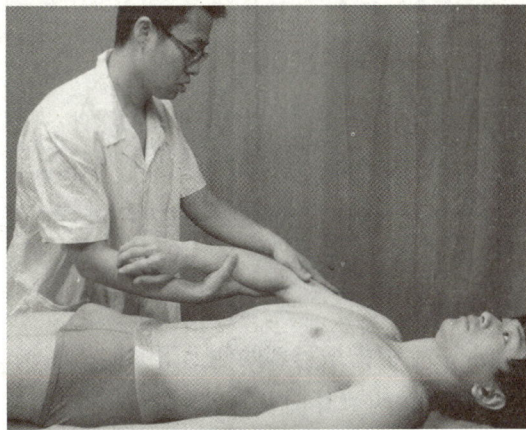

图 1-4-4 大鱼际擦法

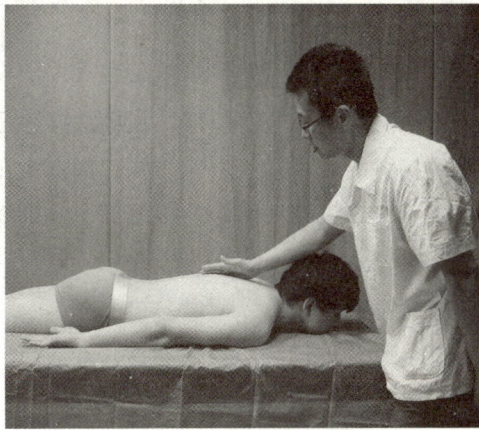

图 1-4-5 小鱼际擦法

2. 操作要领

（1）术者肩关节宜放松，肘关节宜自然下垂并内收。

（2）操作时，施术者着力部位要紧贴受术者体表，压力要适度，须直线往返运行，往返的距离多数情况下应尽力拉长，而且动作要连续不断，有如拉锯状。

（3）指擦法时应以肘关节为支点，前臂为动力源，擦动的往返距离宜小，属擦法中的特例。掌擦法、大鱼际擦法及小鱼际擦法均以肩关节为支点，上臂为动力源，擦动的往返距离宜大。

（4）操作透热为度，擦法属于生热手法，应以术者感觉手下所产生的热已进入到受术者的体内，并与其体内之"热"相呼应为尺度。因每一种擦法的着力面积不同，所以擦法生热的多寡也不一样。指擦法因操作时往返运行的距离较短，所以难以与擦法比较。就掌擦法、大鱼际擦法和小鱼际擦法而言，其手法产生的热度依次升高。

【实训练习】

（一）摩法

1. 面部练习

受术者取仰卧位。术者以单手或双手手指做指摩法，摩前额部和面颊部可做定点或移动练习。

2. 腹部练习

受术者取仰卧位。①摩腹：术者用掌摩法，以脐为中心，做顺时针或逆时针方向的摩法。②摩中脘、神阙、气海、关元：术者用掌摩法或指摩法，分别以中脘、神阙、气海、关元为中心做环形摩动。③膏摩法：术者可以配合一定的推拿介质在上述部位或穴位操作。

（二）擦法

擦法适用于全身各部。指擦法接触面积较小，适于鼻、耳、颈项、肋间等部位；掌擦法接触面大，适于肩背、胸腹部；大鱼际擦法适于四肢部，尤以上肢常用；小鱼际擦法适于肩背、脊柱两侧及腰骶部。实训操作时，可以按操作方法和要领在人体进行相互练习。

1. 指擦法

受术者取仰卧位。术者以单手食、中指，或双手中指做鼻部两侧上下方向指摩法，以局部发红、发热为度；术者以双手食、中指分别做两侧耳前及耳郭后上下方向指擦法，以局部发红、发热为度。

2. 擦胸部、腹部

受术者取仰卧位，或坐位。术者以掌擦法自上而下横擦胸部、腹部，女性受术者仅做天突至膻中的指擦法，以局部透热为度。

3. 擦上肢

受术者取坐位。术者以大鱼际擦法，擦手掌、腕部、前臂、上臂和肩部，以局部透热为度。

4. 擦肩背、腰骶部

受术者取俯卧位。术者以掌擦法作用于肩背部、腰部、骶部八髎，以小鱼际擦法纵向擦督脉和脊柱两侧足太阳膀胱经，以透热为度。

实训五　摩擦类手法
——推法、搓法、抹法

【实训目的】

掌握推法、搓法和抹法的操作规范、动作要领和临床应用。

【实训学时】

2学时。

【实训备品】

按摩床、按摩沙袋、按摩椅。

【实训体位】

仰卧位，或俯卧位，或坐位。

【实训示范】

（一）推法

1. 操作手法

（1）指推法：包括拇指端推法、拇指平推法和三指推法。①拇指端推法：以拇指端着力于施术部位或穴位上，其余四指置于对侧或相应的位置以固定，腕关节略屈并向尺侧偏斜。拇指及腕部主动施力，向拇指端方向呈短距离、单向直线推进。②拇指平推法：以拇指螺纹面着力于施术部位或穴位上，其余四指置于其前外方以助力，腕关节略屈曲。拇指及腕部主动施力，向其食指方向呈短距离、单向直线推进。在推进的过程中，拇指螺纹面的着力部位应逐渐偏向桡侧，且随着拇指的推进，腕关节逐渐伸直。见图 1-5-1。③三指推法：食指、中指、无名指并拢，以指端部着力于施术部位上，腕关节略屈。前臂部主动施力，通过腕关节及掌部使食指、中指、无名指三指向指端方向做单向直线推进。

（2）掌推法：以掌根部着力于施术部位，腕关节略背伸，肘关节伸直。以肩关节为支点，上臂主动施力，通过肘、前臂、腕，使掌根部向前方做单方向直线推进。见图 1-5-2。

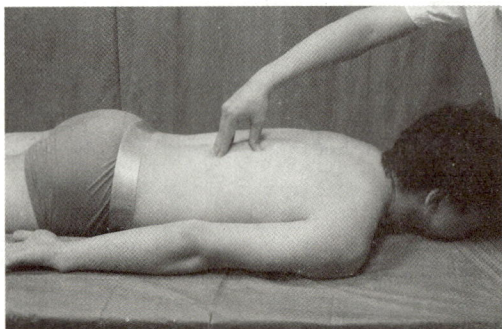
图 1-5-1　指推法（拇指端推法）

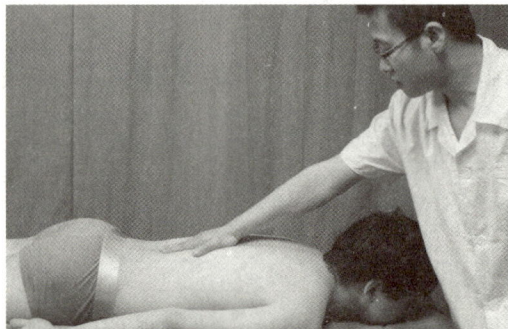
图 1-5-2　掌推法

（3）拳推法：手握实拳，以食指、中指、无名指及小指四指的近侧指间关的凸起部着力于施术部位，腕关节挺劲伸直，肘关节略屈。以肘关节为支点，前臂主动施力，向前呈单方向直线推进。见图 1-5-3。

（4）肘推法：屈肘，以肘关节尺骨鹰嘴凸起部着力于施术部位，另一侧手臂抬起，以掌部扶握屈肘侧拳顶以固定助力。以肩关节为支点，上臂部主动施力，做较缓慢的单方向直线推进。见图 1-5-4。

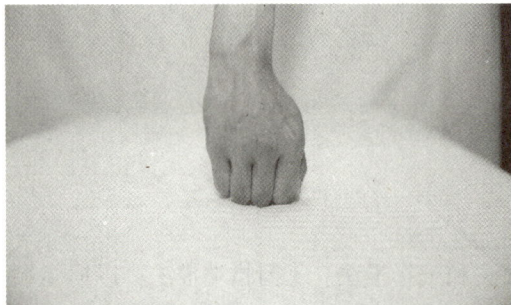
图 1-5-3　拳推法

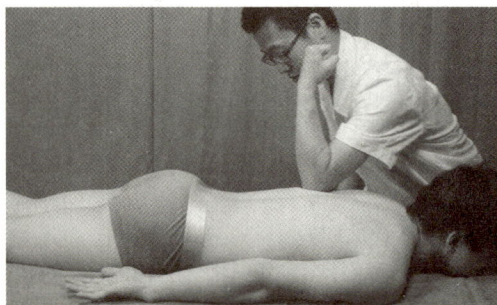
图 1-5-4　肘推法

2.操作要领

（1）着力部位要紧贴体表。

（2）推进的速度宜缓慢均匀，压力要平稳适中。

（3）单向直线推进。

（4）拳、肘推法宜顺肌纤维走行方向推进。

（5）拇指端推法与拇指平推法推动的距离宜短，属推法中特例。其他推法则推动的距离宜长。

（6）推进的速度不可过快，压力不可过重或过轻。

（7）不可推破皮肤。为防止推破皮肤，可使用冬青膏、滑石粉及红花油等润滑剂。

（8）不可歪曲斜推。

（二）搓法

1. 操作手法

（1）夹搓法：以双手掌面夹住施术部位，令受术者肢体放松。以肘关节和肩关节为支点，前臂与上臂部主动施力，做相反方向的较快速搓动，并同时做上下往返移动。见图1-5-5。

（2）推搓法：以单手或双手掌面着力于施术部位。以肘关节为支点，前臂部主动施力，做较快速的推拉往复搓动。

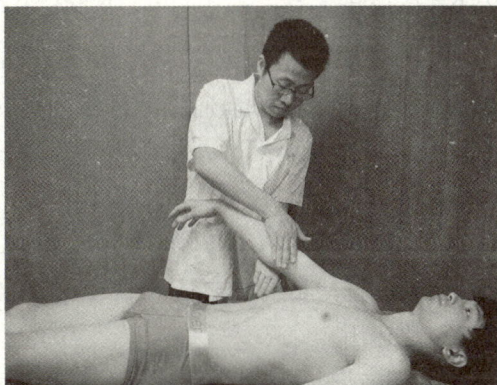

图1-5-5　夹搓法

2. 操作要领

（1）操作时动作要协调、连贯。搓法含有擦、揉、摩、推等多种成分，搓动时掌面在施术部位体表有小幅度位移，受术者有较强的舒松感。

（2）搓动的速度应快，而上下移动的速度宜慢。

（3）夹搓法双手用力要对称。

（4）施力不可过重。夹搓时如夹得太紧或推搓时下压力过大，会造成手法呆滞。

（三）抹法

1. 操作手法

（1）指抹法：以单手或双手拇指螺纹面置于一定的施术部位上，余指置于相应的位置以固定助力。以拇指的掌指关节为支点，拇指主动施力，做上下或左右、直线及弧形曲线的抹动。即或做拇指平推然后拉回，或做分推、旋推及合推，根据旋术部位的不同灵活运用。见图1-5-6。

指抹法亦可以食指、中指与无名指螺纹面于额颞部操作。具体方法为：受术者取仰卧位，术者置方凳坐于其头端。以双手食指、中指、无名指螺纹面分置于前额部近正中线两侧，以腕关节为支点，掌指部主动施力，自前额部向两侧分抹，经太阳穴至耳上角，可重复操作数遍。

（2）掌抹法：以单手或双手掌面置于一定的施术部位。以肘关节为支点，前臂部主动施力，腕关节放松，做上下或左右、直线及弧形曲线的抹动。

2. 操作要领

（1）操作时手指螺纹面或掌面要贴紧施术部位皮肤。

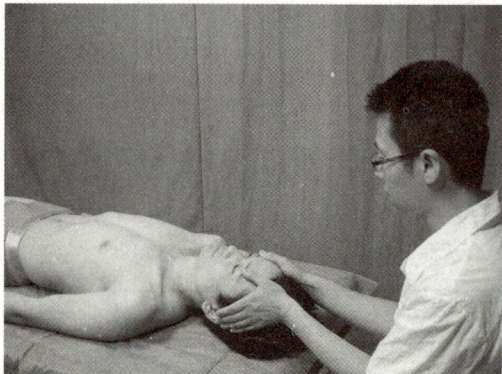

图 1-5-6　指抹法

（2）用力要均匀适中，动作要和缓灵活。

（3）要掌握好各种推法的操作和动作要领。抹法是各种推法的综合动作，所以各种推法操作要熟练，并将其融会贯通，之后才能做到抹法的正确把握，以至运用自如。

（4）注意区别抹法与推法。通常所说的推法是指平推法，运动特点是单向、直线，有去无回。抹法是或上或下，或左或右，或直线往来，或曲线运转，可根据不同的部位灵活变化运用。

（5）抹动时施力既不可过轻，又不可过重。过轻则手法飘浮，抹而无功；过重则手法重滞，失去灵活性。

【实训练习】

1. 推法

（1）推桥弓穴：受术者取坐位或仰卧位，头略偏向一侧。术者用拇指推法在两侧桥弓穴做由上至下的交替推法。

（2）推华佗夹脊穴：受术者取俯卧位。术者用屈指推法，在脊柱两侧华佗夹脊穴做由上至下的推法。

（3）三指推胸部：受术者取仰卧位。术者用三指推法，自天突穴推至膻中穴处。

（4）掌平推胸腹、胁肋部、脊柱、背腰、四肢部：受术者取仰卧位或俯卧位。术者用掌平推法在胸腹部任脉的天突穴至关元穴、两侧胁肋，在背腰部督脉大椎穴至长强穴及两侧足太阳膀胱经做由上至下的推法，术者用掌平推法，在四肢各部位做由远端至近端，或由近端至远端的推法。双手交替练习。

（5）拳平推或肘平推肩背、腰臀、四肢：术者用拳平推或肘平推法，在肩背、腰臀部做由上至下的推法；在四肢肌肉丰厚部位做由远端至近端，或由近端至远端的推法。双手交替练习。

2. 搓法

（1）搓肩与上肢：受术者取坐位。术者双手相对用力在肩关节前后做上下、前后、左右的回旋揉动，然后以双手掌面夹持肩关节，做方向相反的来回搓揉，边搓边向下移动至腕部。

（2）搓下肢：受术者取仰卧位。术者以双手分别置于大腿根部内外侧，两手相对用力做快速的来回搓揉，边搓边向下移动至膝关节上方处。

（3）搓胁肋、腰部：受术者取坐位。术者在其后方或侧方取坐位或站位，两手向前伸出，以全掌或指面相对夹持住腋下胁肋两侧，同时做相反方向的前后搓揉，并向下移动至腰眼处。

3. 抹法

（1）指抹头面部：受术者取坐位或仰卧位。术者双手轻扶其头侧，以双手拇指（仰卧位时亦可用中指）螺纹面对称地分置于头面部施术部位，由印堂穴交替向上抹至神庭穴，反复操作数遍；再由额正中线分别向两侧抹至太阳穴（或经太阳穴至率谷穴），反复操作数遍；然后依次分抹眉弓（经攒竹穴，过鱼腰穴，至丝竹空穴），分抹眶上（由内向外穴沿眶上缘），分抹双睛（受术者闭眼，从上眼睑抹过），分抹鼻旁（经睛明穴，过鼻旁，至迎香），分抹双颊（经迎香穴，过颧髎穴、下关穴，至耳前），分抹人中（经人中穴，过地仓穴，至颊车穴），分抹承浆（经承浆穴，过大迎穴，至颊车穴），反复操作数遍。

（2）抹后项部：受术者取坐位。术者于其对面而立，双手大鱼际或掌根着力，分别由两侧风池至肩井做抹法。

（3）掌抹腰背、下肢：受术者取俯卧位。术者以双手全掌着力，分别在其腰背、下肢部，做上下方向的抹法。

实训六　震颤类手法
——抖法

【实训目的】

掌握抖法的操作规范、动作要领和临床应用。

【实训学时】

2 学时。

【实训备品】

按摩床、按摩沙袋、按摩椅。

【实训体位】

仰卧位，或俯卧位，或坐位。

【实训示范】

（一）操作手法

1. 抖上肢法

受术者取坐位或站立位，肩臂部放松。术者站在其前外侧，身体略微前俯。用双手握住其腕部，慢慢将被抖动的上肢向前外方抬起至60°左右，然后两前臂微用力做连续的小幅度的上下抖动，使抖动所产生的抖动波似波浪般地传递到肩部。或术者以一手按其肩部，另一手握住其腕部，做连续不断的小幅度的上下抖动，抖动中可结合被操作肩关节的前后方向活动。此法又称上肢提抖法。见图1-6-1。

2. 抖下肢法

受术者取仰卧位，下肢放松。术者站其足端，用双手分别握住受术者两足踝部，将双下肢抬起，离开床面约30cm，然后上臂、前臂部同时施力，做连续的上下抖动，使其下肢及髋部有舒松感。双下肢可同时操作，亦可单侧操作。见图1-6-2。

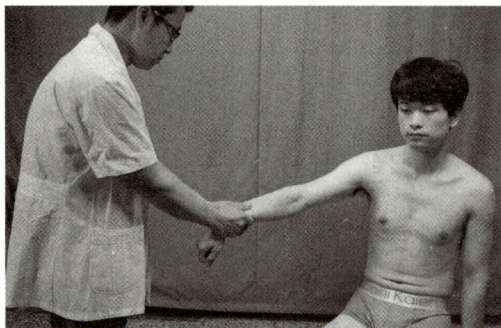

图1-6-1　抖上肢法　　　　　　　　　　图1-6-2　抖下肢法

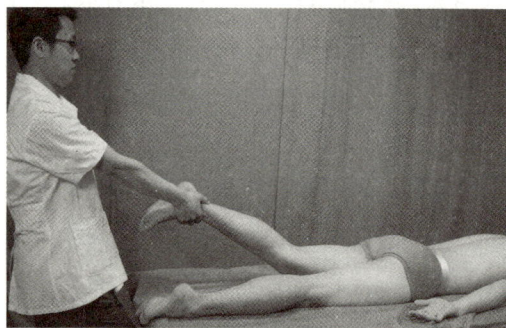

3. 抖腰法

抖腰法非单纯性抖法，它是牵引法与短阵性较大幅度抖法的结合。受术者取俯卧位，两手拉住床头或由助手固定其两腋部。术者以两手握住其两足踝部，两臂伸直，身体后仰，与助手相对用力，牵引其腰部。待其腰部放松后，身体前倾，以准备抖动。其后随身体起立之势，瞬间用力，做1～3次较大幅度的抖动，使抖动之力作用于腰部，使其产生较大幅度的波浪状运动。

（二）操作要领

1. 被抖动者的肢体要自然伸直，并使肌肉处于最佳松弛状态。

2. 抖动所产生的抖动波应从肢体的远端传向近端。

3. 抖动的幅度要小，频率要快。一般抖动幅度控制在 2 ~ 3cm；上肢部抖动频率在每分钟 250 次左右，下肢部抖动频率宜稍慢，一般每分钟 100 次左右即可。

4. 抖腰法属于复合手法，要以拔伸牵引和较大幅度的短阵性抖动相结合，使受术者腰部放松后再行抖动，要掌握好发力时机。

5. 操作时不可屏气。

6. 受术者肩、肘、腕有习惯性脱位者禁用。

7. 受术者腰部疼痛较重，活动受限，肌肉不能放松者禁用。

【实训练习】

1. 上肢抖法

上肢抖法包括握腕抖法、握手抖法、上肢提抖法。

（1）握腕抖法：受术者取坐位，上肢放松。术者立其侧前方，上身略微前倾，双手拇指并拢在上，四指在下，共同握住其腕部，轻轻牵伸其上肢使其自然伸直，掌心向下，并牵引至前伸约 15°，外展约 45°，稍用力带动其上肢做连续、小幅度、均匀、快速的上下抖动，使肘、肩关节有松动感。频率可达 250 次 / 分。

（2）握手抖法：受术者取坐位，上肢放松。术者立其侧后方，一手握其手，另一手扶其肩部，轻轻牵伸其上肢使其自然伸直，外展约 60°，掌心向外，稍用力带动其上肢做连续、小幅度、均匀、快速的前后抖动，使上肢有松动感。

（3）上肢提抖法：受术者取坐位，上肢放松。术者立其侧前方，一手扶其肩部，一手握其腕部慢慢上提，同时做连续、小幅度、均匀、快速的左右抖动，使前臂有松动感；或术者立其前方，双手拇指并拢在上握于其腕关节背侧，屈肘使腕部靠近其肩关节，然后一边伸直肘关节上举，一边做连续、小幅度、均匀、快速的抖动，使肩关节、上肢均有松动感。

2. 下肢牵抖法

受术者取仰卧位，下肢放松。术者立其足侧，以双手握其踝部，将其抬离床面 30cm 左右，然后逐渐用力牵拉并使下肢内旋，同时做小幅度、均匀、快速的上下连续抖动，使大腿及髋部有舒松感。本法操作时因下肢较重，故抖动时幅度比上肢大，频率则相对慢一些，一般以每分钟 100 次为宜。

3. 抖腰法

抖腰法又称腰部牵抖法。受术者取俯卧位，全身放松。术者站立其足侧，双手握住其双下肢小腿下端，牵伸双下肢至自然伸直，将其提起、放下数次，然后双手协同用力带动患肢做连续的上下抖动，并逐渐加大抖动幅度至腹部抬离床面时，做快速牵抖下肢动作。

实训七　震颤类手法
——振法、颤法

【实训目的】
掌握振法和颤法的操作规范、动作要领和临床应用。

【实训学时】
2 学时。

【实训备品】
按摩床、按摩沙袋、按摩椅。

【实训体位】
仰卧位，或俯卧位，或坐位。

【实训示范】

（一）振法

1. 操作手法

（1）指振法：以食指、中指两指螺纹面置于施术部位或穴位上，注意力集中于指部，前臂腕屈肌群和腕伸肌群交替性静止性用力，产生快速而强烈的振动，使受术穴位产生温热感或疏松感。见图 1-7-1。

（2）掌振法：以掌面置于施术部位或穴位上，注意力集中于掌部，前臂腕屈肌群和腕伸肌群交替性静止性用力，产生快速而强烈的振动，使受术部位产生温热感或疏松感。见图 1-7-2。

2. 操作要领

（1）前臂与手部必须静止性用力。所谓静止性用力，即是将前臂与手部肌肉绷紧，但不做主动运动。

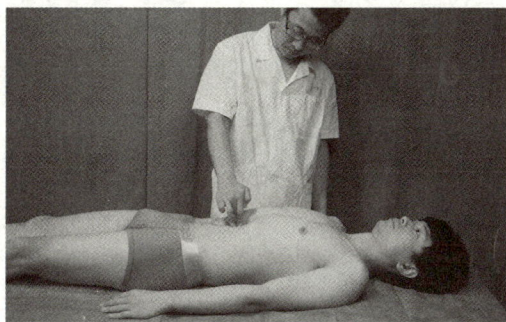

图 1-7-1　指振法

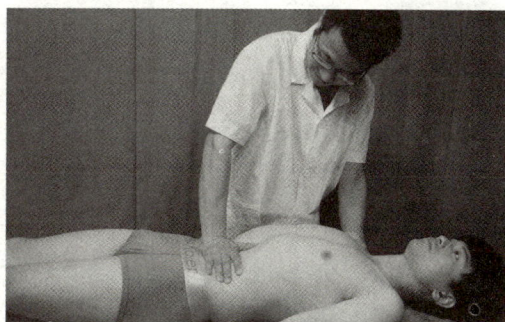

图 1-7-2　掌振法

（2）注意力要高度集中于掌指部。古有"意气相随""以意领气"之说，所以一般认为振法属内功流派手法，它是靠意念和静止力的结合完成的，无外在表现。

（3）要有较高的振动频率。振法由于手臂部肌肉的静止性用力，所以手部容易产生不自主的细微运动，这种细微运动会形成振动波，与工厂的机器在运行时所发出的振动相类似，即垂直于施术部位方向。一般认为，振法的振频率较高，600～800 次/分。

（4）以掌指部自然压力为准，不要施加额外压力。

（5）操作时手臂部不要有主动运动，即除手臂部静止性用力外，不能故意摆动或颤动，也不要向受术部位施加压力。振法易使术者术后感到疲乏，应注意自身保护。

（二）颤法

1. 操作手法

以食、中二指，或食指、中指、无名指三指螺纹面或掌面置于施术部位，手部和臂部肌肉绷紧，主动施力，使手臂部产生有规律的颤动，使受术部位连同术者手臂一起颤动。见图 1-7-3。

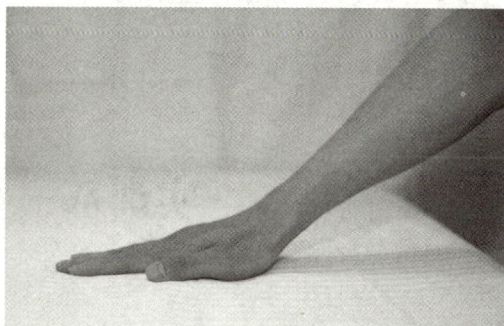

图 1-7-3　掌颤法

2. 操作要领

（1）前臂和手部要主动颤动。振法是手臂部的肌肉静止性用力，而不做主动运动。而颤法除手臂部的肌肉需要绷紧外，要进行主动的运动，这种运动形成了外在可见的颤动波，即与施术部位成横向水平方向。

（2）要有一定的颤动频率。颤法的运动频率一般以每分钟 200～300 次为宜。

（3）要有一定的压力。操作时对施术部位要施加合适的压力，既不可过重，又不能过轻，用力过大易造成受术者腹部不适，用力过轻则不会产生治疗作用。力度以出现术者的手臂颤动传递为宜。

（4）颤法对术者体能的消耗较振法少，但亦应注意自体保护，不可过久施力。

【实训练习】

1. 振法

（1）指振法：受术者取坐位。术者立于其左后侧，双足分开与肩同宽，足踏实地，含胸拔背，全身放松。中指伸直，掌指关节屈曲100°左右，腕关节略屈，或自然下垂屈曲90°～100°，以指面垂直按压于受术部位或穴位上，通过前臂腕屈肌群与腕伸肌群快速、持续、交替、协调的收缩与舒张，产生手的持续震颤，作用于受术部位。

（2）掌振法：受术者取仰卧位。术者坐位，髋膝屈曲90°，双足分开与肩同宽，肩关节外展30°左右，上肢肌肉放松，前臂自然屈曲。手掌与治疗部位贴平，以掌心劳宫穴对准施术部位的主穴，肘略高于腕，依靠前臂腕屈肌群与腕伸肌群快速、持续、交替、协调的收缩与舒张，产生手的持续震颤，作用于受术部位。

2. 颤法

（1）单掌颤法：受术者取仰卧位。术者立于其一侧，肘关节屈曲呈120°～140°，用单掌掌心劳宫穴对准施术部位的主穴，如中脘、神阙、气海、关元等穴；有意识地主动用力，用肘关节节律性屈伸运动带动手掌产生快速小幅度的一压一放动作，使受术部位产生持续震颤运动。

（2）双掌颤法：受术者取仰卧位。术者立于其一侧，一手掌心劳宫穴对准施术部位的主穴，用肘关节节律性的主动屈伸运动带动手掌产生快速小幅度的一压一放动作，另一手重叠其上向下按压，使受术部位产生持续震颤运动。

实训八　挤压类手法
——按法、压法、点法

【实训目的】

掌握按法、压法、点法的操作规范、动作要领和临床应用。

【实训学时】

2学时。

【实训备品】

按摩床、按摩椅。

【实训体位】

仰卧位，或俯卧位，或坐位。

【实训示范】

（一）操作手法

1. 按法

（1）指按法：以拇指螺纹面发力于施术部位，其余四指张开，置于相应位置以助力，腕关节屈曲，呈120°～140°。拇指主动用力，垂直向下按压。当达到所需的力度后，需稍停片刻，即"按而留之"，然后松劲撤力，再做重复按压，使按压动作既平稳又有节奏性，见图1-8-1。

（2）掌按法：以单手或双手掌面置于施术部位。以肩关节为支点，利用身体上半部的重量，通过上、前臂传至手掌部，垂直向下按压，施力原则同指按法。

2. 压法

（1）指压法：以拇指螺纹面着力于施术部位，其余四指张开置于相应位置，以支撑助力；腕关节悬屈40°～60°。拇指主动用力，施力方向宜垂直向下或与受力面相垂直，进行持续按压。

（2）掌压法：以单手或双手掌面置于施术部位，以肩关节为支点，利用身体上半部的重量，通过上、前臂传至手掌部，垂直向下用力，持续按压。

（3）肘压法：肘关节屈曲，以肘关节尺骨鹰嘴凸起部着力于施术部位。以肩关节为支点，利用身体上半部的重量，垂直用力，持续按压，见图1-8-2。

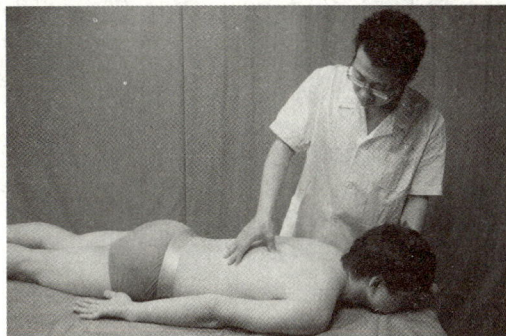

图1-8-1 指按法

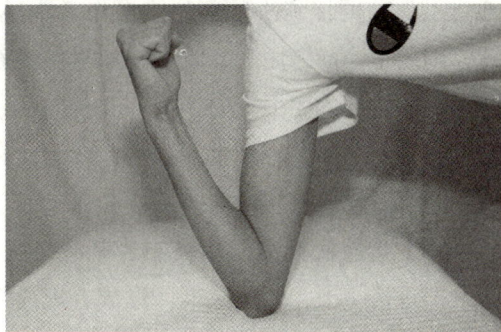

图1-8-2 肘压法

3. 点法

（1）拇指端点法：手握空拳，拇指伸直并紧靠于食指中节，以拇指端着力于施术部位或穴位上。前臂与拇指主动发力，进行持续点压，见图1-8-3。亦可采用拇指按法的手法形态，用拇指端进行持续点压。

（2）屈拇指点法：屈拇指，以拇指指间关节桡侧或背侧着力于施术部位或穴位上，拇指端可抵于食指中节桡侧缘以助力。腕部与拇指主动施力，进行持续点压，见图1-8-4。

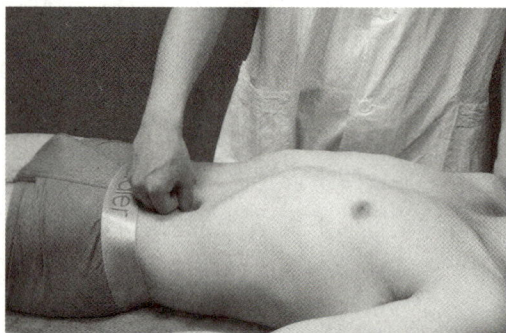

图 1-8-3　拇指端点法

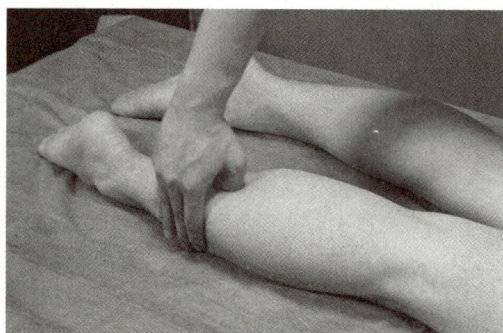

图 1-8-4　屈拇指点法

（3）屈食指点法：屈食指，余手指握拳，以食指近侧指间关节凸起部着力于施术部位或穴位上，拇指末节尺侧缘紧压食指指甲部以助力。前臂与食指主动施力，进行持续点压。

（二）操作要领

1. 按法

（1）指按法，腕关节应屈曲。当腕关节屈曲（呈 120°～ 140°）时，拇指易于发力，余四指也容易支撑助力。

（2）掌按法，应以肩关节为支点。当肩关节成为支点后，身体上半部的重量很容易通过上、前臂传到手掌部，使操作者不易疲劳，用力又沉稳着实。如将肘关节作为支点，则须上、前臂用力，既容易使操作者疲乏，力度又难以控制。

（3）按压的用力方向，多为垂直向下或与受力面相垂直。

（4）用力要由轻到重，稳而持续，使刺激充分达到肌体组织的深部。

（5）动作要有缓慢的节奏性。

（6）指按法接触面积较小，刺激较强，故常在按后施以揉法，有"按一揉三"之说，即重按一下，轻揉三下，形成有规律的按后予揉的连续手法操作。

（7）不可突施暴力。无论指按法还是掌按法，用力原则均是由轻而重，再由重而轻，手法操作忌突发突止，暴起暴落，同时一定要掌握好受术者的骨质情况，诊断必须明确，以避免造成骨折。

（8）指按法适于全身各部，尤以经络、穴位常用；掌按法适于背部、腰部、下肢后侧，以及胸部、腹部等面积较大而又较为平坦的部位。

（9）按法具有行气活血、通经止痛、疏风散寒、温经通脉等作用，常用于头痛、腰背痛、下肢痛等各种痛证，以及风寒感冒等病证。

2. 压法

（1）指压法、掌压法的手法形态与准备动作同指按法和掌按法。

（2）肘压法以肩关节为支点，操作时可以巧用身体上半部的重量，这样术者不易疲惫。肘压的力量，以受术者能忍受为度。

（3）持续用力。持续施力是压法区别于按法的根本点。压法与按法从手法动作来看，无严格的区分标准，故有将按法称为压法者，有的将两者连起来称为按压法。但一般认为按法动作偏动，带有缓慢的节奏性，而压法动作偏静，压而不动。

（4）用力需由轻而重，结束时再由重而轻。肘压法因刺激较强，可间歇性施用。用力的方向一般多垂直向下，或与受力面相垂直。

（5）指压法、掌压法适用部位同指按法与掌按法。肘压法适用于腰臀部、下肢后侧，以及背部等肌肉发达厚实的部位。指压法、掌压法与指按法、掌按法的作用相同，肘压法主要用于腰肌强硬、顽固性腰腿痛等疾患。

（6）明确诊断，不可突施暴力，以免造成骨折。

（7）肘压法在结束操作时，要逐渐减力，注意不可突然终止压力。

3. 点法

（1）拇指端点法，宜手握空拳，拇指螺纹面应贴紧食指中节外侧，以免用力时扭伤拇指指间关节。

（2）屈拇指点法，拇指端应抵在食指中节桡侧缘，如此则拇指得到了助力和固定。

（3）屈食指点法，宜手指相握成实拳，拇指末节尺侧缘要紧压在食指指甲部以固定和助力。

（4）用力要由轻到重，稳而持续，要使刺激充分达到机体的组织深部，要有"得气"的感觉，以能忍受为度。

（5）用力方向宜与受力面相垂直。

（6）不可突施暴力。既不能突然发力，也不可突然收力。

（7）对年老体弱、久病虚衰的受术者不可施用点法，尤其是心功能较弱受术者忌用。

（8）点后宜用揉法，以避免气血积聚及点法所施部位或穴位的局部软组织损伤。

（9）全身各部位，尤其适用于全身阳经穴位及阿是穴。点法主要用于各种痛症，其疗效一般情况下优于按法和压法。

【实训练习】

1. 按法操作

主要采用人体练习，相关操作训练方法如下：

（1）指按法：指按法多在穴位操作，如在百会、迎香、颊车、肩井、曲池、合谷、中脘、中极、肾俞、足三里、委中、承山等穴练习操作。操作时注意压力以得气为度，得气后稍停片刻，并按而留之。

（2）掌按法：掌按法多在肌肉丰厚处，或面积较大而平坦的部位操作，如常选腹部中脘、神阙、关元、环跳、殷门等穴处操作。在胸腹部操作时按压力量不可过大，手掌应随呼吸而起伏。在腰骶关节处可练习双掌叠按，力量和缓而深透，以受术者耐受为度。

2. 压法操作

主要采用沙袋练习和人体练习，相关操作训练方法如下：

（1）指压法和掌压法的实训技巧与指按法、掌按法相同，所不同的是压法多为静止性用力，持续时间较按法长。在胁肋部操作时，应随呼吸做颤动按压，随呼吸起伏。此类手法还可在沙袋上练习，掌握如何使上半身的重量传导至手掌，练习垂直用力、持续用力的技巧。

（2）肘压法主要在腰臀部、下肢后侧，以及背部等肌肉发达厚实的部位操作，也可按压环跳、秩边、承扶等穴。

3. 点法操作

主要采用人体练习，相关操作训练方法如下：

点法在全身各部位均可练习，尤其应在全身阳经穴位及阿是穴处练习。练习时主要集中在腰背及腿部经穴练习，如在背俞穴、居髎穴、秩边穴、环跳穴、委中穴处等。重点练习选择操作部位的准确、配合身体重心的移动以调整施加力度的强弱、操作时间的长短等技巧。

实训九　挤压类手法
——拿法

【实训目的】

掌握拿法的操作规范、动作要领和临床应用。

【实训学时】

2学时。

【实训备品】

按摩床、按摩椅。

【实训体位】

仰卧位，或俯卧位，或坐位。

【实训示范】

（一）操作手法

用单手或双手的拇指与四指对合呈钳形，施以夹力提拿于施治部位，进行一松一紧的拿捏。

1. 拿提法

用拇指和其余四指分置于肌肉或肌腱两侧，用力向上拿捏，然后使肌肉从手中滑脱，这样一松一紧，一张一合，先捏拿后提起，反复操作，见图1-9-1、图1-9-2。适用于背部、胸腹及四肢肌肉丰厚的部位。

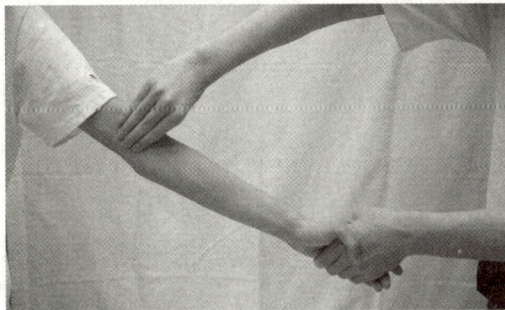

图 1-9-1　拿提法（1）

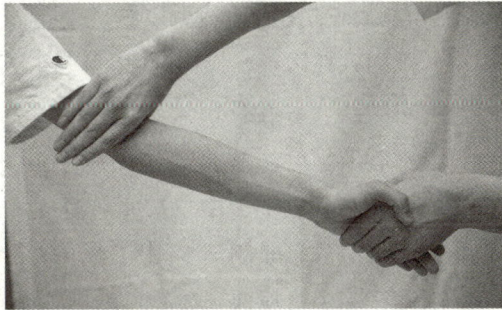

图 1-9-2　拿提法（2）

2. 抓拿法

以单手或双手掌紧贴于体表施治部位，先以掌根施压力，后屈曲指掌下叩，以掌根与指端合力将局部皮肉肌筋紧缩攥压，然后逐渐自掌内松脱滑出，如此反复操作。多用于腰、背、胸、腹及两肋皮肉松弛部位。

（二）操作要领

（1）用拇指和其余手指的指面着力，不能用指端内扣。

（2）捏提中宜含有揉动之力，实则拿法为一复合手法，含有捏、提、揉三法。

（3）腕部要放松，使动作柔和灵活，连绵不断，且富有节奏性。

（4）注意保护受术者皮肤，避免破损。皮肤有溃烂渗出者，禁用此法。

（5）拿法常用于颈椎病、四肢酸痛、头痛恶寒等症，临床应用比较广泛。

（6）拿法应注意动作的协调性，不可死板僵硬。初习者不可用力久拿，以防伤及腕部与手指的屈肌肌腱及腱鞘。

【实训练习】

拿法操作主要采用人体练习，相关操作训练方法如下：

1. 拿肩井法

受术者取坐位，术者站于其后，将手分放其肩上，拇指螺纹面按在肩井穴，其余四指在锁骨上方，拇指与食、中指相对用力，重复进行内收、放松，轻重交替，连续不断提捏肩井，同时施以揉动，使受术者出现酸胀感而无皮肤疼痛感。本法亦可双手操作。

2. 拿项部

受术者取坐位。术者立于一侧，一手轻扶其前额，另一手拇指、食指螺纹面分放在双侧风池穴上，逐渐用力内收揉捏，同时沿颈椎两侧做自上而下的缓慢移动，可以重复3～5遍。操作时用力要适当，动作要缓和。如果用力太重，动作急剧，反而使肌肉紧张。

3. 拿委中至承山

受术者坐于床上，屈膝。术者一手扶其膝关节，另一手用食、中指指面按住委中，拇指按在膝前部助力，然后以食、中指着力内收并拨动委中，同时慢慢下移至承山穴。委中、承山穴较敏感，操作时手法以轻柔为宜。

4. 拿头部（拿五经）

受术者取坐位，术者立于一侧，一手扶其前额，另一手五指分开以指端着力抓住其头顶，五指指尖朝前，中指按于神庭穴，食指、无名指指面分按于双侧足太阳膀胱经，拇指、小指分放于双侧足少阳胆经，整个手掌和五指掌面贴紧于头部。操作时，用力使五指远端指间关节屈曲，如鹰爪状抓拿头部五经，用力一抓一放，从前额缓慢向后移至风池穴，重复8～10次。

实训十　挤压类手法
——捻法、拨法

【实训目的】

掌握捻法、拨法的操作规范、动作要领和临床应用。

【实训学时】

2 学时。

【实训备品】

按摩床、按摩椅。

【实训体位】

仰卧位，或俯卧位，或坐位。

【实训示范】

（一）操作手法

1. 捻法

用拇指螺纹面与食指桡侧缘或螺纹面相对捏住施术部位，拇、食指主动运动，稍用力做对称性的快速搓揉动作，如捻线状，见图 1-10-1。

2. 拨法

拇指伸直，以指端着力于施术部位，余四指置于相应位置以助力。拇指适当用力下压至一定深度，待有酸胀感时，再做与肌纤维或肌腱、韧带、经络成垂直方向的单向或来回拨动。若单手指力不足时，亦可以双拇指重叠进行操作，见图 1-10-2。

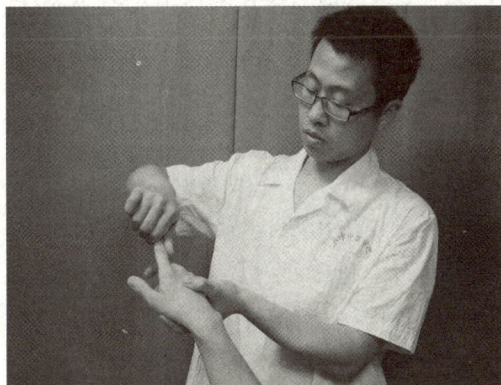

图 1-10-1 捻法

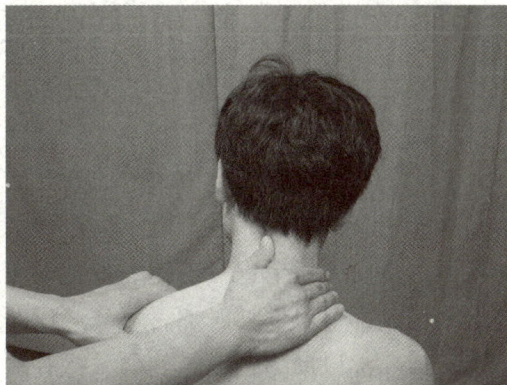

图 1-10-2 拨法

（二）操作要领

1. 捻法

（1）拇指与食指在捻动时揉劲宜多，搓劲宜少，两指捻动的方向相反，是一种相向运动。

（2）捻动的速度宜快，在施术部位移动的速度宜慢。

（3）捻动时动作要灵活连贯，柔和有力。

（4）操作时注意不要使用拙力，手法不可僵硬、呆滞。

（5）本法具有消肿散瘀、理筋通络、滑利关节、舒筋散结等作用，常用于指间关节扭伤、类风湿性关节炎、屈指肌腱腱鞘炎等。

2. 拨法

（1）按压力与拨动力方向互相要垂直。

（2）拨动时拇指不能在皮肤表面有摩擦移动，应带动肌纤维或肌腱、韧带一起拨动。

（3）用力要由轻而重，实而不浮。

（4）操作时，应注意掌握"以痛为腧，不痛用力"的原则。即在患处先找到某一体位时最疼痛的一点，以拇指端按住此点不放，随后转动患部肢体，在运动过程中，找到并保持在指面下的痛点由痛变为不痛的新体位，而后施用拨法。

（5）拨法具有解痉止痛、分解粘连的作用。主要用于落枕、肩周炎、腰肌劳损、网球肘等病证。

【实训练习】

1. 捻法操作

主要采用人体练习，相关操作训练方法如下：

捻法的操作可在手指关节处进行练习。操作时拇指与食指的动作要灵活，捻动操作时有一定的向下的压力。练习时从手指指根部捻起，一直捻至指端，按拇指、食指、中指、无名指、小指的顺序操作。

2. 拨法操作

主要采用人体练习，相关操作训练方法如下：

拨法基本掌握并不困难，关键要加强对有关操作部位的解剖学及经络学基础知识的掌握，多在人体上进行扪摸练习，以便在实际操作中正确把握拨动的方向。人体练习多在颈部、肩部、肘部、腰部。颈部练习时以拇指按压住胸锁乳突肌，其余四指置于颈项部以助力，扪摸到位，待有酸胀感后，进行单向或来回拨动。肩部操作练习以拨动肱二头肌肌腱为主或点拨肩内陵、肩井等穴。肘部以拨动肱骨内外髁练习为主。腰部练习主要以拨动骶棘肌为主。临床上还可以治疗前斜角肌综合征、冈上肌肌腱炎、菱形肌劳损、梨状肌综合征、股内收肌损伤、坐骨神经痛、腰椎间盘突出症等疾病。

实训十一　叩击类手法

——拍法、击法、叩法

【实训目的】

掌握拍法、击法、叩法的操作规范、动作要领和临床应用。

【实训学时】

2 学时。

【实训备品】

按摩床、按摩椅。

【实训体位】

仰卧位，或俯卧位，或坐位。

【实训示范】

（一）操作手法

1. 拍法

根据操作部位的不同，可以分为单掌拍法和双掌拍法。五指并拢，掌指关节微屈，使掌心空虚。腕关节放松，前臂主动运动，上下挥臂平稳而有节奏地用虚掌拍击施术部位，见图 1-11-1。用双掌拍打时，宜双掌交替操作。

2. 击法

（1）拳击法：手握空拳，腕关节伸直。前臂主动施力，用拳背节律性平击施术部位。见图 1-11-2。

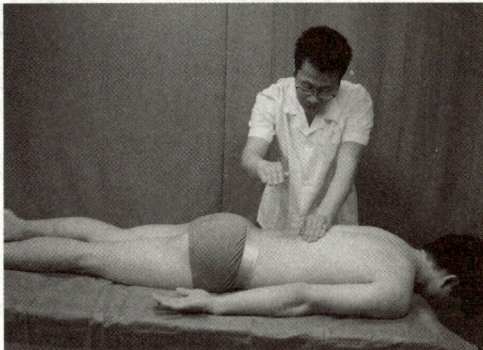

图 1-11-1　拍法

（2）掌击法：手指伸直，腕关节背伸。前臂主动施力，用掌根节律性击打施术部位。见图 1-11-3。

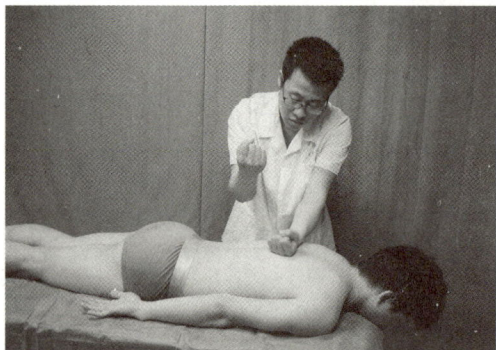

图 1-11-2　拳击法

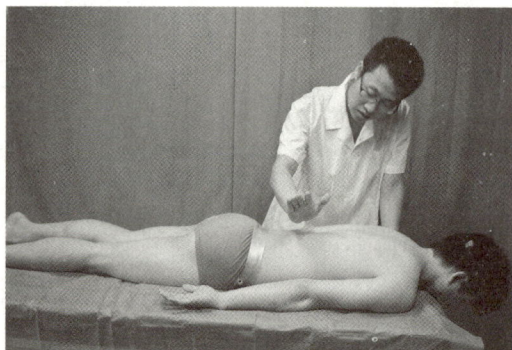

图 1-11-3　掌击法

（3）侧击法：掌指部伸直，腕关节略背伸。前臂主动运动，用小鱼际部节律性击打施术部位。见图 1-11-4。侧击法可单手操作，但一般多双手同时操作，左右交替进行。

（4）指尖击法：手指半屈，腕关节放松。前臂主动运动，通过腕部使指端节律性击打施术部位。见图 1-11-5。

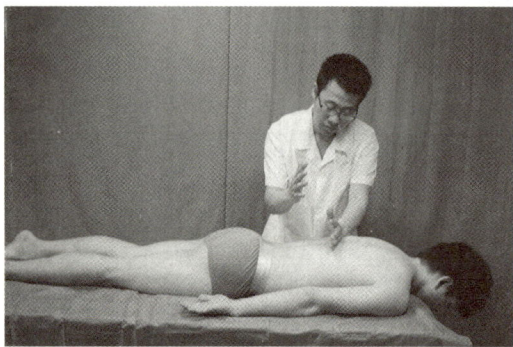

图 1-11-4　侧击法

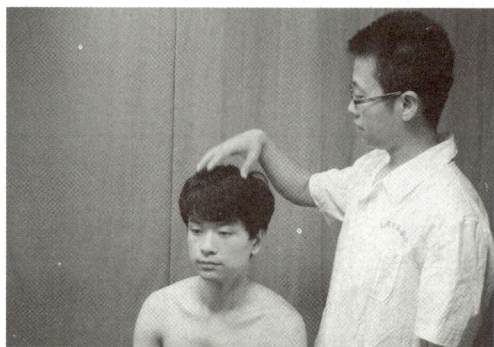

图 1-11-5　指尖击法

（5）棒击法：手握桑枝棒一端。前臂主动运动，用棒体节律性击打施术部位。

3. 叩法

根据操作部位的不同，可以分为空拳叩法和合掌叩法。

手指自然分开，腕关节略背伸，前臂部主动运动，用小指侧节律性叩击施术部位。若操作娴熟，可发出"嗒嗒"声响。或手握空拳，按上述要求以拳的小鱼际部和小指部节律性击打施术部位。操作熟练者，可发出"空空"的声响。

（二）操作要领

1. 拍法

（1）拍击时动作要平稳，要使整个掌、指周边同时接触体表，声音清脆而无疼痛。

（2）腕部要放松。上下挥臂时，力量通过放松了的腕关节传递到掌部，使刚劲化为柔和。

（3）直接接触皮肤拍打时，以皮肤轻度充血发红为度。

（4）拍击时力量不可有所偏移，否则易拍击皮肤而产生疼痛。

（5）要掌握好适应证，对结核、肿瘤、冠心病等禁用拍法。

（6）拍法具有疏通经络、宣通气血、振奋阳气的作用，用于肩背部、腰骶部和下肢后侧，可治疗腰背筋膜劳损及腰椎间盘突出症等多种病证。

2. 击法

（1）击打时用力要稳，要含力蓄劲，收发自如。

（2）击打时要有反弹感，当一触及受术部位后即迅速弹起，不要停顿或拖拉。

（3）击打动作要连续而有节奏，快慢要适中。

（4）击打的力量要适中，应因人、因病而异。

（5）应避免暴力击打。

（6）须严格掌握各种击法的适用部位和适应证。

（7）拳击法，适于大椎、腰骶部；掌击法，适于腰臀及下肢肌肉丰厚处；侧击法，适于肩背、四肢部；指尖击法，适于头部；棒击法，适于背腰、下肢部。

（8）击法具有舒筋通络、宣通气血、祛风除湿、生肌起萎等作用，主要用于颈腰椎疾患引起的肢体酸痛、麻木、风湿痹痛、疲劳酸痛、肌肉萎缩等。

3. 叩法

（1）叩击时节奏感要强，施力要适中。一般两手要同时操作，左右交替，如击鼓状。

（2）叩法常用于肩背、腰及四肢部。主要用于颈椎病及局部酸痛、倦怠疲劳等病证，常与四肢部拿法、捏法等方法配合应用。

（3）注意不要施重力，重力叩击就失去了叩法的作用。一般叩法施用后受术者有轻松舒适的感觉。

【实训练习】

1. 拍法

可以按操作方法和要领在人体进行相互练习。

（1）单掌拍法：受术者取坐位或站立。术者五指并拢，腕关节放松，掌指关节微屈，掌心凹陷成虚掌，先将手抬起，对准受术者某一部位，以一种富有弹性的巧劲向下拍打后，随即弹起，并顺势将手抬起到动作开始的位置，进行下一个拍打动作。本法刺激量有轻、中、重之分，分别以腕、肘、肩关节为中心发力而产生。

（2）双掌拍法：受术者站立。术者立于其一侧，双手五指并拢，腕关节放松，掌指关节微屈，掌心凹陷成虚掌，对准受术者某一部位，双掌以富有弹性和节律的动作上下交替拍打，此起彼落。频率一般为每分钟 100 次左右。

2. 击法

可以按操作方法和要领在人体进行相互练习。

（1）击背腰、四肢部：受术者取俯卧位。术者以拳击法、掌根击法、侧击法、棍击法用特定频率交替击打背腰部，本法可在治疗部位上连续使用。一般同一部位或穴位每次击打 3～5 次。

（2）击头部：受术者取坐位。术者站于后侧，以双手五指对准施术部位，以腕关节为支点，利用腕部与手指轻巧的弹性动作，双手轻快而富有节律地交替击打头部经络或穴位。叩击频率 200～260 次/分。

3. 叩法

可以按操作方法和要领以练功米袋练习，或人体相互练习。

（1）合掌叩法：术者双手五指自然伸直，并拢相合，腕关节略背伸，运用腕部的侧屈运动，以掌尺侧缘快速有节律地击打受术者一定部位。

（2）空拳叩法：受术者取坐位或卧位。术者立于其后，双手握空拳，交替用小鱼际部或小指部有节律地上下叩击受术者特定部位，动作如击鼓状。

实训十二　运动关节类手法
——摇法

【实训目的】

掌握摇法的操作规范、动作要领和临床应用。

【实训学时】

2 学时。

【实训备品】

按摩床、按摩椅。

【实训体位】

坐位，或仰卧位，或俯卧位。

【实训示范】

（一）操作手法

1. 颈项部摇法

受术者取坐位，颈项部放松。术者立于其背后或侧后方。以一手扶按其头顶后部，另一手托扶于下颌部，两手臂协调运动，反方向施力，使头颈部按顺时针或逆时针方向进行环形摇转，可反复摇转数次。

2. 肩关节摇法

肩关节摇法种类较多，可分为托肘摇肩法、握手摇肩法、大幅度摇肩法等。

（1）托肘摇肩法：受术者取坐位，肩部放松，被施术侧肘关节屈曲。术者站于其侧，两腿呈弓步式，身体上半部略为前俯。以一手扶按住肩关节上部，另一手托于其肘部，使其前臂放在术者前臂上。然后手臂部协同用力，做肩关节顺时针或逆时针方向的中等幅度的环转摇动。

（2）握手摇肩法：受术者取坐位，两肩部放松。术者立于其侧，以一手扶按被施术侧肩部，另一手握住其手部，稍用力将其手臂牵伸，待拉直后手臂部协同施力，做肩关节顺时针或逆时针方向的小幅度的环转摇动。

（3）大幅度摇肩法：受术者取坐位，两上肢自然下垂并放松。术者立于其前外侧，两足呈丁字步。两掌相合，挟持住被施术侧上肢的腕部，牵伸并抬高其上肢至其前外方约45°时，将其上肢慢慢向其前外上方托起，在此过程中，位于下方的一手应逐渐反掌，当上举至160°时，即可虎口向下握住其腕部。另一手随其上举之势由腕部沿前臂、上臂滑移至肩关节上部。略停之后，两手协调用力，即按于肩部的一手将肩关节略向下按并固定之，握腕一手则略上提，使肩关节伸展。随即握腕一手握腕摇向后下方，经下方复于原位，此时扶按肩部一手已随势沿其上臂、前臂滑落于腕部，呈动作初始时两掌挟持腕部状态。此为肩关节大幅度摇转一周，可反复摇转数次（见图1-12-1、1-12-2）。在大幅度摇转肩关节时，要配合脚步的移动，以调节身体重心。即当肩关节向上、向后外方摇转时，前足进一小步，身体重心在前；当向下、向前外下方复原时，前足退步，身体重心后移。

3. 肘关节摇法

受术者取坐位，屈肘45°左右。术者以一手托握住其肘后部，另一手握住其腕部，使肘关节做顺时针或逆时针方向环转摇动。

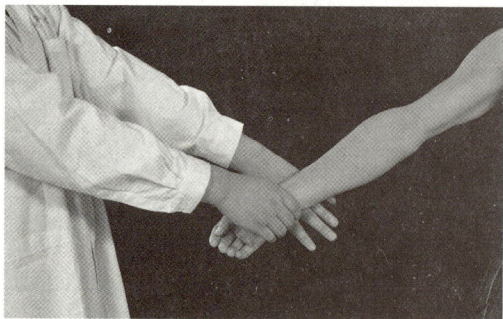

图 1-12-1　大幅度摇肩法

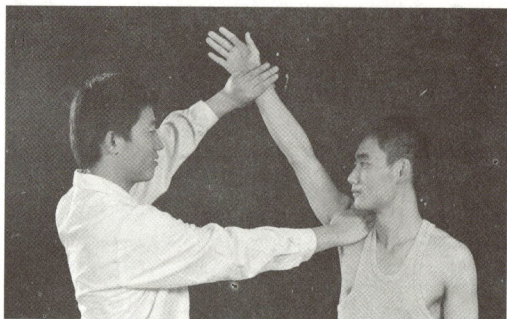

图 1-12-2　大幅度摇肩法

4. 腕关节摇法

受术者取坐位，掌心朝下。术者双手合握其手掌部，以两拇指扶按于腕背侧，余指端扣于大小鱼际部，两手臂协调用力，在稍牵引情况下做顺时针和逆时针方向的摇转运动，见图 1-12-3。其次，受术者食指、中指、无名指和小指并拢，掌心朝下。术者以一手握其腕上部，另一手握其并拢的四指部，在稍用力牵引的情况下做腕关节的顺时针和逆时针方向的摇转运动，见图 1-12-4。另外，受术者五指捏拢，腕关节屈曲。术者以一手握其腕上部，另一手握其捏拢到一起的五指部，做腕关节的顺时针或逆时针方向的摇转运动。

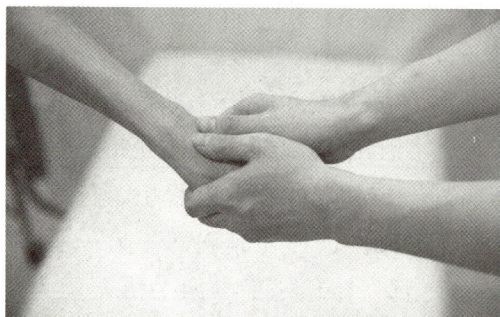

图 1-12-3　腕关节摇法

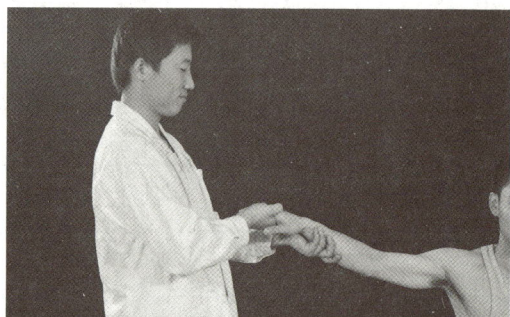

图 1-12-4　腕关节摇法

5. 掌指关节摇法

以一手握受术者一侧掌部，另一手以拇指和其余四指握捏住五指中的一指，在稍用力牵伸的情况下做该掌指关节的顺时针或逆时针方向的摇转运动。

6. 腰部摇法

包括仰卧位摇腰法、俯卧位摇腰法、站立位摇腰法和滚床摇腰法。

（1）仰卧位摇腰法：受术者取仰卧位，两下肢并拢，屈髋屈膝。术者双手分按其两膝部或一手按膝，另一手按于足踝部，协调用力，做顺时针或逆时针方向的摇转运动，见图 1-12-5。

（2）俯卧位摇腰法：受术者取俯卧位，两下肢伸直。术者一手按压其腰部，另一手臂托抱住双下肢，做顺时针或逆时针方向的摇转（见图 1-12-6）。摇转其双下肢时，按压腰部的一手可根据具体情况施加压力，以决定腰部被带动摇转的幅度。

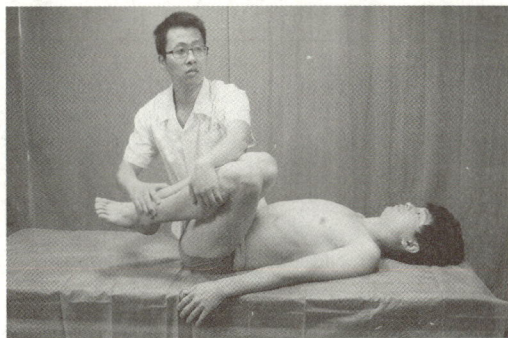

图 1-12-5　仰卧位摇腰法

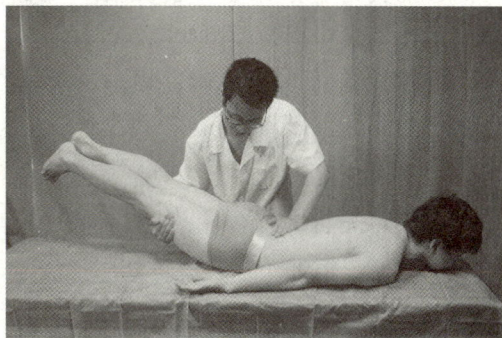

图 1-12-6　俯卧位摇腰法

7. 髋关节摇法

受术者取仰卧位，一侧屈髋屈膝。术者一手扶按其膝部，另一手握其足踝部或足跟部，将其髋、膝屈曲的角度均调整到 90° 左右，然后两手协调用力，使髋关节做顺时针或逆时针方向的摇转运动，见图 1-12-7。

8. 膝关节摇法

受术者取仰卧位，一侧下肢伸直放松，另一侧下肢屈髋屈膝。以一手托扶其屈曲侧下肢的腘窝部，另一手握其足踝部或足跟部，按顺时针或逆时针方向环转摇动。

9. 踝关节摇法

受术者取仰卧位，下肢自然伸直。术者坐于其足端，用一手托握起足跟以固定，另一手握住足趾部，在稍用力拔伸的情况下做顺时针或逆时针方向的环转摇动，见图 1-12-8。其次，受术者取俯卧位，一侧下肢屈膝。术者以一手扶按于足跟部，另一手握住其足趾部，做顺时针或逆时针方向的环转摇动。本法较仰卧位时的踝关节摇法容易操作，且摇转幅度较大。

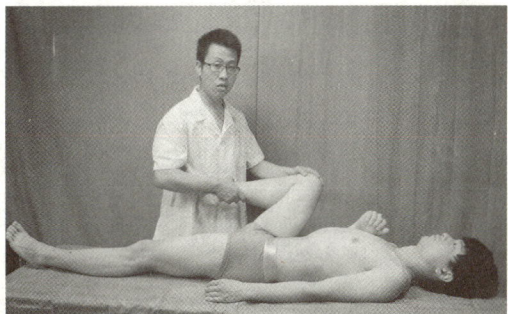

图 1-12-7　髋关节摇法

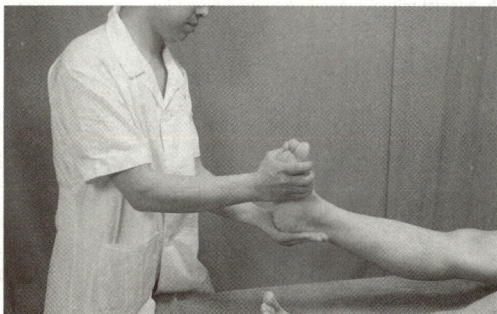

图 1-12-8　踝关节摇法

（二）操作要领

1. 摇转的幅度要在人体生理活动范围内进行，应由小到大，逐渐增加。人体各关节的活动幅度不同，因此各关节的摇转幅度亦不同。

2. 摇转的速度宜慢，尤其是刚开始操作时的速度要缓慢，可随摇转次数的增加及受术者的逐渐适应稍微增快速度。

3. 摇动时施力要协调、稳定，除被摇的关节、肢体运动外，其他部位不应随之晃动。

4. 不可超过人体关节生理活动范围进行摇转。

5. 不可突然快速摇转。

6. 对于习惯性关节脱位者禁用摇法。

7. 对椎动脉型、交感型颈椎病，以及颈部外伤、颈椎骨折等病证禁用摇法。

8. 摇法具有舒筋通络、滑利关节的作用，有时还可起到一定的解除粘连的作用。主要用于各种软组织损伤性疾病及运动功能障碍等病证。

【实训练习】

摇法操作主要采用人体练习，相关操作训练方法如下：

摇法的操作练习，应严格按照操作方法和要领在人体各关节按顺序练习。术者将要施术关节沿关节运动轴方向，在其生理活动区间内做环转运动。摇转的幅度应由小到大，不可超过人体的生理范围。

实训十三　运动关节类手法
——扳法

【实训目的】

掌握扳法的操作规范、动作要领和临床应用。

【实训学时】

2 学时。

【实训备品】

按摩床、按摩椅、按摩巾。

【实训体位】

仰卧位，或俯卧位，或坐位。

【实训示范】

（一）颈部扳法

1. 颈部斜扳法

受术者取坐位，颈部放松并略前倾。术者站于其侧后方，一手扶按头顶或头枕部，另一手托扶下颏部。两手协同反方向用力，使其颈部侧旋，当旋转至有阻力时，稍停片刻，随即施以"巧力寸劲"，做一瞬间的、小幅度的、有控制的快速旋转扳动，常可听到颈椎关节的弹响声。见图 1-13-1。

2. 颈椎旋转定位扳法

受术者取端坐位，颈部放松。术者站于其侧后方。以一手拇指顶按住病变颈椎棘突患侧，另一上肢肘弯处托扶下颏部，嘱受术者屈颈至拇指下感到棘突活动、关节间隙张开时，维持这一前屈幅度，将其头部向健侧缓慢旋转，至有阻力时，稍停片刻，随即施以"巧力寸劲儿"做一瞬间的、小幅度的、有控制的快速旋转扳动，同时，拇指用力向健侧顶推棘突，常可听到颈椎关节的弹响声并有拇指下棘突弹跳感。见图 1-13-2。

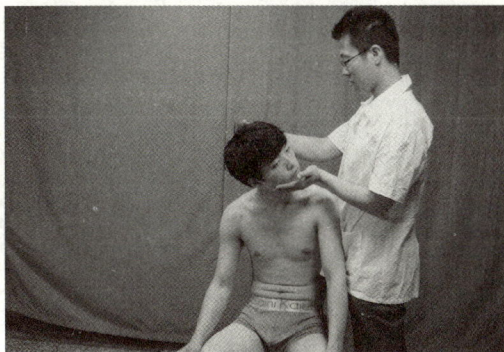

图 1-13-1　颈部斜扳法

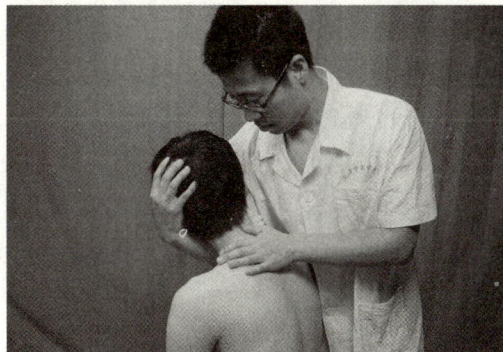

图 1-13-2　颈椎旋转定位扳法

（二）胸背部扳法

1. 扩胸牵引扳法

患者取坐位，两手十指交叉扣住并抱于枕后部。术者站于其后方，以一侧膝关节抵住其背部病变处，两手分别握扶住两肘部。先嘱患者做前俯后仰运动，并配合深呼吸。即前俯时呼气，后仰时吸气。如此活动数遍后，待患者身体后仰至最大限度时，术者随即用"巧力寸劲"将其两肘部向后方突然拉动，与此同时膝部向前顶抵，常可听到

"喀"的弹响声。见图 1-13-3。

2. 胸椎对抗复位法

受术者取坐位，两手交叉扣住并抱于枕后部。术者站其后方，两手臂自其两腋下伸入，并握住其两前臂下段，一侧膝部顶压住病变胸椎处。然后握住前臂的两手用力下压，而两前臂则用力上抬，将其脊柱向上向后牵引，而顶压住患椎的膝部也同时向前向下用力，与前臂的上抬形成对抗牵引。持续牵引片刻后，两手、两臂与膝部协同用力，以"巧力寸劲儿"做一突发性的、有控制的快速扳动，常可听到"喀喀"的弹响声，见图 1-13-4。

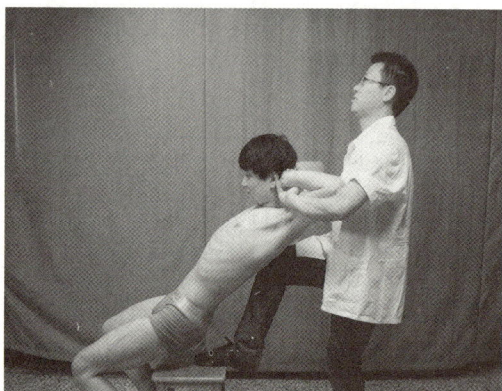

图 1-13-3　扩胸牵引扳法

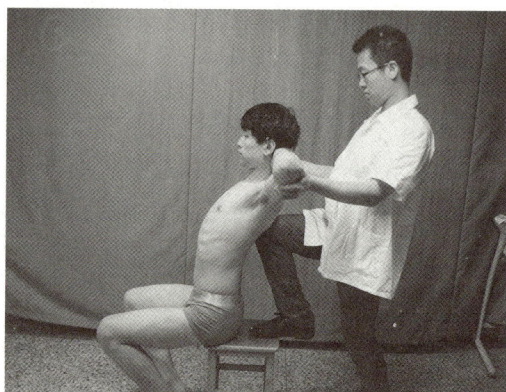

图 1-13-4　胸椎对抗复位法

3. 扳肩式胸椎扳法

受术者取俯卧位，全身放松。术者站于其健侧，以一手拉住对侧肩前上部，另一手以掌根部着力，按压在病变胸椎的棘突旁。拉肩一手将其肩部拉向后上方，同时按压胸椎一手将其病变处胸椎缓缓推向健侧，当遇到阻力时，略停片刻，随即以"巧力寸劲儿"做一快速的、有控制的扳动，常可听到"喀"的弹响声。见图 1-13-5。

（三）腰部扳法

1. 腰部斜扳法

受术者取侧卧位。患侧下肢在上，屈髋屈膝；健侧下肢在下，自然伸直。以一肘或手抵住其肩前部，另一肘或手抵于臀部。两肘或两手协调施力，先做数次腰部小幅度的扭转活动。即按于肩部的肘或手同按于臀部的另一肘或手同时施用较小的力使肩部向前下方、臀部向后下方按压，压后即松，使腰部形成连续的小幅度扭转而放松。待腰部完全放松后，再使腰部扭转至有明显阻力时，略停片刻，然后施以"巧力寸劲儿"做一个突然的、增大幅度的快速扳动，常可听到"喀喀"的弹响声。见图 1-13-6。

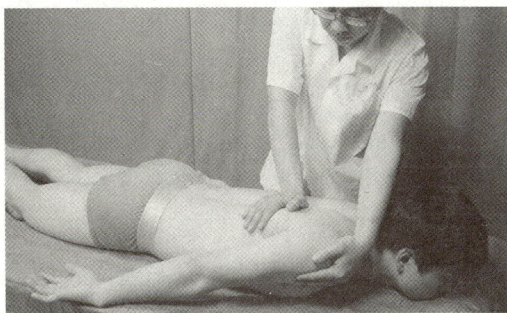

图 1-13-5　扳肩式胸椎扳法

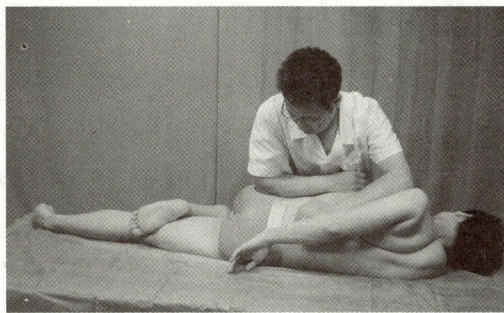

图 1-13-6　腰部斜扳法

2. 腰椎旋转复位法

受术者取坐位，腰部放松，两臂自然下垂。以右侧病变向右侧旋转扳动为例。助手位于受术者左前方，用两下肢夹住其左小腿部，双手按压于左下肢股上部，以确使其坐位情况下身体下半部姿势的固定。术者位于受术者后侧右方，以左手拇指端或螺纹面顶按于腰椎偏歪的刺突侧方，右手臂从其右腋下穿过并以右掌按于颈后项部。右掌缓慢下压，并嘱受术者做腰部前屈配合，至术者左拇指下感到刺突活动，棘突间隙张开时则其腰椎前屈活动停止，保持这一前屈幅度。然后右侧手臂缓慢施力，左拇指顶按住腰椎偏歪的棘突以此为支点，使其腰部向右屈至一定幅度后，再使其腰部向右旋转至最大限度。略停片刻后，右掌下压其项部，右肘部上抬，左手拇指则同时用力向对侧顶推偏歪的棘突，两手协调用力，以"巧力寸劲"做一增大幅度的快速扳动。常可听到"喀"的弹响声。见图 1-13-7。

3. 直腰旋转扳法

受术者取坐位，两下肢并拢。术者立于受术者对面，以双下肢夹住其两小腿及股部。以一手抵于其肩前，另一手抵于肩后。两手协调用力，一推一拉，使其腰椎小幅度旋转数次，待腰部充分放松后，使其腰椎旋转至有阻力位时，略停片刻，然后以"巧力寸劲儿"做一增大幅度的快速扳动，常可听到"喀"的弹响声。见图 1-13-8。

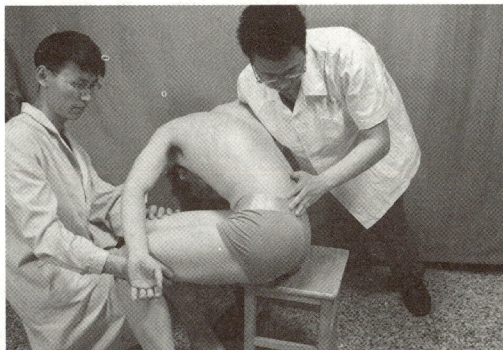

图 1-13-7　腰椎旋转复位法

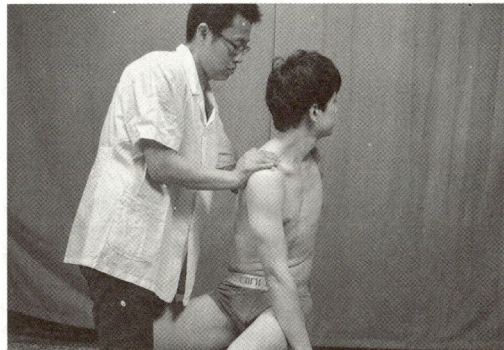

图 1-13-8　直腰旋转扳法

【实训要领】

1. 顺应、符合关节的生理功能，准确掌握各关节的结构特征、活动范围、活动方向及其特点，顺应、符合各关节的各自运动规律来实施扳法操作。

2. 扳法操作首先要使关节放松；再将关节极度地伸展或屈曲、旋转，在保持这一位置的基础上，最后实施扳法。

3. 扳法要施以"巧力寸劲儿"。所谓"巧力"即指手法的技巧力，是与蛮力、拙力相对而言。所谓"寸劲儿"指短促之力，即所施之力比较快速，能够充分的控制扳动幅度，作用得快，消失得也快。

【实训练习】

扳法的操作练习，应严格按照操作方法和要领在人体进行相互练习。受术者肢体关节应充分放松，术者注意受术者的关节活动角度，待转动至最大角度时施以寸劲儿，切不可使用暴力和蛮力，不可追求关节的弹响声，不可逾越人体的生理范围，以免发生推拿医疗事故。每个关节的扳法实训练习控制在 1 ～ 2 次，不可同一关节连续操作多次，以免强度过大对关节造成损坏。

实训十四 运动关节类手法
——扳法和拔伸法

【实训目的】

掌握扳法、拔伸法的操作规范、动作要领和临床应用。

【实训学时】

2 学时。

【实训备品】

按摩床、按摩椅、按摩巾。

【实训体位】

仰卧位，或俯卧位，或坐位。

【实训示范】

（一）肩关节扳法

1. 肩关节前屈扳法

受术者取坐位，患侧肩关节前屈 30°～50°。术者半蹲于患肩前外侧，以两手自前后方向将其患肩锁紧、扣住，患侧上臂置于术者内侧的前臂上。手臂部协调施力，将其患臂缓缓上抬，至肩关节前屈至有阻力时，以"巧力寸劲"，做一增大幅度的快速扳动。在做扳动之前，亦可使其肩关节小幅度的前屈数次或进行小范围的环转摇动数次，以使其肩关节尽力放松。

2. 肩关节外展扳法

受术者取坐位，患侧手臂外展 45°左右。术者半蹲于其患肩的外侧。将其患侧上臂的肘关节上部置于一侧肩上，以两手从前后方向将患肩扣住、锁紧。然后术者缓缓立起，使肩关节外展，至有阻力时，略停片刻，然后双手与身体及肩部协同施力，以"巧力寸劲"做一肩关节外展位增大幅度的快速扳动，如粘连得到分解，可听到"嘶嘶"声或"格格"声，见图 1-14-1。

3. 肩关节内收扳法

受术者取坐位，患侧上肢屈肘置于胸前，手搭扶于对侧肩部。术者立于其身体后侧，以一手扶按于患侧肩部以固定，另一手托握于其肘部并缓慢向对侧胸前上托，至有阻力时，以"巧力寸劲"做一增大幅度的快速扳动，见图 1-14-2。

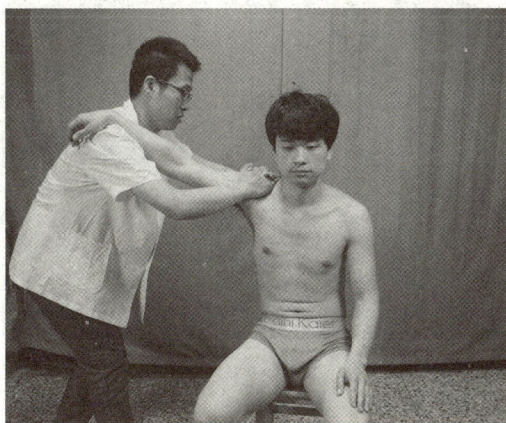

图 1-14-1　肩关节外展扳法　　　　　　　图 1-14-2　肩关节内收扳法

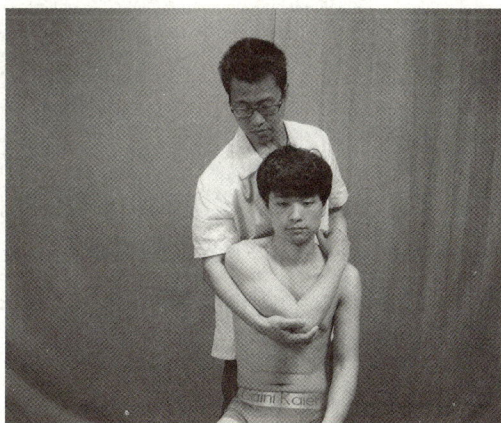

4. 肩关节旋内扳法

受术者取坐位，患侧上肢的手与前臂置于腰部后侧。术者立于其患侧的侧后方，一手扶按其患侧肩部以固定，另一手握住其腕部将患肢小臂沿其腰背部缓缓上抬，以使其肩关节逐渐内旋，至有阻力时，以"巧力寸劲"做一较快速的、有控制的上抬其小臂动作，以使其肩关节旋转至极限。如有粘连分解时，可听到"嘶嘶"声。见图 1-14-3。

5. 肩关节上举扳法

受术者取坐位，两臂自然下垂。术者立于其身体后方，一手托握住患肩侧上臂下段，并自前屈位或外展位缓缓向上抬起，至 120°～ 140° 左右时，以另一手握住其前臂近腕关节处，两手协调施力，向上逐渐拔伸牵引，至有阻力时，以"巧力寸劲"做一较快速的、有控制的向上拉扳，见图 1-14-4。

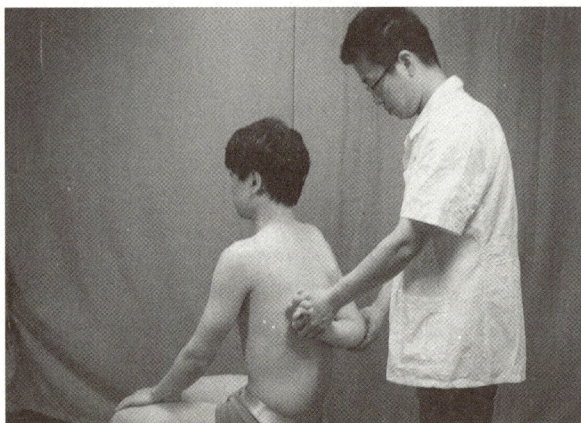

图 1-14-3　肩关节旋内扳法

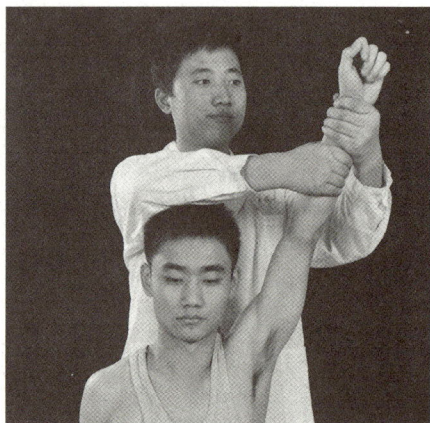

图 1-14-4　肩关节上举扳法

（二）颈椎拔伸法

1. 掌托拔伸法

受术者取坐位，术者站于其后，以双手拇指端和螺纹面分别顶按住其两侧枕骨下方风池穴处，两掌分置于两侧下颌部以托挟助力。然后掌指及臂部同时协调用力，拇指上顶，双掌上托，缓慢地向上拔伸 1 ～ 2 分钟，使颈椎在较短时间内得到持续牵引。见图 1-14-5。

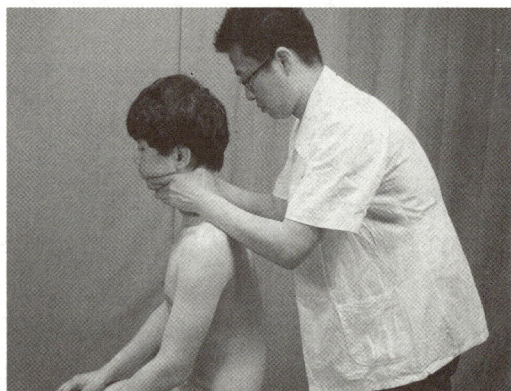

图 1-14-5　掌托拔伸法

2. 肘托拔伸法

受术者取坐位，术者站于其后方，一手扶于其枕后部以固定助力，另一侧上肢的肘弯部托住其下颏部，手掌则扶住对侧颜面以加强固定。托住其下颏部的肘臂与扶枕后部一手协调用力，向上缓慢地拔伸 1 ～ 2 分钟，使颈椎在较短的时间内得到持续的牵引。

3. 仰卧位拔伸法

受术者取仰卧位，术者置方凳坐于其头端。一手托扶其枕后部，另一手扶托下颏部。双手臂协调施力，向其头端缓慢拔伸，拔伸时间可根据病情需要而定，使颈椎得到持续的水平位牵引。

（三）肩关节拔伸法

1. 肩关节上举拔伸法

受术者坐于低凳上，两臂自然下垂。术者立于其身体后方，以一手托握患肩侧上臂下段，并自前屈位或外展位将其手臂缓缓抬起，至120°～140°左右时，以另一手握住其前臂近腕关节处，同时握上臂一手上移其下。两手协调施力，向上缓慢地拔伸，至阻力位时，以钝力持续进行牵引，见图1-14-6。

2. 肩关节对抗拔伸法

受术者取坐位。术者立于其患侧，以两手分别握住其腕部和肘部，于肩关节外展位逐渐用力牵拉。同时嘱受术者身体向另一侧倾斜，或由助手协助固定其身体上半部，与牵拉之力相对抗，见图1-14-7。

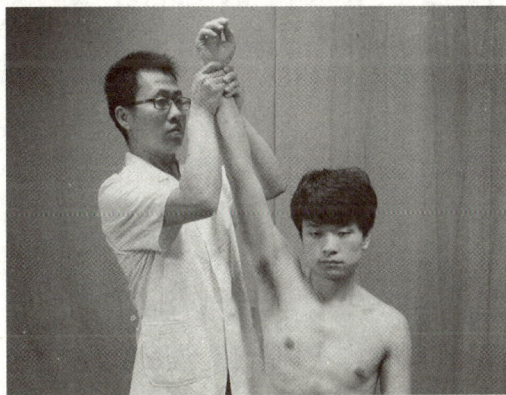

图1-14-6　肩关节上举拔伸法　　　　　　图1-14-7　肩关节对抗拔伸法

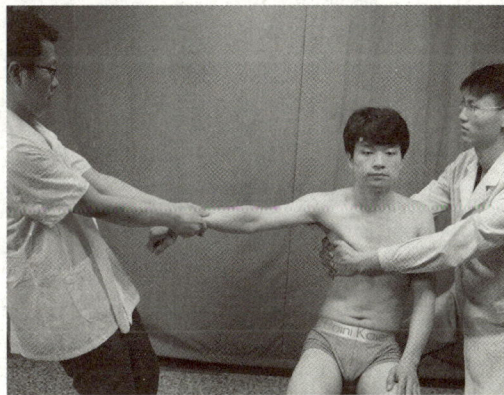

3. 肩关节手牵足蹬拔伸法

受术者取仰卧位，患肩侧位于床边。术者置方凳坐于其身侧，将近受术者一侧下肢的足跟置于其腋下，双手握住其腕部或前臂部，徐徐向外下方拔伸。手足协调用力，使患侧肩关节在外展位20°左右得到持续牵引，并同时用足跟顶住腋窝与之对抗，持续一定时间后，再逐渐使患肩内收、内旋。

（四）腕关节拔伸法

受术者取坐位，术者立于其体侧方，一手握住其前臂下端，另一手握住其手掌部。双手同时反方向逐渐用力，缓慢地进行拔伸。见图1-14-8。

（五）指间关节拔伸法

以一手握住受术者腕部，另一手捏住患指末节，双手同时反方向逐渐施力，缓慢地进行拔伸。见图1-14-9。

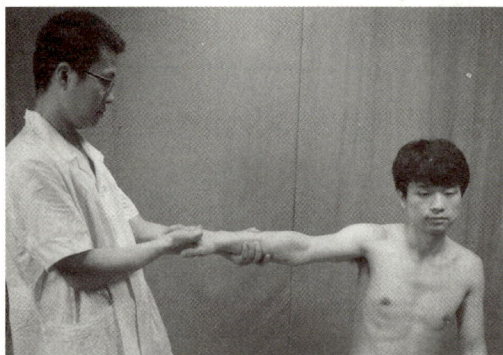

图1-14-8　腕关节拔伸法

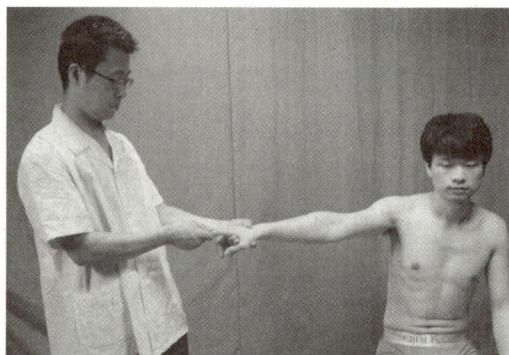

图1-14-9　指间关节拔伸法

（六）腰部拔伸法

受术者取俯卧，双手用力抓住床头。术者立于其足端，两手分别握住其两踝部，向下逐渐用力牵引。在牵引过程中，身体上半部应顺势后仰，以加强牵拉拔伸的力量。

（七）骶髂关节拔伸法

受术者取仰卧位，患侧膝关节略屈，会阴部垫一软枕。术者立于其足端，一手扶按其膝部，另一手臂穿过其腘后，握住扶膝一手的前臂下段，并用腋部夹住其小腿下段，再以一足跟部抵住其会阴部软枕处。然后手足协同用力，将其下肢向下方逐渐拔伸，身体亦同时随之后仰，以增强拔伸之力。

（八）踝关节拔伸法

受术者取仰卧位。术者以一手握住其患肢侧的小腿下段，另一手握住其足掌前部。两手协同施力，向相反方向牵拉拔伸。在牵拉拔伸过程中，可配合进行踝关节的屈伸活动。

【实训要领】

1. 扳法

扳法实训要领，详见上一节。

2. 拔伸法

（1）拔伸动作要稳而缓，用力要均匀而持续。

（2）在拔伸的开始阶段，用力要由小到大，逐渐增加，拔伸到一定程度后，则需要一个稳定的持续牵引力。

（3）要掌握好拔伸操作术式，根据病情轻重缓急的不同和施术部位的不同，控制好拔伸的力量和方向。

【实训练习】

扳法的实训练习见上一节。

拔伸法的实训练习，要严格按照操作方法和要领在人体进行相互练习。术者手握受术者关节的远端，沿受术者纵轴方向牵拉、拔伸，或者术者用手分别握住患肢关节的两端，向相反方向用力拔伸、牵引。拔伸时动作要稳而缓，用力要由小到大，逐渐增加，切不可使用暴力蛮力。

实训十五　复合类手法

【实训目的】

掌握复合类手法的操作规范、动作要领和临床应用。

【实训学时】

2学时。

【实训备品】

按摩床、按摩椅、按摩巾。

【实训体位】

仰卧位，或俯卧位，或坐位。

【实训示范】

（一）按揉法

1. 拇指按揉法

（1）单拇指按揉法：以拇指螺纹面置于施术部位，其余四指置于其对侧或相应的位置上以助力。拇指主动施力，进行节律性按压揉动，见图 1-15-1。

（2）双拇指按揉法：以双手拇指螺纹面并列或重叠置于施术部位，其余手指置于对侧或相应的位置以助力，腕关节屈曲约 60°。双拇指和前臂主动用力，进行节律性按压揉动。见图 1-15-2。

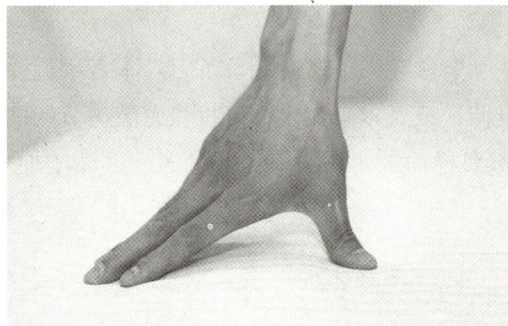

图 1-15-1　单拇指按揉法

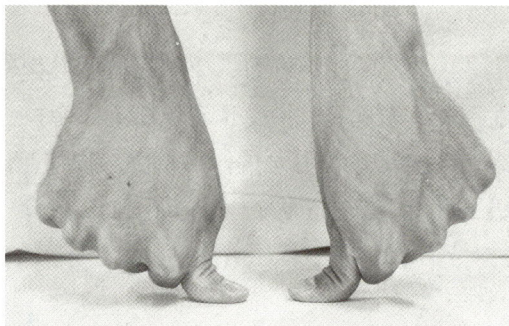

图 1-15-2　双拇指按揉法

2. 掌按揉法

（1）单掌按揉法：以掌根部置于施术部位，手指自然伸直，前臂与上臂主动用力，进行节律性按压揉动。见图 1-15-3。

（2）双掌按揉法：双掌并列或重叠，置于施术部位。以掌中部或掌根部着力，以肩关节为支点，身体上半部小幅度节律性前倾后移，于前倾时将身体上半部的重量经肩关节、上臂、前臂传至手部，从而产生节律性按压揉动。见图 1-15-4、图 1-15-5。

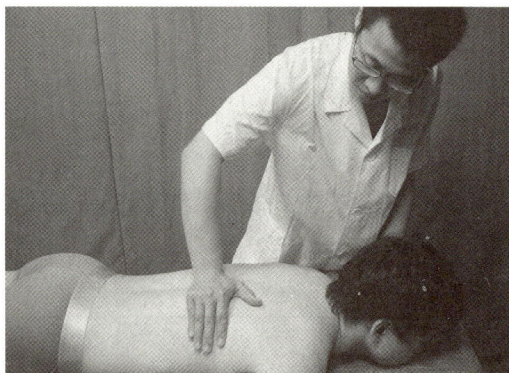

图 1-15-3　单掌按揉法

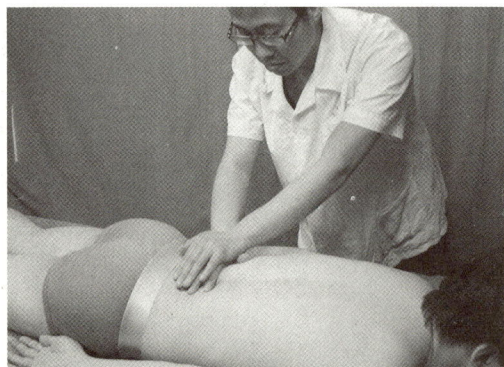

图 1-15-4　双掌按揉法（1）

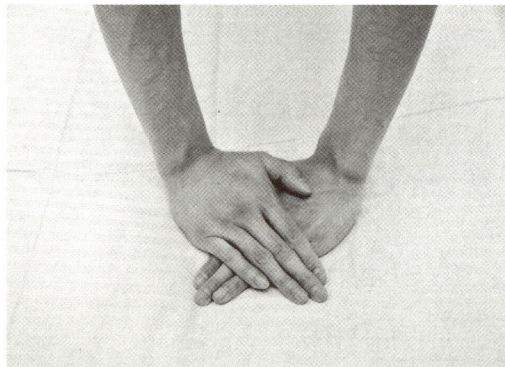

图 1-15-5　双掌按揉法（2）

（二）弹拨法

1. 指弹拨法

术者拇指指腹或指端先按压于受术部位，按压程度依病变组织而定，一般要深按至所需治疗的肌肉、肌腱或韧带组织，待受术者出现酸胀、疼痛等感觉后，再做与受术部位成垂直方向的往返拨动。若单手拇指指力不足时，可以双手拇指重叠进行弹拨。见图 1-15-6。

2. 肘弹拨法

术者肘关节尺骨鹰嘴深按于受术部位，再做与受术部位成垂直方向的往返拨动。见图 1-15-7。

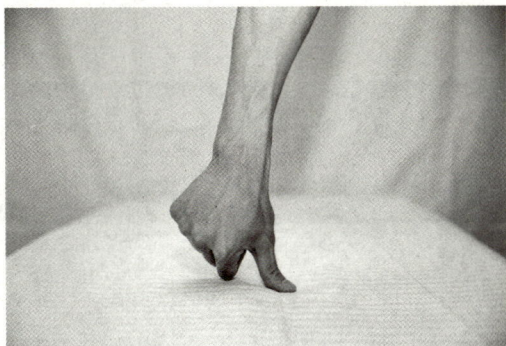

图 1-15-6　指弹拨法

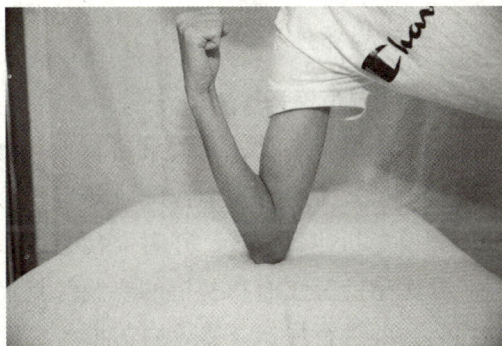

图 1-15-7　肘弹拨法

（三）推摩法

将拇指桡侧偏峰着力于体表穴位或经络线路上，其余四指并拢，掌指部自然伸直，将食指、中指、无名指、小指的四个手指的指面着力于相应的施术部位上，腕关节放松，屈曲 25°左右。前臂主动运动，使腕关节做旋转运动并同时左右摆动，以带动拇指做缠绵的一指禅偏峰推法，并使其余四指指面在施术部位上同时做环形的摩动，见图 1-15-8。

（四）扫散法

扫散法以一手扶按受术者一侧头部以固定，另一手拇指伸直，以桡侧面置于额角发际头维穴处，其余四指并拢、微屈，指端置于耳后高骨处，食指与耳上缘平齐。前臂主动运动，腕关节挺劲，使拇指桡侧缘在头颞部做较快的单向擦动，范围是额角至耳上，同时，其余四指在耳后至乳突范围内快速擦动。左右两侧交替进行，每侧扫散约 50 次。见图 1-15-9。

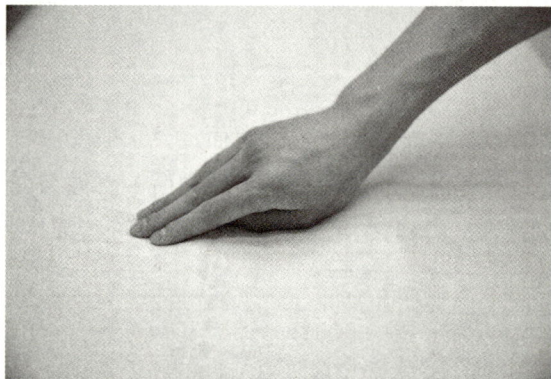

图 1-15-8　推摩法

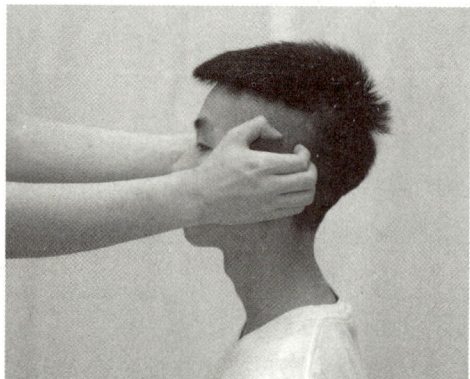

图 1-15-9　扫散法

（五）捏脊法

1. 拇指前位捏脊法

双手半握空拳状，腕关节略背伸，以食指、中指、无名指和小指的背侧置于脊柱两侧，拇指伸直前按，并对准食指中节处。以拇指的螺纹面和食指的桡侧缘将皮肤捏起，并进行提捻，然后向前推行移动（图 1-15-10）。在向前移动捏脊的过程中，两手拇指要交替前按，同时前臂要主动用力，推动食指桡侧缘前行，两者互为配合，从而交替捏提捻动前行。

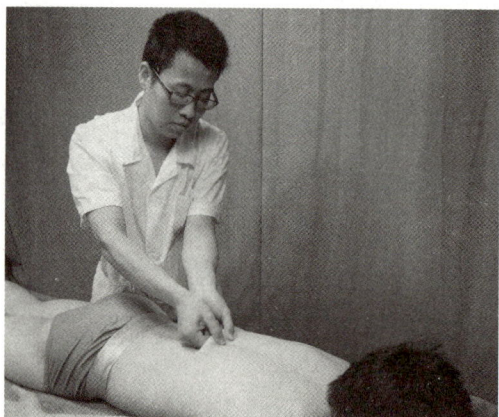

图 1-15-10　拇指前位捏脊法

2. 拇指后位捏脊法

两手拇指伸直，两指端分置于脊柱两侧，指面向前，两手食、中指前按，腕关节微屈。以两手拇指与食、中指螺纹面将皮肤捏起，并轻轻提捻，然后向前推行移动（见图 1-15-11）。在向前移动的捏脊过程中，两手拇指要前推，食指、中指需交替前按，两者相互配合，交替捏提捻动前行。

捏脊法每次操作一般均从龟尾穴开始，沿脊柱两侧向上终止于大椎穴为一遍，可连续操作 3～5 遍。为加强手法效应，常采用三捏一提法，即每捏捻 3 次，便停止

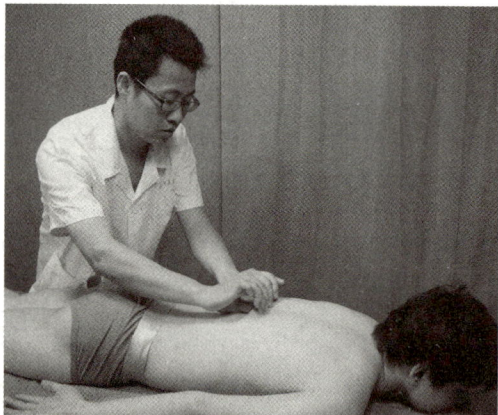

图 1-15-11　拇指后位捏脊法

前行，用力向上提拉 1 次。

【实训要领】

（一）按揉法

1. 单拇指按揉法腕宜悬。

单拇指按揉法可以直腕操作，但多数情况下应悬腕操作。当悬腕角度达 60°左右，前臂与拇指易于发力，同时腕关节容易做一个小的旋动，余指也易于助力。

2. 单掌按揉法以肘和肩为支点

单掌按揉法发力部位主要在前臂和上臂，所以应以肘关节和肩关节为支点。操作时压力不可过大，过大则手法易僵，应以柔和为主。

3. 双掌按揉法宜巧用身体上半部重量

双掌按揉法是以肩关节为支点，将身体上半部的重量依节律性的前倾后移，通过上臂、前臂传到手部，忌手臂部单独用力。双掌按揉法操作时身体的前倾后移幅度不可过大，手掌部不可离开施术部位。

4. 按中含揉，揉中寓按

按揉法宜按揉并重，将按法和揉法有机结合，做到按中含揉，揉中寓按，刚柔并济，缠绵不绝。

（二）弹拨法

1. 拨动时速度宜快，以受术者能耐受为度。

2. 本法对深部组织刺激较强，所以在使用本法后受术部位应加以轻快的揉、搓、拍等手法，以缓解弹拨后可能出现的疼痛感。

（三）推摩法

1. 拇指要以桡侧偏峰着力，其余四指指面要贴于施术部位皮肤，不可悬空。

2. 在前臂进行主动运动带动腕部运动时，腕部的活动一定要包含旋动和摆动两种运动形式。如果腕部仅是摆动，则只能形成拇指的偏峰推同其余四指的擦动，在增加旋动的情形下才形成四指的摩动。

3. 推摩的速度不宜过快，用力不宜过大，以自然下压力为度。

（四）扫散法

1. 拇指偏峰与其余四指指端宜贴紧皮肤，但不可施用压力。

2. 以肘为支点，前臂主动运动。腕关节要保持一定的紧张度，即所谓的挺劲，这样有利于力的快速传导。

3.动作宜平稳，轻度刺激。

4.对长发者，须将手指插入发间操作，以避免牵拉头发作痛。

（五）捏脊法

1.拇指前位捏脊法要以拇指螺纹面同食指桡侧缘捏住皮肤，腕部一定要背伸，以利于前臂施力推动前行。

2.拇指后位捏脊法要以拇指和食、中指的螺纹面捏住皮肤，腕部宜微悬，以利于拇指的推动前移。

3.捏提肌肤多寡及用力要适度。捏提肌肤过多，则动作呆滞不易向前推动，过少则易滑脱；用力过大易疼痛，过小则刺激量不足。

4.需较大刺激量时，宜用拇指前位捏脊法；需较小或一般刺激量时，宜用拇指后位捏脊法。

5.捏脊法包含了捏、捻、提、推等复合动作，动作宜灵活协调。若掌握得法，操作娴熟，在提拉皮肤时，常发出较清晰"嗒、嗒"声。

【实训练习】

（一）按揉法

按揉法的操作练习，可以按操作方法和要领在人体进行相互练习。

1.指按揉法

受术者取坐位或仰卧位，术者立于其侧，以指腹按揉其内关、曲池、手三里、太阳穴各30秒。然后沿前臂内侧中线按揉，边按揉边螺旋形移动，往返2～3次。

2.掌按揉法

受术者取坐位，术者立于其后，以大鱼际按揉其项部两侧，往返2～3次；受术者取俯卧位，术者立于其侧，叠掌按揉其腰背部3分钟，边按揉边移动。

3.肘按揉法

受术者取坐位，术者立于其后，以肘部按揉两侧肩井部各3分钟。

（二）弹拨法

1.指弹拨法

受术者取坐位，术者立于其侧，以拇指指腹或指端弹拨肩井穴数次，拨后再做揉法、拍法；受术者取俯卧位，术者立于其侧，以双手拇指重叠弹拨腰背部数次，拨后用揉、拍法。

2.肘弹拨法

受术者取俯卧位，术者立于其侧，以肘关节尺骨鹰嘴部弹拨环跳穴数次，拨后再用揉、㨰法。

（三）推摩法

推摩法的操作练习，可以按操作方法和要领在人体进行相互练习：术者右手拇指从剑突下（鸠尾穴）起，沿腹部正中线向下偏峰推至中脘穴，同时其余四指在胃脘部做摩法。持续时间为10～15分钟，以有热气内透、肠鸣音增加为佳。

（四）扫散法

1.单手拇指桡侧缘着力做扫散。
2.单手五指端着力做扫散。
3.拇指与其余四指分开，用拇指桡侧缘和其余四指的指端着力做扫散。
4.双手五指端着力做扫散。

（五）捏脊法

受术者取俯卧位，背部肌肉放松。术者立于其侧面，用两手拇指桡侧面顶住其脊柱两侧皮肤，食指和中指前按与拇指相对，交替捏起皮肤并轻轻向上提捻，边提捻边向上慢慢推进。

实训十六　其他类手法

【实训目的】

掌握其他类手法的操作规范、动作要领和临床应用。

【实训学时】

2学时。

【实训备品】

按摩床、按摩椅、按摩巾。

【实训体位】

仰卧位，或俯卧位，或坐位。

【实训示范】

（一）理法

以一手持受术者肢体远端，另一手以拇指与余指及手掌部握住其近端，指掌部主动施力，行一松一紧的节律性握捏，并循序由肢体的近端移向远端。两手交替操作，可反复多次，见图 1-16-1。理法也有双手同时施术者，即用双手同时对握住受术者肢体近端，向远端进行节律性握捏。

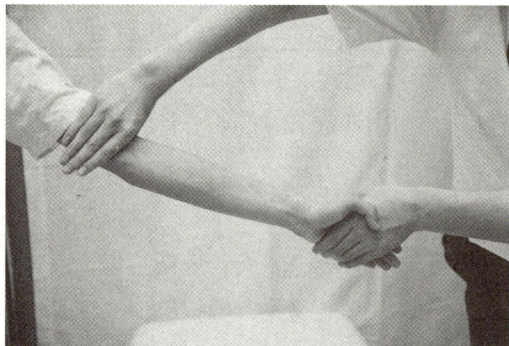

图 1-16-1　理法

（二）梳法

五指微屈，自然展开，以螺纹面置于施术部位。腕关节放松，前臂主动运动，带动五指做轻柔的单向滑动梳理，见图 1-16-2。两手宜交替操作，可反复多次。

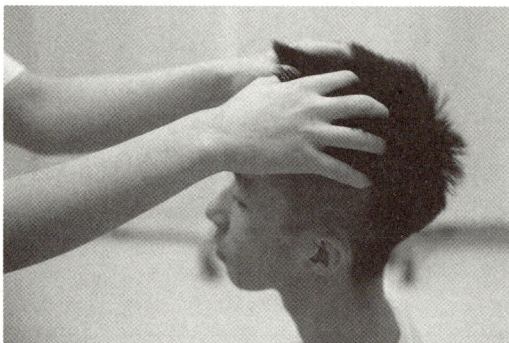

图 1-16-2　梳法

（三）插法

一手扶按受术者肩部以助力，另一手以食指、中指、无名指、小指四指并拢并伸直，用指端部由肩胛骨内下缘向斜上方插入，两手相对用力，呈合拢之势，使指尖自肩胛骨与肋骨间插入 2～3 寸，持续一分钟左右，随后将插入一手缓缓收回。可重复操作 2～3 次，然后插对侧肩胛骨。一般插右侧肩胛骨用左手，插左肩胛骨用右手。见图 1-16-3。

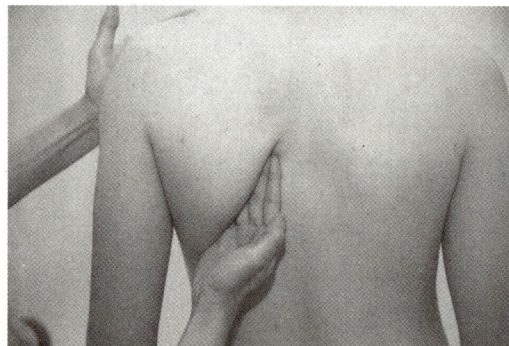

图 1-16-3　插法

（四）托法

除拇指外其余四指并拢并伸直，以食指、中指、无名指及小指的螺纹面和手掌的小鱼际部着力于施术部位，腕关节背伸。以肘为支点，前臂部主动施力，使手指螺纹面和手掌小鱼际部向下深按于下垂的胃底部并随受术者深呼气向上徐徐赶动，循逆时针方向上托，呈波浪式用力。

【实训要领】

（一）理法

1. 操作时指掌部要均衡施力，要体现出"握"和"捏"两种力量。
2. 握捏要有节奏性，频率宜稍快，应流畅自然，使受术者有轻松舒适的感觉。

（二）梳法

腕部宜松，要以前臂为动力源。前臂所施之力只有通过放松的腕部，才能使手指的滑动梳理动作协调自然，柔和舒适。

（三）插法

两手宜配合施力，插入一手斜向内上，扶肩助力一手按向后下，两力合施，便于插入及达到一定深度。

（四）托法

1. 上托时要配合受术者的呼吸进行操作。即当受术者深呼气时，开始用力赶动、上托，当呼气停止，开始吸气时，应停止操作，深按片刻，然后再相继随深呼气时进行下一小段距离的托举移动。
2. 要呈逆时针方向托举。所谓逆时针方向托举，是指操作时，手掌小鱼际侧向上托举的运行速度较快，而手指螺纹面部分的运行速度相对较慢，因此恰好于每一次深呼气结束时指掌部的托举运行达到一个相对水平的位置状态。对于操作一手的指掌部而言，是一个呈阶段性的逆时针方向运动状态。

【实训练习】

（一）理法

1. 理上肢法

受术者取坐位或仰卧位。术者立于其一侧，一手握受术者上肢远端，另一手自其上肢近端做一松一紧的节律性握捏，并循序移向远端。可双手交替或双手同时操作。

2. 理指法

受术者取坐位或仰卧位。术者立于其一侧，一手握其手掌，另一手食指、中指屈曲，用两指中节夹住受术者手指，由其手指近端向远端夹捏移动。

（二）梳法

1. 头部梳法

受术者取坐位或卧位。术者双手五指微屈，自然分开，形如爪状，以双手十指指腹着力于头部皮肤，由前发际向后发际，或由头部正中向两侧颞枕部，或由耳后向上至头部正中，或由前额及枕后向头部正中梳理。

2. 胁肋部梳法

受术者取坐位或卧位。术者双手五指微屈，自然分开，形如爪状，以双手十指指腹着力于其胁肋部皮肤，由胸部前正中线沿肋间隙向两胁部或脊柱梳理。

（三）插法

按照插法的操作和要领，在人体上进行练习。受术者取坐位，上肢屈肘、肩关节内旋，将手臂置于腰臀部，肩背部肌肉放松。术者位于其后，一手扶按其肩部以助力，另一手食指、中指、无名指、小指四指并拢并伸直，用四指指端由肩胛骨内下缘向斜上方插入，两手相对用力，呈合拢之势，使指尖自肩胛骨与肋骨间插入 2～3 寸，持续 1 分钟左右，随后将插入一手缓缓收回。如此反复操作 2～3 次，然后插对侧肩胛骨。一般插右侧肩胛骨与胸壁间用左手，插左侧则用右手。练习时要随手法动作的熟练，逐渐增加力量及插入的深度。

（四）托法

按照托法的操作和要领，在人体上进行练习。受术者取仰卧位。术者立于其右侧，右手除拇指外的其余四指并拢并伸直，腕关节略背伸，肘关节微曲，以四指螺纹面和手掌的小鱼际部着力于胃部下缘，当受术者深呼气时循逆时针方向缓慢向上赶动、推托，吸气时恢复原位，应停止操作，要深按片刻，然后再随深呼气时进行下一小段距离的托举移动。

第二篇　推拿治疗学 ▷▷▷

实训一　颈部特殊检查

【实训目的】

掌握颈部特殊检查的操作规范、动作要领和临床应用。

【实训学时】

2 学时。

【实训备品】

检查椅。

【实训体位】

坐位。

【实训示范】

1. Eaton 征

Eaton 征又称臂丛神经牵拉试验。受术者上臂伸直。术者站于受术者侧后方，以手抵住患侧头部，另一手握患肢腕部，反方向牵拉。如患肢有疼痛或麻木感即为 Eaton 征阳性，提示颈部神经根受压。见图 2-1-1。

2. Spurling 征

Spurling 征是椎间孔挤压试验的操作方法之一。受术者取坐位，头部侧屈后伸，靠于术者的胸部。术者站于受术者后方，双手用力向下按压受术者头顶。如引起颈部疼痛并向上肢放射即为 Spurling 征阳性，提示神经根受压。见图 2-1-2。

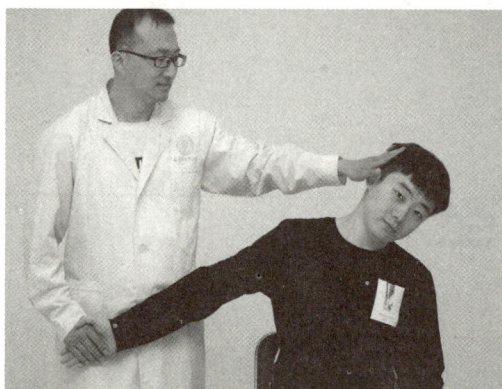

图 2-1-1　Eaton 征

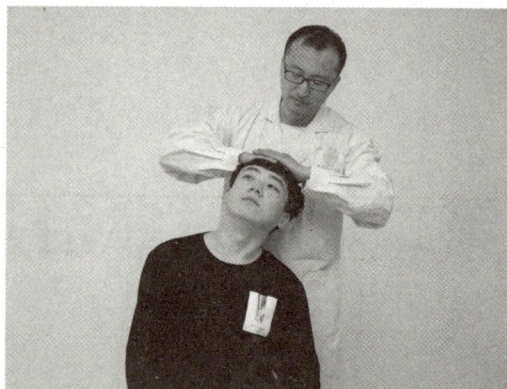

图 2-1-2　Spurling 征

3. Jackson 征

Jackson 征是椎间孔挤压试验的另一种操作方法。受术者取坐位，术者站在受术者后方，双手置于患者头顶部，使受术者头后伸并靠在术者胸部，用力向下按压，如引起颈部疼痛并向上肢放射，即为 Jackson 征阳性，提示神经根受压。见图 2-1-3。

4. 椎间孔分离试验

术者两手分别托住受术者下颌部和枕部，然后逐渐向上牵引。若受术者感到颈部和上肢的疼痛减轻，即为阳性，提示神经根型颈椎病。见图 2-1-4。

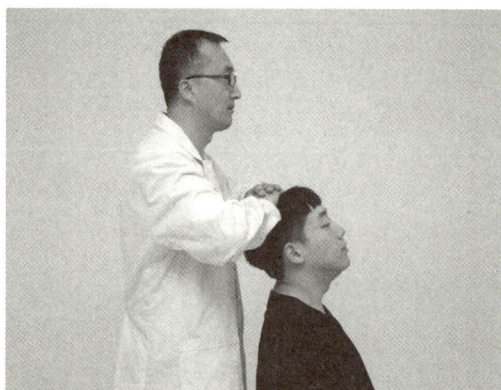

图 2-1-3　Jackson 征

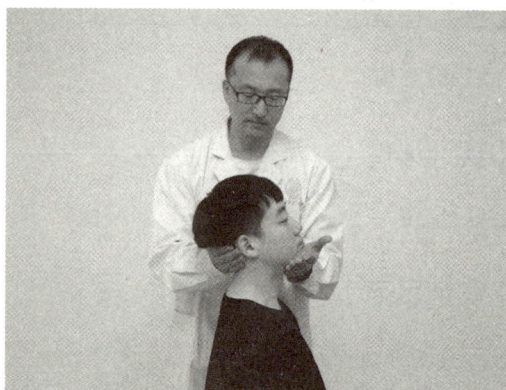

图 2-1-4　椎间孔分离试验

5. 椎动脉扭转试验

受术者取坐位。术者站在受术者后方，使受术者头屈伸并向侧方旋转。若出现眩晕、复视、恶心等症，即为椎动脉扭转试验阳性，提示椎动脉受压。

6. Adorn 征

受术者取坐位。术者站于受术者侧后方，以一手触摸患侧桡动脉，然后嘱其吸气、挺胸、闭气，仰头，再将头转向对侧。如桡动脉搏动减弱或消失，即为 Adorn 征阳性，提示胸廓出口综合征。见图 2-1-5。

7. 挺胸试验

受术者站立，两臂后伸，挺胸。术者站在患侧后方，触摸受术者桡动脉。如桡动脉减弱或消失，上肢有麻木感或疼痛，

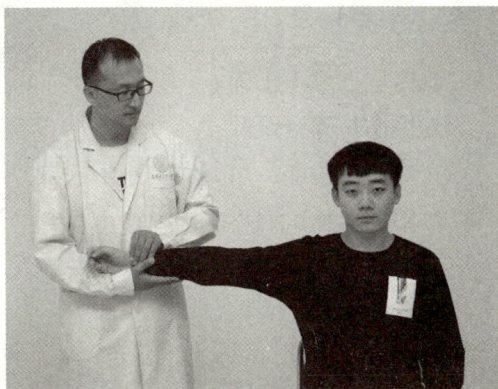

图 2-1-5 Adorn 征

即为挺胸试验阳性，提示锁骨下动脉及臂丛神经在第一肋骨与锁骨间隙受压（肋锁综合征）。

8. 超外展试验

受术者取坐位。术者站于侧后方，一手触摸患侧桡动脉，嘱受术者上肢从侧方外展、上举。如桡动脉搏动减弱或消失，即为超外展试验阳性，提示锁骨上动脉被喙突及胸小肌压迫（超外展综合征）。

【实训要领】

1. 检查时受术者体位摆放正确，术者操作动作规范、准确、到位。

2. 检查操作人性化，动作轻巧，稳妥，用力及方向、速度恰当，不急不躁，避免给受术者造成痛苦。

3. 与被检查者的沟通要自然、亲切，注意语言的大众化，易于理解。

4. 检查时的施力大小要根据受术者的年龄、性别、体重、身体条件的不同而有所变化，一般年龄小、身体弱的检查用力小一些，反之则大一些。

5. 正确识别阳性体征。

【实训练习】

1. 教师示教

教师演示检查的具体操作步骤，并解释其病理机制，学生仔细观察、模仿，提出问题，教师解答。

2. 人体练习

学生相互间进行检查操作，教师从旁指导，纠正错误，达到动作标准而熟练。

3. 考核

考核学生的操作手法是否达标，针对不足督促练习。

【易犯错误】

1. 体位摆放不正确。
2. 操作步骤错误。
3. 操作的角度、用力的大小不正确。
4. 阳性体征识别不准确，产生误判。

实训二　胸腹、腰背部特殊检查

【实训目的】

掌握胸腹、腰背部特殊检查的操作规范、动作要领和临床应用。

【实训学时】

2 学时。

【实训备品】

检查床。

【实训体位】

卧位。

【实训示范】

1. 胸廓挤压试验

用于诊断肋骨骨折和胸肋关节脱位。检查分两步：先进行前后挤压，术者一手扶住后背部，另一手从前面推压胸骨部，使之产生前后挤压力，如有肋骨骨折时，则骨折处有明显疼痛感或出现骨擦音（图 2-2-1）；再行侧方挤压，用两手分别放置胸廓两侧，向中间用力挤压，如有骨折或胸肋关节脱位，则在损伤处出现疼痛。

2. 脊柱叩痛试验

受术者取坐位。术者左手掌面放在受术者头顶，右手半握拳，以小鱼际叩击左手，观察患者有无疼痛（图 2-2-2）。或以叩诊锤或手指直接叩击各个脊椎棘突。如出现疼痛，提示疼痛部位可能存在骨折。

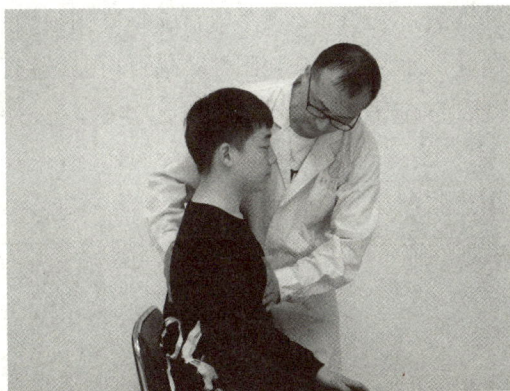

图 2-2-1 胸廓挤压试验

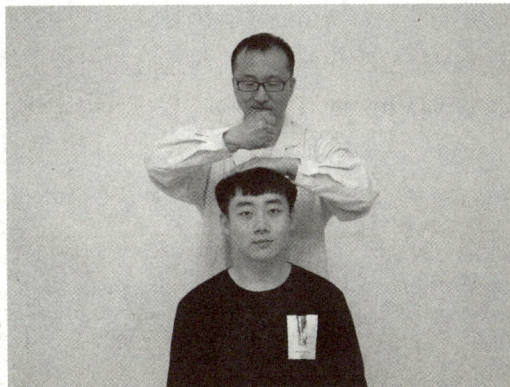

图 2-2-2 脊柱叩痛试验

3. 拾物试验

主要用于判断小儿脊柱前屈功能有无障碍。当小儿不配合检查时，常用此方法检查。

置一物于地面。术者嘱患儿拾起，注意观察患儿的取物动作和姿势。正常时，应直立弯腰伸手拾起。当脊柱有病变，腰不能前屈时，患儿则屈髋、屈膝，腰部板直，一手扶住膝部下蹲，用另一手拾起该物。此为拾物试验阳性。见图 2-2-3。

4. 俯卧背伸试验

用于检查婴幼儿脊柱是否有保护性僵硬或脊柱病变。患儿俯卧，两下肢伸直并拢。医生提起其双足，使腰部过伸。正常脊柱呈弧形后伸状态；有病变者则大腿和骨盆与腹壁同时离开床面，脊柱呈强直状态。

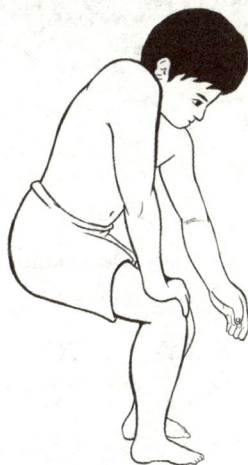

图 2-2-3 拾物试验

5. 腰骶关节试验（骨盆回旋试验）

主要用于检查腰骶部疾患。受术者仰卧，双腿并拢。术者嘱其尽量屈膝、屈髋，术者双手扶住膝部用力按压，使大腿贴近腹壁，这时腰髋部呈被动屈曲状态，如有病变则腰骶部出现疼痛，即为阳性。见图 2-2-4。

6. 直腿抬高试验及加强试验

受术者仰卧。术者一手握受术者足部，另一手保持膝关节伸直，将双下肢分

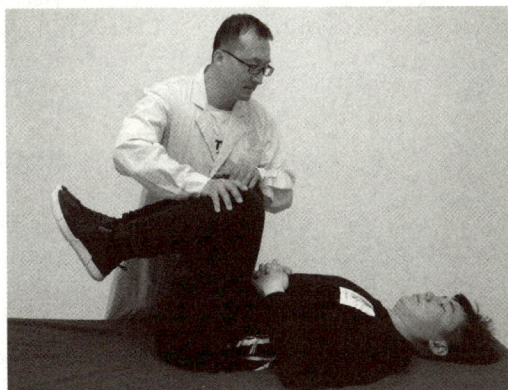

图 2-2-4 腰骶关节试验

别做直腿抬高动作。正常时除腘窝部有紧张感外，双下肢同样能抬高80°以上，并无疼痛或其他不适。若一侧下肢或双下肢抬高幅度降低，不能继续抬高，同时伴有下肢放射

性疼痛则为直腿抬高试验阳性，应记录其抬高的度数。见图 2-2-5。当直腿抬高到最大限度时将足踝背伸，如引起患肢放射性疼痛加剧者，即为加强试验阳性。借此可以区别由于髂胫束、腘绳肌或膝关节后关节囊紧张所造成的直腿抬高受限。见图 2-2-6。

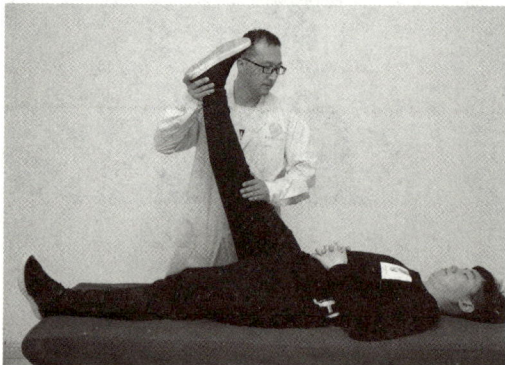

图 2-2-5　直腿抬高试验

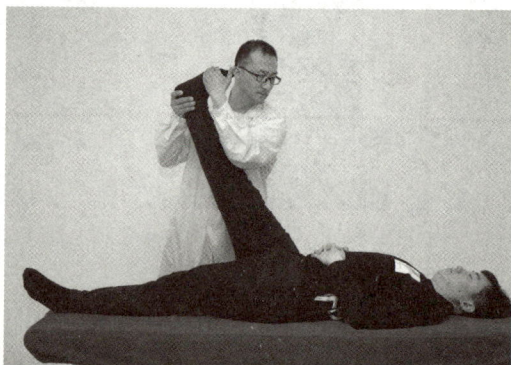

图 2-2-6　直腿抬高加强试验

7. 健侧直腿抬高试验

检查健侧腿直腿抬高试验时，如引发患肢坐骨神经放射性痛者为阳性。常见于较大的腰椎间盘突出症，或中央型腰椎间盘突出症。

8. 坐位屈颈试验

受术者取坐位或半坐位，两腿伸直。术者使受术者颈部前屈，使坐骨神经处于紧张状态，然后被动或主动向前屈颈，如出现患肢疼痛即为阳性。见图 2-2-7。

9. 股神经紧张试验

受术者取俯卧位。术者一手固定受术者骨盆，另一手握患肢小腿下端，膝关节伸直或屈曲，将大腿强力后伸，如出现大腿前方放射样疼痛即为阳性，表示可能有股神经根受压。见图 2-2-8。

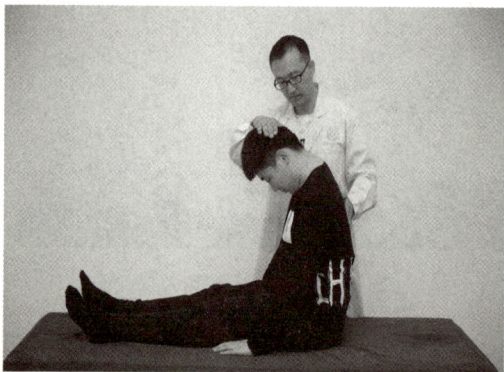

图 2-2-7　坐位屈颈试验

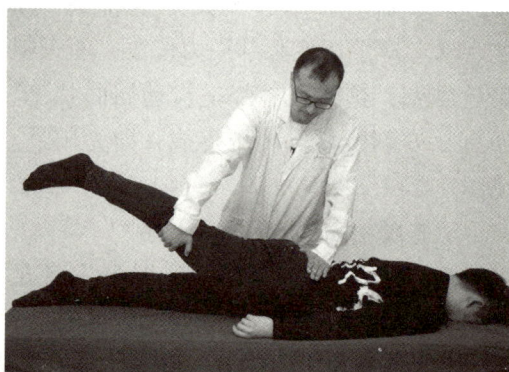

图 2-2-8　股神经紧张试验

10. 屈膝试验

受术者取俯卧位，两下肢伸直。术者一手按住其骶髂部，另一手握患侧踝部，并将小腿抬起使膝关节逐渐屈曲，使足跟接近臀部。若出现腰部和大腿前侧放射性痛即为阳性，提示股神经损害，并可根据疼痛的起始位置判断其受损的部位。见图 2-2-9。

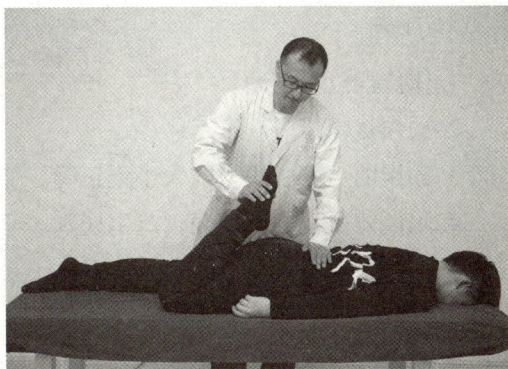

图 2-2-9　屈膝试验

11. 仰卧挺腹试验

通过增加椎管内压力，刺激神经根产生疼痛，以诊断腰椎间盘突出症。仰卧挺腹试验分 4 个步骤：①患者仰卧，双手放在腹部或身体两侧，以头枕部和双足跟为着力点，将腹部及骨盆用力向上挺起，若受术者感觉腰痛及患侧传导性腿痛即为阳性；若传导性腿痛不明显，则进行下一步检查。②受术者保持挺腹姿势，先深吸气后停止呼吸，用力鼓气，直至脸面潮红约 30 秒，若有传导性腿痛即为阳性。③在仰卧挺腹姿势下，用力咳嗽，若有传导性腿痛即为阳性。④在仰卧挺腹姿势下，检查者用手轻压双侧颈内静脉，若出现患侧传导性腿痛即为阳性。

【实训要领】

1. 检查时双方体位摆放正确，术者操作动作规范，准确，到位。

2. 检查操作人性化，动作轻巧，稳妥，用力及方向、速度恰当，不急不躁，避免给受术者造成痛苦。

3. 与被检查者的沟通要自然、亲切，注意语言的大众化，易于理解。

4. 检查时的施力大小要根据受术者的年龄、性别、体重、身体条件的不同，而有所变化。一般年龄小、身体弱的检查用力小一些，反之则大一些。

5. 正确识别阳性体征。

【实训练习】

1. 教师示教

教师演示检查的具体操作步骤，并解释其病理机制，学生仔细观察、模仿，提出问题，教师解答。

2. 人体练习

学生相互间进行检查操作，教师从旁指导，纠正错误，达到动作标准而熟练。

3. 考核

考核学生的操作手法是否达标，针对不足督促练习。

【易犯错误】

　　1. 体位摆放不正确。

　　2. 操作步骤错误。

　　3. 操作的角度、用力的大小不正确。

　　4. 阳性体征识别不准确，产生误判。

实训三　骨盆部特殊检查

【实训目的】

　　掌握盆部特殊检查的操作规范、动作要领和临床应用。

【实训学时】

　　2 学时。

【实训备品】

　　检查床。

【实训体位】

　　卧位。

【实训示范】

　　1. 骨盆挤压试验

　　受术者取仰卧位，检查者用双手分别于髂骨翼两侧同时向中线挤压骨盆；或受术者侧卧，检查者挤压其上方的髂嵴（图2-3-1）。如果患处出现疼痛，即为骨盆挤压试验阳性，提示有骨盆骨折或骶髂关节病变。

　　2. 骨盆分离试验

　　受术者取仰卧位，检查者两手分别置

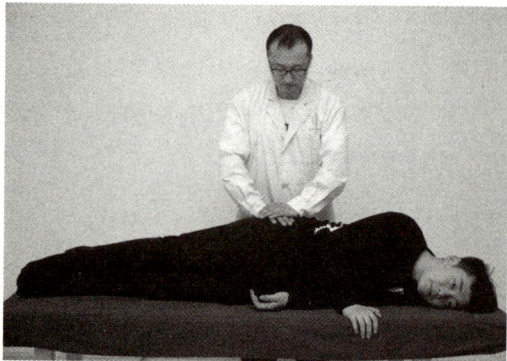

图 2-3-1　骨盆挤压试验

于两侧髂前上棘前面，两手同时向外下方推压。若出现疼痛，即为骨盆分离试验阳性，表示有骨盆骨折或骶髂关节病变。见图 2-3-2。

3. 斜扳试验

用于诊断骶髂关节病变。受术者取仰卧位，健侧腿伸直，患侧腿屈髋、屈膝各90°。医生一手扶住膝部，手按住同侧肩部，然后用力使大腿内收，向下按在膝部，如骶髂关节出现疼痛为阳性。见图 2-3-3。

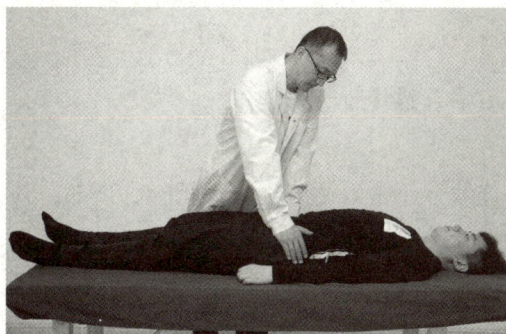

图 2-3-2　骨盆分离试验

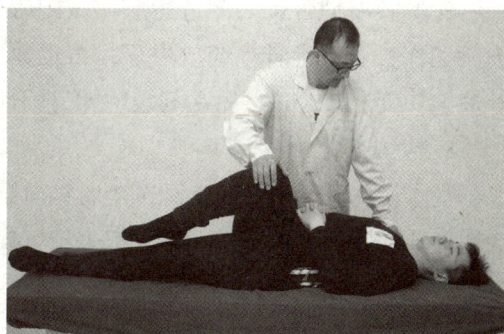

图 2-3-3　斜扳试验

4. 床边试验

床边试验常用于检查骶髂关节病变。受术者平卧，患侧臀部置于床边，健侧腿尽量屈膝、屈髋，术者用手按住膝部，使大腿靠近腹壁，另一手将患腿移至床边外，用力向下按压使之过度后伸，使骨盆沿着横轴旋转，如骶髂关节出现疼痛则为阳性。见图 2-3-4。

5. "4"字试验

受术者取仰卧位，被检查者一侧下肢膝关节屈曲，髋关节屈曲、外展、外旋，将足架在另一侧膝关节上，使双下肢呈 "4" 字形。检查者一手放在屈曲的膝关节内侧，另一手放在对侧髂前上棘前面，然后两手向下按压，如被检查侧骶髂关节处出现疼痛即为阳性，说明有骶髂关节病变。见图 2-3-5。

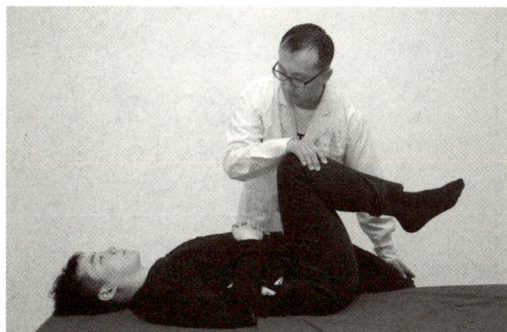

图 2-3-4　床边试验

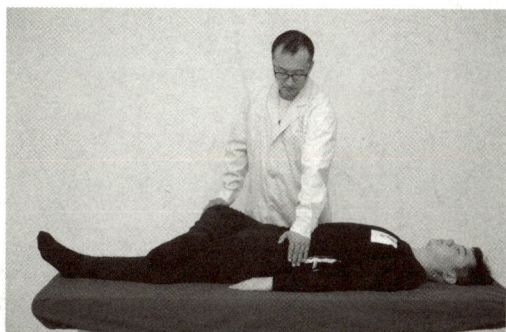

图 2-3-5　"4"字试验

6. 单髋后伸试验

用于检查骶髂关节病变。受术者取俯卧位，两下肢并拢伸直。术者一手按住骶骨中央部，另一手肘部托住患侧大腿下部，用力向上抬起患肢，使之过度后伸，如骶髂关节出现疼痛则为阳性。见图 2-3-6。

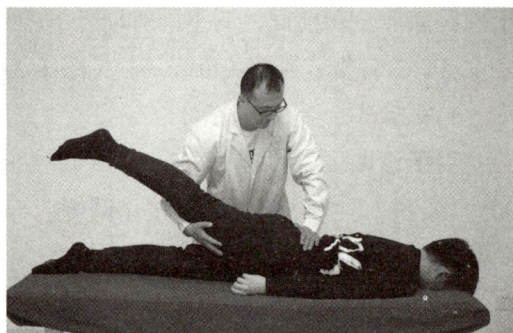

7. 梨状肌紧张试验

受术者取仰卧位，伸直患肢，做内收内旋动作，若有坐骨神经放射痛，再迅速外展、外旋患肢，若疼痛立刻缓解即为阳性，说明有梨状肌综合征。

图 2-3-6　单髋后伸试验

8. 髂坐连线

受术者侧卧，由髂前上棘至坐骨结节画一连线，正常人此线经过大粗隆的顶部，若大粗隆顶部在该线上方或下方，都表示有病理变化。见图 2-3-7。

9. 休梅克线

受术者仰卧，两髋中立位，两侧髂前上棘在同一水平，从两侧大粗隆尖部经过髂前上棘引一直线到腹壁，正常者两侧延长线应在脐部或脐以上交叉。若一侧大转子上移，则延长线交于脐下，且偏离中线。见图 2-3-8。

10. Bryant 三角

受术者仰卧，自髂前上棘与床面做一垂线，自股骨大转子顶点与身体平行划一线，与上线垂直，连接髂前上棘与大转子顶点，即构成一直角三角形，称 Bryant 三角。若直角的两边等长，则为正常。如大转子顶点到髂前上棘与床面的垂线间距离变短，则说明该侧大转子上移。见图 2-3-9。

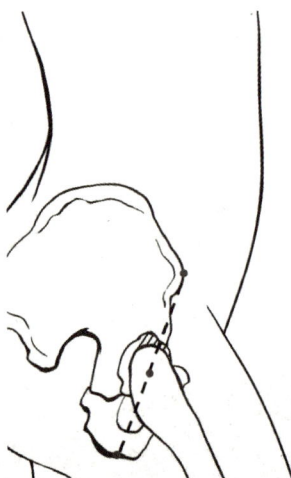

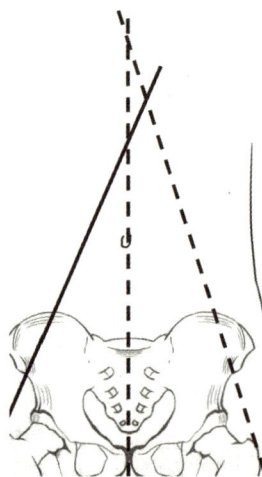

图 2-3-7　髂坐连线　　　图 2-3-8　休梅克线　　　图 2-3-9　Bryant 三角

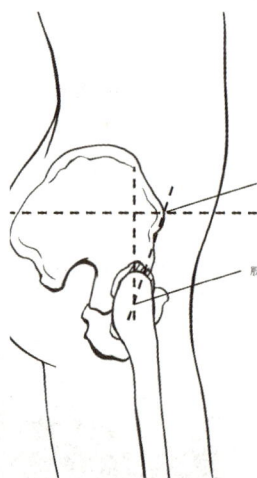

【实训要领】

1. 检查时受术者体位要摆放正确，术者操作动作应规范，准确，到位。

2. 检查操作人性化，动作轻巧，稳妥，用力及方向、速度恰当，不急不躁，避免给受术者造成痛苦。

3. 与被检查者的沟通要自然、亲切，注意语言的大众化，易于理解。

4. 检查时的施力大小要根据受术者的年龄、性别、体重、身体条件的不同，而有所变化。一般年龄小、身体弱的检查用力小一些，反之则大一些。

5. 正确识别阳性体征。

【实训练习】

1. 教师示教

教师演示检查的具体操作步骤，并解释其病理机制，学生仔细观察、模仿，提出问题，教师解答。

2. 人体练习

学生相互间进行检查操作，教师从旁指导，纠正错误，达到动作标准而熟练。

3. 考核

考核学生的操作手法是否达标，针对不足督促练习。

【易犯错误】

1. 体位摆放不正确。

2. 操作步骤错误。

3. 操作的角度、用力的大小不正确。

4. 阳性体征识别不准确，产生误判。

实训四　上肢部特殊检查

【实训目的】

掌握上肢部特殊检查的操作规范、动作要领和临床应用。

【实训学时】

2 学时。

【实训备品】

检查椅。

【实训体位】

坐位。

【实训示范】

（一）肩部

1. 搭肩试验

搭肩试验又称杜加（Dugas）征。受术者肘关节屈曲，将手搭于对侧肩关节前方，如肘部不能贴近胸壁，或者肘部能贴近胸壁，但手不能够搭于对侧肩部，均为阳性体征，提示可能有肩关节脱位。见图 2-4-1。

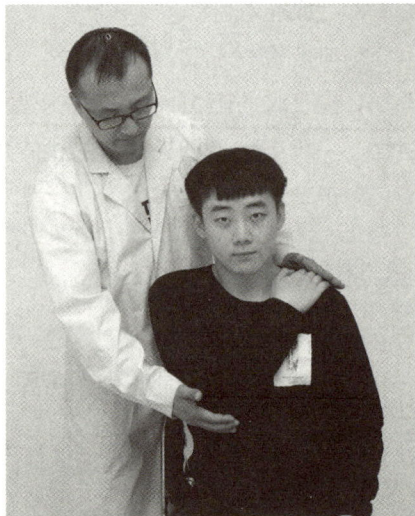

图 2-4-1　搭肩试验

2. 落臂试验

受术者取站立或坐位，先将患肢被动外展 90°，然后令其缓慢地向下放，如果不能慢慢放下，出现突然直落到体侧则为阳性，说明有肩袖破裂存在。见图 2-4-2。

3. 耶尔加森 (Ferguson) 试验

耶尔加森 (Ferguson) 试验又称肱二头肌抗阻力试验。受术者屈肘 90°。术者手扶其肘部，一手扶其腕部，嘱受术者用力做屈肘及前臂旋后动作，术者给予阻力，如出现肱二头肌腱滑出，或结节间沟处产生疼痛为阳性，前者为肱二头肌长头腱滑脱，后者为肱二头肌长头腱鞘炎。见图 2-4-3。

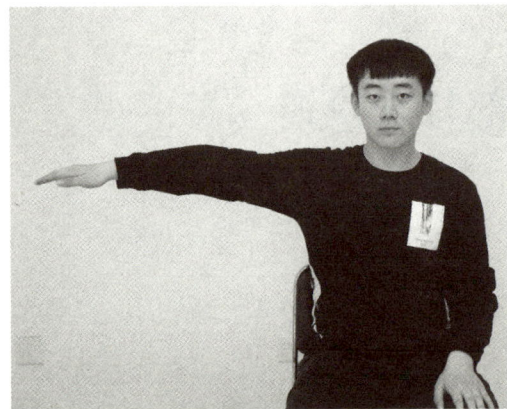

图 2-4-2　落臂试验

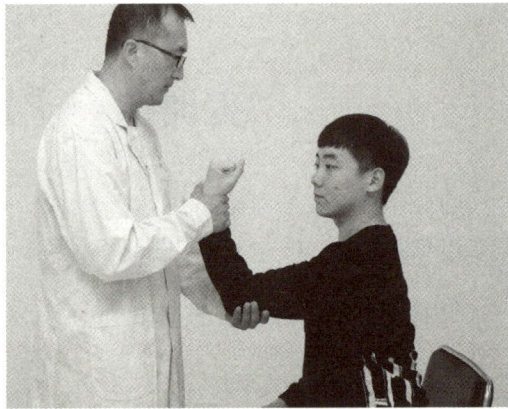

图 2-4-3　耶尔加森试验

4.直尺试验

正常人肩峰位于肱骨外上髁与肱骨大结节连线内侧。术者用直尺边缘贴于受术者上臂外侧，一端贴肱骨外上髁，另一端能与肩峰接触则为阳性，说明肩关节脱位。

5.肩关节外展试验

受术者取立位或坐位，患侧上肢伸直自然下垂，然后缓慢外展上举。术者观察有无疼痛与活垂直弹拨动受限。若在某一角度出现疼痛或疼痛加剧，即为阳性。

（1）外展起始即有疼痛，见于锁骨骨折、肩关节脱位、肱骨骨折、肩胛骨骨折或肩周炎等。见图2-4-4。

（2）外展越接近90°位越痛，肩部耸起，称为"耸肩征"，可能为肩关节粘连。见图2-4-4。

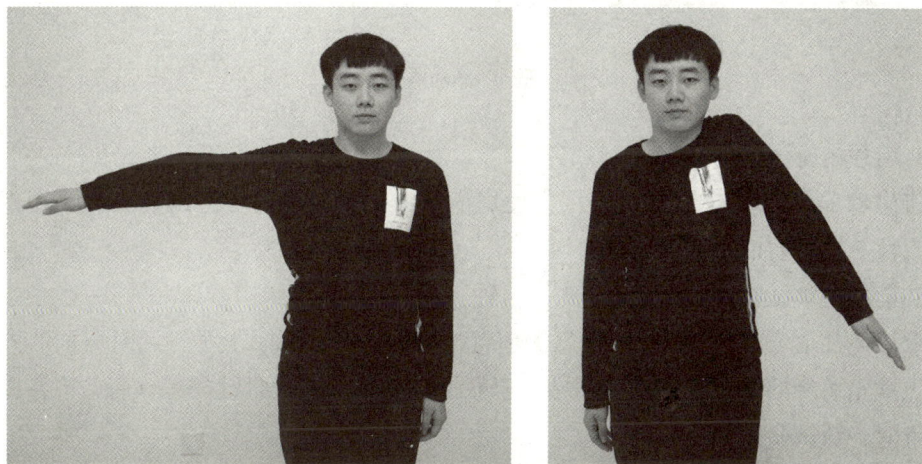

耸肩征（1）　　　　　　　　　　　　耸肩征（2）

图2-4-4　耸肩征

（3）外展过程中有疼痛，但到上举时痛反轻或不痛，可能为肩峰下滑囊炎、三角肌下滑囊炎或三角肌损伤。

（4）外展至上举60°～120°范围内出现疼痛，称"疼痛弧"，此范围外的活动反而不痛，可能为冈上肌腱炎或冈上肌损伤。见图2-4-5。

（5）肩锁关节病变的疼痛弧在肩关节外展150°～180°范围内。

（6）被动外展超过90°以上时，肩峰处有疼痛，可能有肩峰骨折。

6.冈上肌腱断裂试验

嘱受术者肩外展，当外展在0°～30°时可以看到患侧三角肌用力收缩，但不能外展上肢，越用力越耸肩。若术者被动外展患肢越过60°，则受术者又能主动外展上肢。这一特定区外展障碍为阳性，说明有冈上肌腱的断裂或撕裂。

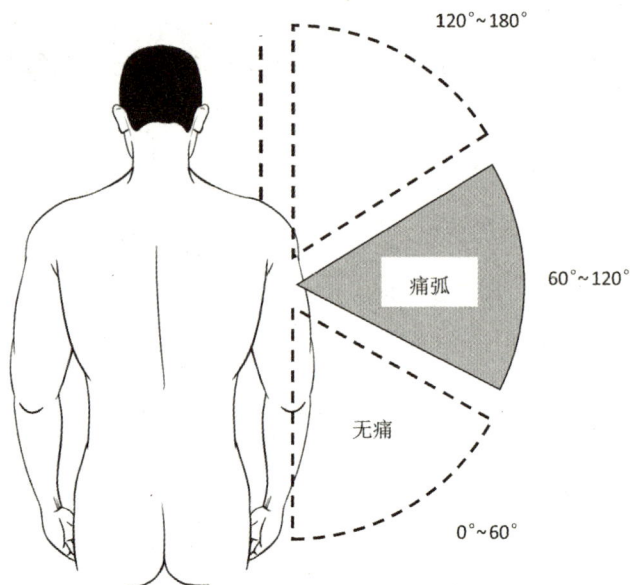

图 2-4-5　疼痛弧

7. 前屈内旋试验

将患肩前屈 90°，屈肘 90°，用力使肩内旋，此时肩袖病变撞击喙突肩峰韧带，肩痛为阳性。提示肩袖损伤。

8. 前屈上举试验

令患侧屈肘 90°。术者以手扶患侧前臂，使肩关节前屈、上举，此时肩袖的大结节附着点撞击肩峰的前缘，肩痛为阳性。肩峰下滑囊炎、冈上肌腱炎者行肩关节各方向运动检查时，该试验阳性。

（二）肘部

1. 网球肘 (Mill) 试验

前臂稍弯曲，手呈半握拳，腕关节尽量屈曲，然后将前臂完全旋前，再将肘伸直。如在肘伸直时，肱桡关节的外侧发生疼痛即为阳性，提示肱骨外上髁炎。见图 2-4-6。

2. 腕伸、屈肌紧张 (抗阻力) 试验

受术者握拳、屈腕。术者按压受术者手背，受术者抗阻力伸腕，如肘外侧疼痛则为阳性，提示肱骨外上髁炎；反之，如受术者伸手指和背伸腕关节，术者以手按压受术者手掌，受术者抗阻力屈腕，肘内侧痛为阳性，提示肱骨内上髁炎。见图 2-4-7。

3. 前臂收展试验

用于判断是否有肘关节侧副韧带损伤。受术者与术者相对而立，上肢向前伸直。术者一手握住肘部，一手握腕部并使前臂内收，握肘部的手向外推肘关节，如有外侧副韧带断裂，则前臂可出现内收运动。若握腕部的手使前臂外展，而向内拉肘关节，出现前

臂有外展运动，则为内侧副韧带损伤。见图 2-4-8。

（三）腕和手部

1. 腕三角软骨挤压试验

用于判断是否有三角软骨损伤。检查时嘱受术者屈肘 90°，掌心向下。术者一手握住前臂下端，另一手握住手掌部，使患手偏向尺侧，然后伸屈腕关节，使腕关节部发生挤压和研磨，如疼痛加重即为阳性。见图 2-4-9。

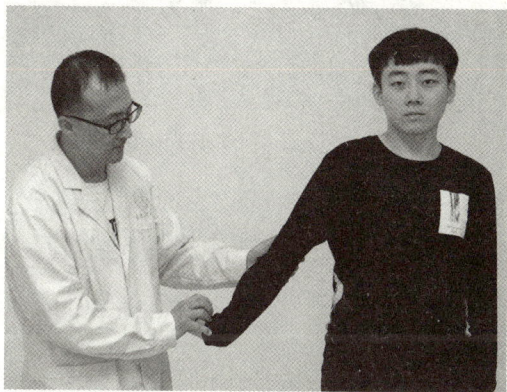

图 2-4-6　网球肘试验

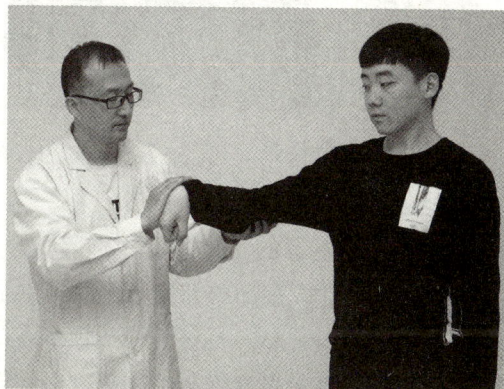

图 2-4-7　腕伸试验

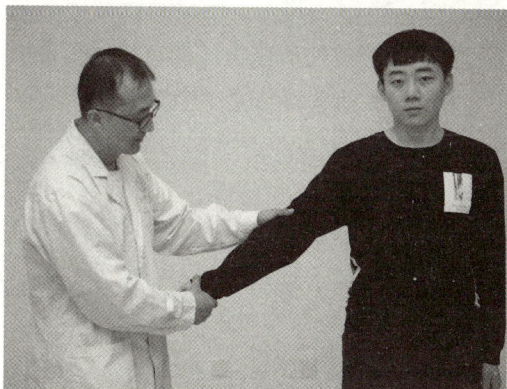

图 2-4-8　前臂收展试验

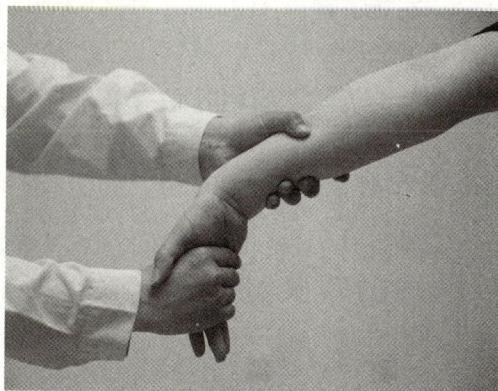

图 2-4-9　腕三角软骨挤压

2. 握拳试验 (Finkel-Stein 试验)

用于诊断桡骨茎突狭窄性腱鞘炎。检查时嘱受术者屈肘 90°，前臂中立位握拳，并将拇指握在掌心中（图 2-4-10）。术者一手握住前臂下端，另一手握住受术者手部，使腕关节偏向尺侧，如在桡骨茎突部出现剧烈疼痛，则为阳性。

3. 霍夫曼 (Hoffmann) 征

受者快速弹压被夹住的受术者的中指指甲，引起诸手指的掌屈反应为阳性，提示锥体束受损。见图 2-4-11。

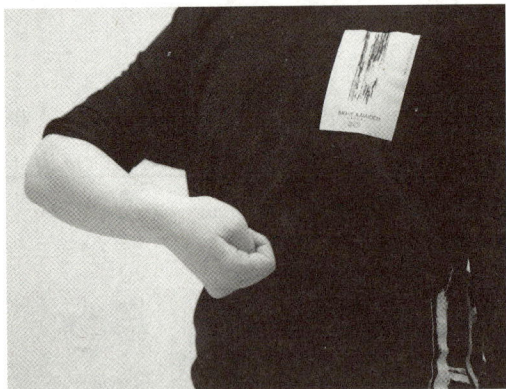

图 2-4-10　握拳试验　　　　　　　图 2-4-11　霍夫曼征

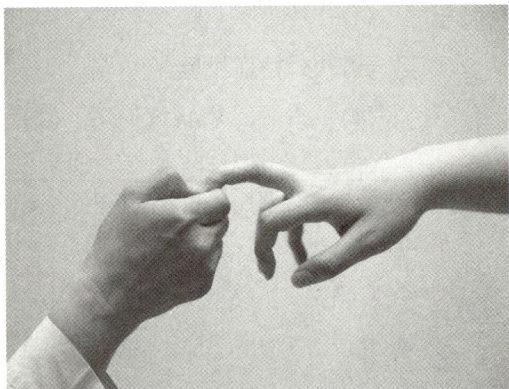

4. 指浅屈肌试验

术者将受术者的手指固定于伸直位，然后嘱受术者屈曲需检查手指的近端指间关节，若不能屈曲，表明该肌腱有断裂或缺如。

5. 指深屈肌试验

检查时将受术者掌指关节和近端指间关节固定在伸直位，然后让受术者屈曲远端指间关节，若不能屈曲，表明该肌腱可能有断裂或该肌肉的神经支配发生障碍。

6. 屈指试验

本试验可评价手内在肌的张力。检查时，使受术者掌指关节略为过伸，然后屈曲其近端指间关节，若近端指间关节不能屈曲，则可能是内在肌紧张或是关节囊挛缩。

【实训要领】

1. 检查时受术者体位摆放正确，术者操作动作规范、准确、到位。

2. 检查操作人性化，动作轻巧，稳妥，用力及方向、速度恰当，不急不躁，避免给受术者造成痛苦。

3. 与被检查者的沟通要自然、亲切，注意语言的大众化，易于理解。

4. 检查时的施力大小要根据受术者的年龄、性别、体重、身体条件的不同，而有所变化，一般年龄小、身体弱的检查用力小一些，反之则大一些。

5. 正确识别阳性体征。

【实训练习】

1. 教师示教

教师演示检查的具体操作步骤，并解释其病理机制，学生仔细观察、模仿，提出问题，教师解答。

2. 人体练习

学生相互间进行检查操作，教师从旁指导，纠正错误，达到动作标准而熟练。

3. 考核

考核学生的操作手法是否达标，针对不足督促练习。

【易犯错误】

1. 体位摆放不正确。

2. 操作步骤错误。

3. 操作的角度、用力的大小不正确。

4. 阳性体征识别不准确，产生误判。

实训五　下肢部特殊检查

【实训目的】

掌握上肢部特殊检查的操作规范、动作要领和临床应用。

【实训学时】

2 学时。

【实训备品】

检查床。

【实训体位】

卧位。

【实训示范】

（一）髋部

1. 特伦德伦堡 (Trendelenburg) 征

特伦德伦堡征又称髋关节承重功能试验，用于检查有无臀中肌麻痹和髋关节的稳定程度。受术者直立位，背向术者，先将患腿屈膝抬起，用健侧单腿站立，然后再患侧单腿站立，注意观察站立时骨盆的升降变化。正常时单腿站立后对侧骨盆上升。患侧单腿站立时，则对侧骨盆下降低落。常用于诊断小儿麻痹后遗症、小儿先天性髋关节脱位、成人陈旧性髋脱位、股骨颈骨折后遗症、髋内翻畸形、股骨头坏死等的检查。见图2-5-1。

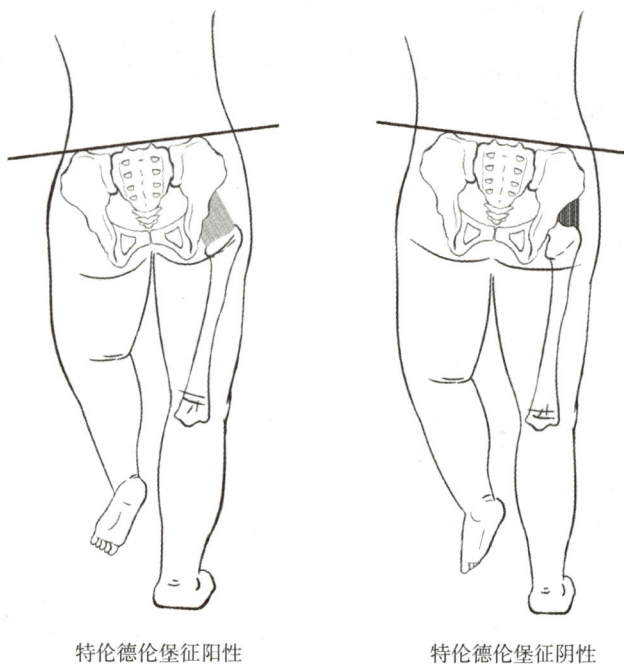

特伦德伦堡征阳性　　　　　　　特伦德伦堡征阴性

图 2-5-1　特伦德伦堡征

2. 托马斯 (Thomas) 征

托马斯征又称髋关节屈曲挛缩试验，用于检查髋关节有无屈曲挛缩畸形。患者取仰卧位，腰部放平，先将健侧腿伸直，然后再将患腿伸直，注意观察，达到一定角度时，腰部是否离开床面向上挺起，如腰部挺起则为阳性。当患肢完全伸直后，再将健肢屈髋、屈膝，使大腿贴近腹壁，腰部也下降贴近床面，此时患肢自动离开床面，向上抬起，亦为阳性。阳性者说明髋关节有屈曲挛缩，常用于检查髋关节结核、髋关节炎或强直、类风湿关节炎、髂腰肌炎等。见图2-5-2。

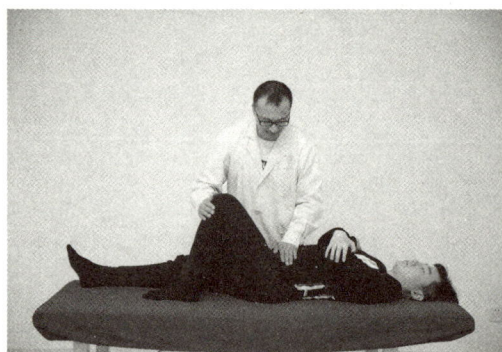
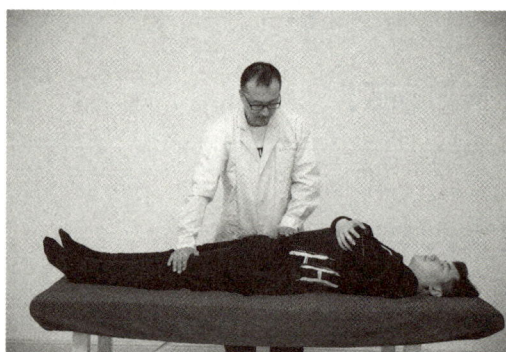

托马斯征（1）　　　　　　　　　托马斯征（2）

图 2-5-2　托马斯征

3. 艾利斯 (Ais) 征

艾利斯征又称下肢短缩试验，用于检查下肢有无短缩。受术者取仰卧位，两腿并拢屈髋、屈膝，两足并齐，这时观察两膝高度。如患肢低落为阳性，说明有肢体短缩。临床常见于股骨颈骨折、髋关节后脱位、胫腓骨缩短。见图2-5-3。

4.望远镜试验

望远镜试验，又称套叠征，用于检查婴幼儿先天性髋关节脱位。检查时患儿仰卧位，两下肢放平伸直。术者一手固定骨盆，另一手握住膝部将大腿抬高30°，并上下推拉大腿，如出现松动感或抽动感，即为阳性。可双侧对照检查。见图2-5-4。

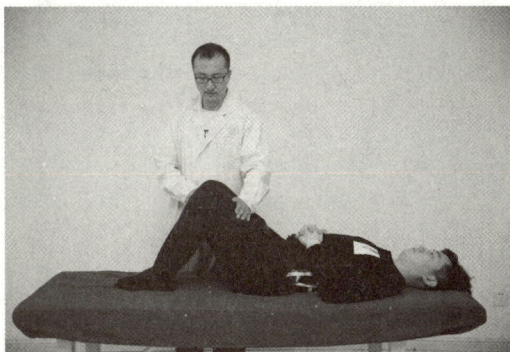

图 2-5-3　艾利斯征

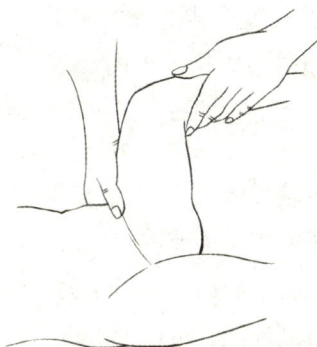

图 2-5-4　望远镜试验

5.髋关节过伸试验

髋关节过伸试验又称腰大肌挛缩试验，受术者取俯卧位，患膝屈曲90°。术者手握踝部将下肢提起，使患髋过伸。若骨盆亦随之抬起，即为阳性，说明髋关节不能过伸。腰大肌脓肿、髋关节早期结核、髋关节强直，可有此阳性体征。见图2-5-5。

6.髂胫束挛缩试验

受术者侧卧位，健肢在下。术者立于受术者背后，一手固定骨盆另一手握住患肢踝部，使患膝屈曲90°，患髋先屈曲、外展，再后伸，最后放松握踝的手，让患肢自然落下，正常时落在健肢的后方，若落在健肢的前方或保持上举外展的姿势，则为阳性，说明髂胫束挛缩或阔筋膜张肌挛缩。见图2-5-6。

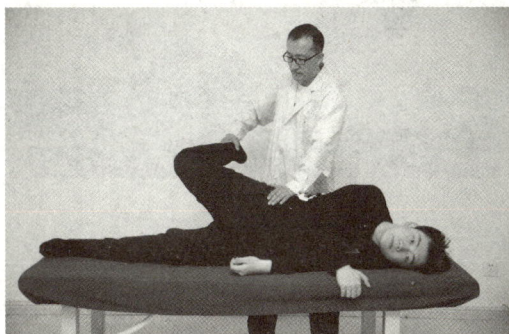

图 2-5-5　髋关节过伸试验

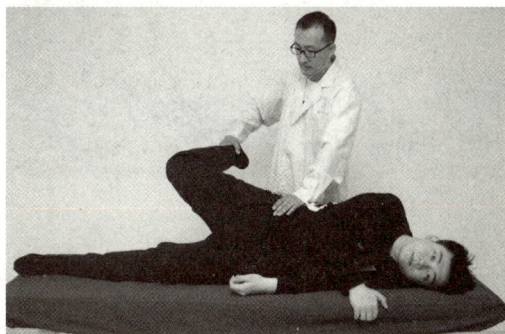

图 2-5-6　髂胫束挛缩试验

7. 蛙式试验

蛙式试验多用于幼儿。检查时，患儿仰卧，使双膝双髋屈曲90°。术者使患儿双髋做外展外旋呈蛙式位，双侧肢体平落在床面为正常，若一侧或双侧肢体不能平落于床面，即为阳性，说明髋关节外展外旋受限，根据临床可考虑为先天性髋关节脱位。见图2-5-7。

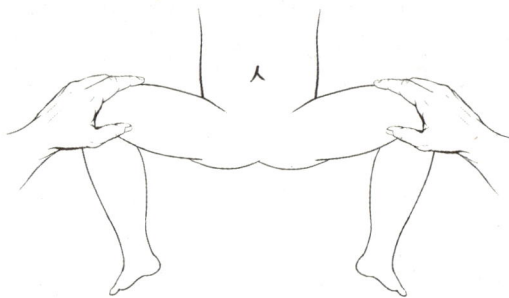

图 2-5-7　蛙式试验

（二）膝部

1. 浮髌试验

用于检查膝关节腔内积液。检查时患肢伸直。术者一手压在髌上囊部，向下挤压使积液流入关节腔内。然后用另一手拇、中指固定髌骨内外缘，食指按压髌骨，这时可感到髌骨有漂浮感，重压时下沉，松开时浮起称浮髌试验阳性。见图2-5-8。

2. 侧副韧带损伤试验

用于检查膝关节侧副韧带是否有断裂。受术者取仰卧位，患腿伸直。术者一手扶膝侧面，另一手握住踝部，然后使小腿做被动的内收或外展动作。如检查内侧副韧带，则一手置膝外侧推膝部向内，另一手拉小腿外展，注意有无松动感和内侧疼痛。若检查外侧副韧带，则一手置膝内侧拉膝部向外，另一手推小腿内收，若膝外侧疼痛和产生松动感亦为阳性，表明有膝关节侧副韧带断裂或损伤。见图2-5-9。

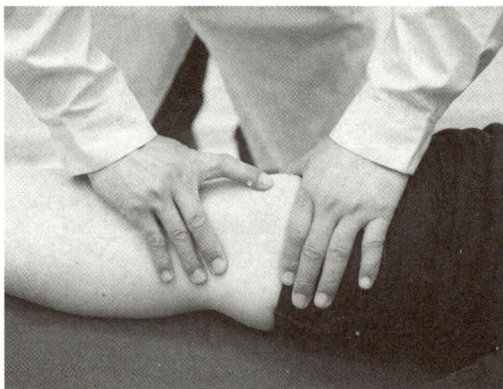

图 2-5-8　浮髌试验

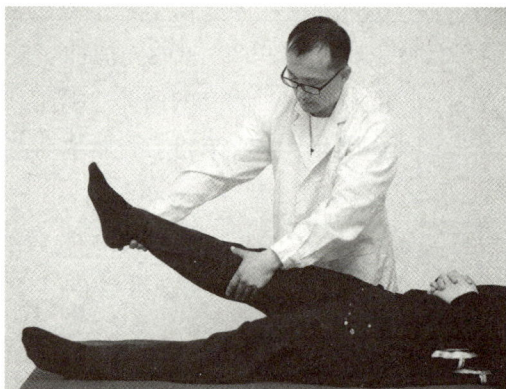

图 2-5-9　侧副韧带损伤试验

3. 麦氏征试验

麦氏征试验，又称回旋挤压试验，是诊断半月板损伤最常用的试验方法。受术者取仰卧位，双下肢伸直，如检查内侧半月板损伤，术者一手扶患膝，另一手握住足踝部，先将膝关节屈曲到最大限度时，然后使膝外旋、小腿内收，并逐渐伸直膝关节，这样使膝关节内侧间隙产生挤压力和研磨力。如发生弹响和疼痛即为阳性。如使小腿外展、膝内旋，可以检查外侧半月板损伤。见图 2-5-10。

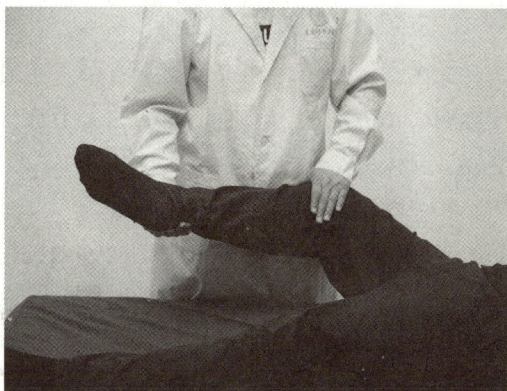

图 2-5-10　麦氏征试验

4. 研磨提拉试验

受术者俯卧，使患膝屈曲 90°。术者一手按住大腿下端，另一手握住患肢踝部提起小腿，使膝部离开床面，做外展外旋或内收内旋活动。若出现膝外侧或内侧疼痛，则为研磨提拉试验阳性，说明有内侧或外侧副韧带损伤。若术者双手握足踝部，使膝关节在不同角度加压研磨，同时做外展外旋或内收内旋，如出现膝关节疼痛和弹响为阳性，说明有内侧或外侧半月板损伤。由于该试验有两种临床意义，故研磨和提拉检查又用于鉴别膝关节半月板和侧副韧带损伤。见图 2-5-11（1）、图 2-5-11（2）。

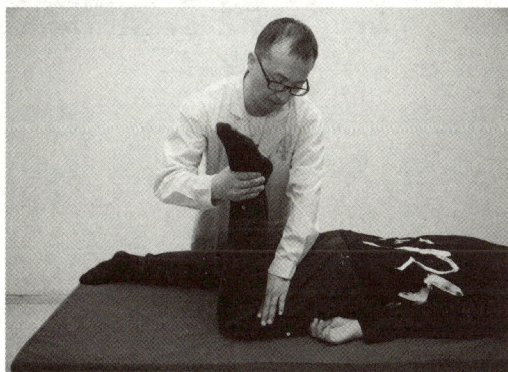

（1）研磨加压试验

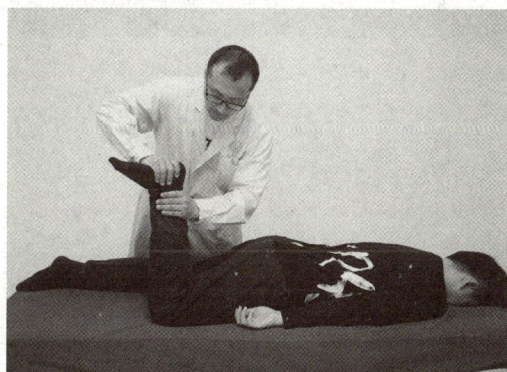

（2）研磨提拉试验

图 2-5-11　研磨提拉试验

5. 抽屉试验

用于检查十字韧带是否发生断裂。受术者取坐位或仰卧位，双膝屈曲 90°。助手固定大腿下段。术者双手握住小腿上段，用大腿夹住患肢的足部防止移动，分别做小腿前后推拉动作如过度向前移动则说明是膝关节前十字韧带断裂；若向后过度移动，则说明是后十字韧带有断裂。注意在检查移动时必须以正常解剖位置为起点，否则易发生判断错误。如后十字韧带断裂时，小腿上端自然向后移位，检查时可以拉向前移动，这是恢复解剖位置的移动，不要误认为是胫骨向前移动、再向后推出现的移动才是异常活动。见 2-5-12。

6. 交锁征

受术者取坐位或仰卧位。术者嘱受术者做患肢膝关节屈伸活动数次，若关节突然出现疼痛，不能屈伸为阳性，说明膝关节被破裂的半月板交锁，但慢慢旋膝以后，可解开交锁，又恢复主动屈伸。

7. 挺髌试验

患膝伸直，用拇指、食指将髌骨向远端推压。术者嘱受术者用力收缩股四头肌，若引起髌骨处疼痛为阳性，表明有髌骨软化症。见图 2-5-13。

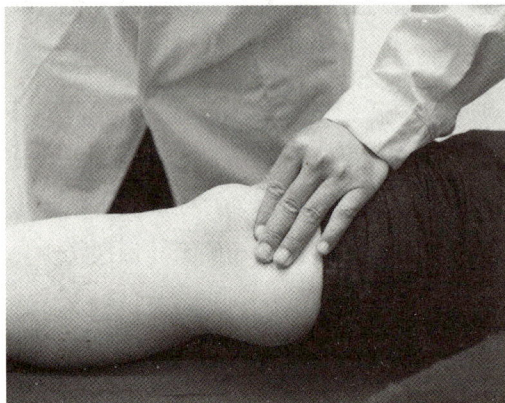

图 2-5-12 抽屉试验

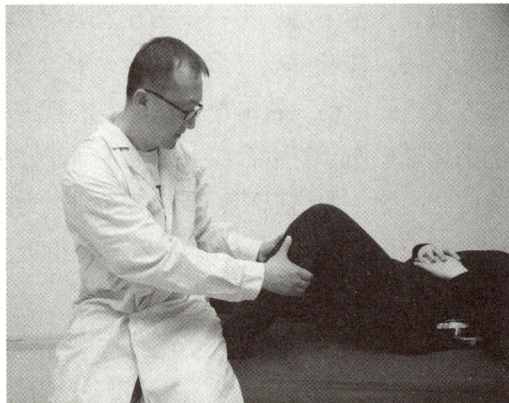

图 2-5-13 挺髌试验

（三）踝部

1. 跟腱挛缩试验

跟腱挛缩常由比目鱼肌和腓肠肌挛缩引起。该试验可进行两者的鉴别。受术者取坐位。术者使小腿自然下垂，若膝关节屈曲，踝关节下垂屈曲畸形为比目鱼肌挛缩。如膝关节伸直位，踝关节不能背伸，则腓肠肌挛缩。如膝伸直或屈曲位均出现跖屈，则为双肌挛缩。

2. 踝阵挛

术者一手托住腘窝，一手握足，用力使其踝关节突然背伸，然后放松，踝关节产生连续、重复的伸屈运动则为阳性，提示有锥体束损害。

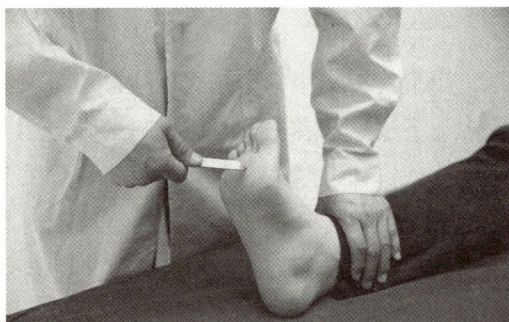

1. 巴宾斯基 (Babinski) 征

轻划足底外侧，引起足趾背屈，其余趾呈扇形分开的反应为阳性，提示有锥体束损害。见图 2-5-14。

图 2-5-14 巴宾斯基征

【实训要领】

1.检查时受术者体位摆放正确，术者操作动作规范，准确，到位。

2.检查操作人性化，动作轻巧，稳妥，用力及方向、速度恰当，不急不躁，避免给受术者造成痛苦。

3.与被检查者的沟通要自然、亲切，注意语言的大众化，易于理解。

4.检查时的施力大小要根据受术者的年龄、性别、体重、身体条件的不同，而有所变化。一般年龄小、身体弱的检查用力小一些，反之则大一些。

5.正确识别阳性体征。

【实训练习】

1.教师示教

教师演示检查的具体操作步骤，并解释其病理机制，学生仔细观察、模仿，提出问题，教师解答。

2.人体练习

学生相互间进行检查操作，教师从旁指导，纠正错误，达到动作标准而熟练。

3.考核

考核学生的操作手法是否达标，针对不足督促练习。

【易犯错误】

1.受术者体位摆放不正确。

2.操作步骤错误。

3.操作的角度、用力的大小不正确。

4.阳性体征识别不准确，产生误判。

实训六　体表标志物触诊（一）

【实训目的】

掌握头颈部、胸廓部、脊柱部、骨盆部体表标志物的操作规范、动作要领。

【实训学时】

2学时。

【实训备品】

检查椅、检查床。

【实训体位】

立位，或坐位，或卧位。

【实训示范】

1. 胸锁乳突肌

受术者仰卧，将头放在整诊床上定位颞骨乳突、锁骨内侧和胸骨的顶部，在这些骨性标志之间画一条线来定位胸锁乳突肌的位置，注意两侧的胸锁乳突肌是如何在颈部形成一个 V 字形，当触及胸锁乳突肌时，让受术者缓慢将头抬离诊床，这时胸锁乳突肌通常会明显突出，为了使胸锁乳突肌更加明显，头部可稍微向对侧转动，然后屈颈部触及胸锁乳突肌的边界，在耳垂后面沿着胸锁乳突肌往下到锁骨和胸骨，可触及细长的胸骨头肌腱和平坦的锁骨头肌腱。见图 2-6-1。

2. 前、中斜角肌

受术者取坐位，由于前斜角肌的一部分位于胸锁乳突肌侧边的深面，稍微向对侧转动头部，以更好的将其暴露，轻轻触及胸锁乳突肌的外侧边缘，并转动前斜角肌的肌腹，继续触及下面覆盖锁骨的部分，横向移动探查中斜角肌并感受其相似的肌腹。见图 2-6-2。

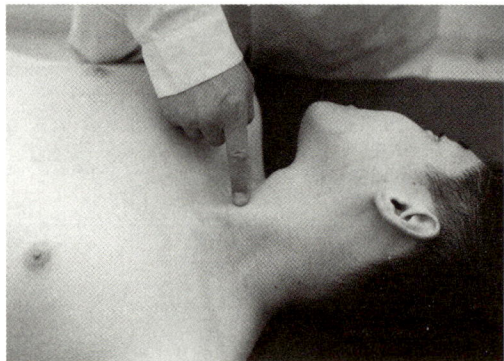

图 2-6-1　胸锁乳突肌

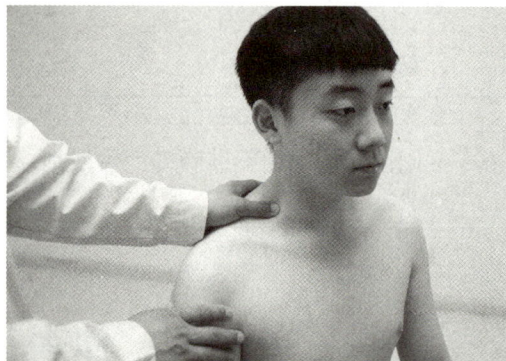

图 2-6-2　前、中斜角肌

3. 肋间肌

受术者取仰卧位，术者从胸廓的胸大肌下缘开始，将手指放在肋间隙，在身体表面横过，用一个指腹分离和触诊两个肋骨之间的组织，在肋骨表面，手指顺着肋骨弯曲来触诊这些将肋骨连接起来的短而稠密的肋间肌，让受术者做一些深而慢的呼吸，注意肋间的任何膨隆和塌陷，然后让受术者俯卧或侧卧，继续探索肋间肌。见图 2-6-3。

4. 竖脊肌

受术者取俯卧位，两手放在腰两侧，让受术者轻轻抬起或放下足，来确定下方的竖脊肌的位置。当受术者保持好姿势时，术者用手向下朝骶骨方向触诊，然后沿胸椎向上，让受检查者稍微后伸颈部和脊柱，以使胸部的竖脊肌收缩，术者顺着肩胛骨之间竖脊肌的绳状纤维，并沿着颈后部按压，这些是颈部最细小的纤维，主要位于椎板沟的两侧，当受术者放松的时候，术者手指下压到竖脊肌纤维之间，可感受到绳状的质地结构和垂直方向的肌纤维。见图 2-6-4。

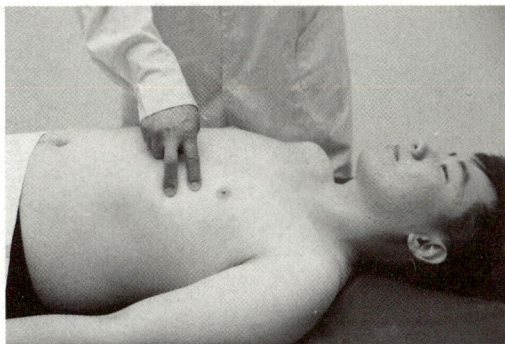

图 2-6-3　肋间肌

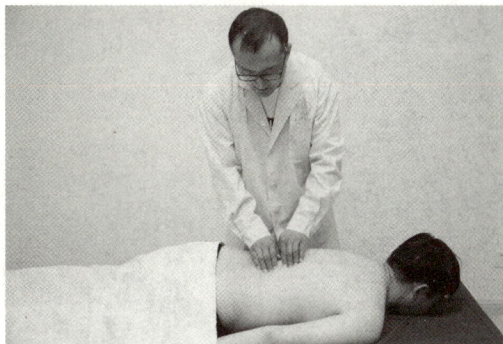

图 2-6-4　竖脊肌

5. 腰方肌

受术者取俯卧位，术者通过定位第 12 肋、后髂嵴和腰椎横突来确定腰方肌的边缘，把手放在这些标志上来显示腰方肌的轮廓，将凹形垫沿着腰方肌边缘放置，拇指慢慢朝着椎体压向腰方肌边缘的位置，让受术者在侧方将臀部朝肩膀方向倾斜，保持这个姿势，术者可以感受到腰方肌的收缩。见图 2-6-5。

6. 棘上韧带

受术者取俯卧位，术者定位数个胸椎和腰椎的棘突，在棘突之间触诊，用手指尖在韧带表面滚动，感受棘上韧带细长的形状和垂直方向的纤维。见图 2-6-6。

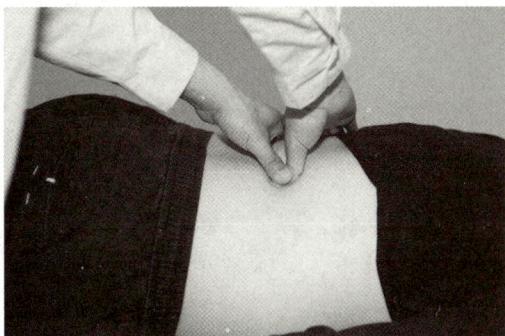

图 2-6-5　腰方肌

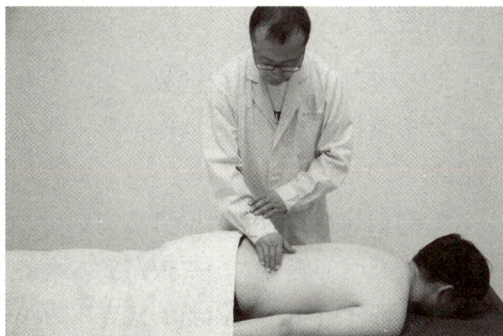

图 2-6-6　棘上韧带

7. 髂前上棘

受术者站立，将手放在受术者脐以下的一侧腹部，轻轻按压受术者腹部，直至触诊到髂前上棘部位浅层组织，触摸并观察两侧髂前上棘间的距离，以及它们相互间的关系。见图 2-6-7。

8. 髂后上棘

受术者站立，沿着两侧髂嵴向后内方滑动。沿着髂嵴向骶骨方向滑动至髂后上棘。髂后上棘像是被周围肥厚组织包绕起来的浅丘，不明显但可触及。见图 2-6-8。

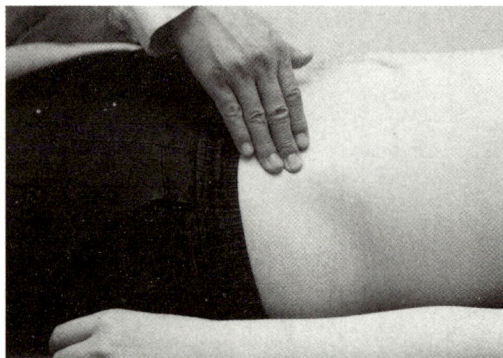

图 2-6-7　髂前上棘

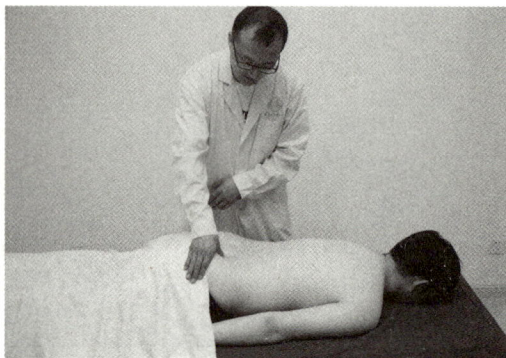

图 2-6-8　髂后上棘

9. 骶髂关节

受术者取俯卧位，先找到髂后上棘，然后再向内下方移动，找到骶髂关节，一只手放在骶髂关节上，另一只手则弯曲受术者膝关节约 90°，然后内旋髋关节会触到骶髂关节处有个小凹陷，然后外旋髋关节，感受骶髂关节的生理活动范围。见图 2-6-9。

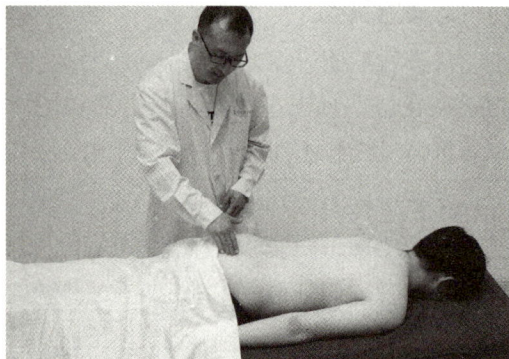

图 2-6-9　骶髂关节

【实训要领】

1. 检查时受术者体位摆放正确，术者操作动作规范，准确，到位。

2. 检查操作人性化，动作轻巧，稳妥，用力及方向恰当，不急不躁，避免给受术者造成痛苦。

3. 与被检查者的沟通要自然、亲切，注意语言的大众化，易于理解。

4. 检查时的施力大小要根据受术者的年龄、性别、体重、身体条件的不同，而有所变化。一般年龄小、身体弱的检查用力小一些，反之则大一些。

5. 正确识别体表标志物。

【实训练习】

1. 教师示教

教师演示检查的具体操作步骤，学生仔细观察、模仿，提出问题，教师解答。

2. 人体练习

学生相互间进行检查操作，教师从旁指导，纠正错误，达到动作标准而熟练。

3. 考核

考核学生的操作手法是否达标，针对不足督促练习。

【易犯错误】

1. 体位摆放不正确。

2. 触诊步骤错误。

3. 触诊的角度、用力的大小不正确。

4. 体表标志物识别不准确，产生误判。

实训七　体表标志物触诊（二）

【实训目的】

掌握上肢部、下肢部体表标志物检查的操作规范、动作要领。

【实训学时】

2 学时。

【实训备品】

检查椅、检查床。

【实训体位】

立位，或坐位，或卧位。

【实训示范】

1. 肩胛冈

受术者取俯卧位，术者将手放在背上部，向下滑动指尖直至越过表浅的肩胛冈，垂直用力弹拨，触摸其宽度和边缘，也可通过朝肩峰向外侧触诊和朝脊柱向内侧触摸来探查它的全长。见图 2-7-1。

2. 肩峰

受术者取坐位或仰卧位，定位肩胛冈，沿肩胛冈向外上方触摸至肩关节顶部，用指腹探查肩峰的扁平表面。见图 2-7-2。

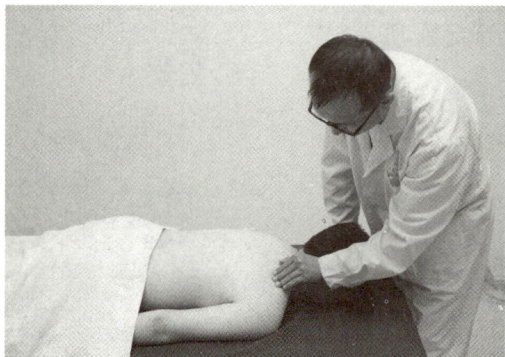

图 2-7-1　肩胛冈

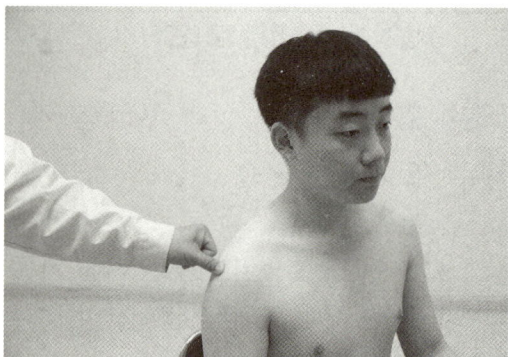

图 2-7-2　肩峰

3. 喙突

受术者取坐位或仰卧位，拇指沿锁骨干放置，向锁骨下方最多滑动 4cm，在皮肤上按压指腹以定位喙突尖部。见图 2-7-3。

4. 斜方肌

（1）斜方肌上部肌束。受术者取坐位，术者抓捏肩关节顶部的表浅组织，可感触到斜方肌的上部肌束，沿着这些纤维至颅底的枕骨，可感觉这些纤维在顶部的收缩，

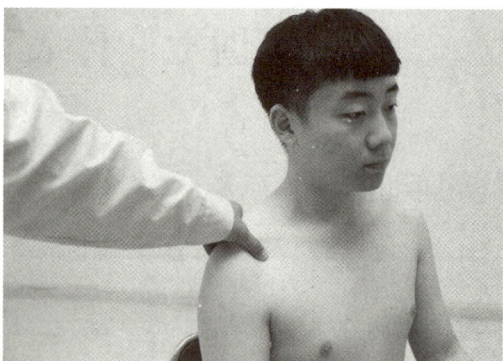

图 2-7-3　喙突

让受术者后仰头部抬高数厘米，可沿着这些纤维向下至锁骨外侧中部肌束定位肩胛冈，自肩胛冈向内侧滑动至斜方肌，延纤维横移手指，斜方肌浅而薄，所以探查时要在浅层不要深及菱形肌和竖脊肌。

（2）斜方肌下部肌束。在肩胛冈和 12 胸椎棘突之间画线，以此定为下部肌束的边缘，沿此线触摸，手指推至下部肌束的边缘。让受术者把双臂放在躯体前方，感觉斜方肌的表浅纤维。

5. 背阔肌

受术者取俯卧位，定位肩胛骨外侧缘。术者用手指抓住肌肉隆起，这就是背阔肌，让受术者抗阻力内旋他的肩关节，以此来感受背阔肌的收缩，做这个动作时术者沿背阔

肌向上触摸至腋窝向下之肋骨。见图 2-7-4。

6. 肩袖肌腱

（1）冈上肌腱：附着于肩峰远端的肱骨大结节最上部。受术者取仰卧位或坐位，双手置于身体两侧定位肩峰，术者从肩峰滑向下方的大结节表面，在这两个骨性标志之间，可触摸到腱性部分。

（2）冈下肌和小圆肌肌腱：受术者取俯卧位，两上肢放于床沿两侧。术者沿两肌向外侧止于肩峰下方的方向，弹拨肌纤维，在三角肌深面用滚法按摩两肌，止于肱骨大结节的腱性部分。

（3）肩胛下肌肌腱：受术者取仰卧位或坐位，将手臂靠近躯干，定位肩胛骨喙突。从喙突向外侧 2.5cm 系肱二头肌两头之间，触摸位于三角肌纤维深面，沿着肱骨小结节走行的肩胛下肌，将肱骨小结节内移，以暴露更多的肩胛下肌肌腱。见图 2-7-5。

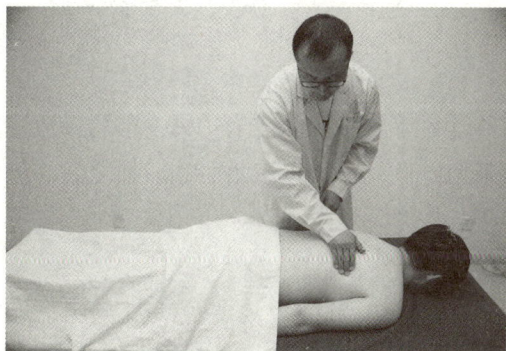

图 2-7-4 背阔肌

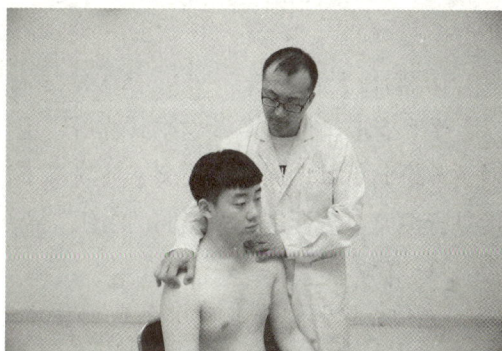

图 2-7-5 肩胛下肌肌腱

7. 肩胛提肌

受术者取坐位或者仰卧位，或俯卧位。术者通过位于肩胛骨上角和肩胛骨内侧缘上部的斜方肌触摸肩胛提肌。将手指放置在肩胛骨上角，然后按摩肩胛提肌肌腹，肌纤维很可能会有绳样的质感，沿着肌纤维向上按摩，延伸至颈外侧到颈椎横突。见图 2-7-6。

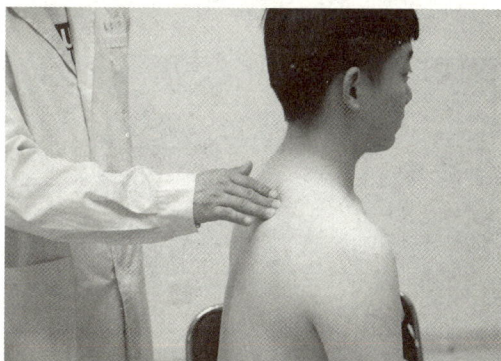

图 2-7-6 肩胛提肌

8. 胸小肌

受术者取仰卧位。术者将指腹置于胸小肌外侧缘，轻柔而缓慢地在胸大肌下方沿着肋骨表面滑动指腹，会触摸到邻近肋骨的胸小肌侧缘。见图 2-7-7。

9. 肱二头肌肌腱

先定位肱骨结节间沟。外旋前臂可使肱二头肌长头腱容易触及，让受术者轻轻地对抗阻力，屈肘关节，使肱二头肌长头腱在结节间沟内紧张，以利于触及。见图 2-7-8。

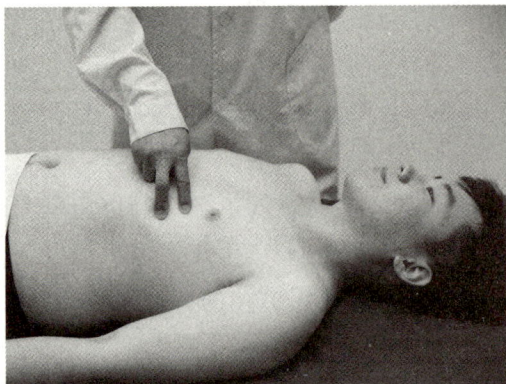

图 2-7-7　胸小肌

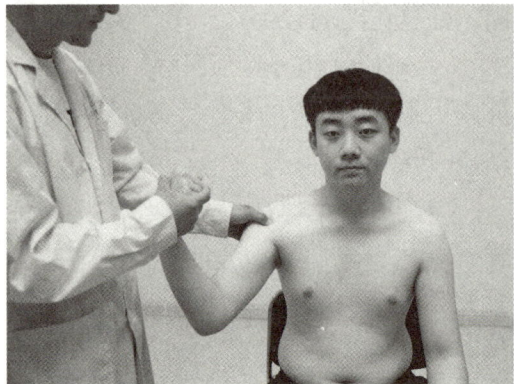

图 2-7-8　肱二头肌肌腱

10. 肩峰下滑囊

受术者取坐位，术者立于其背后，定位肩峰。一手置于肩峰前缘，另一手缓慢地将肘关节拉向后方，伸展肩关节，使肩峰下滑囊从肩缝下移出，以三角肌和肩袖之间的深度进行按摩。滑囊是一种脆弱的组织，需要轻柔的按摩。见图 2-7-9。

11. 鹰嘴

受术者取坐位。术者用手握着受术者的手，另一手触摸肘关节处表浅突起，触摸其斜面及其不同的侧面，被动屈伸肘关节，感受鹰嘴在不同状态下的位置。见图 2-7-10。

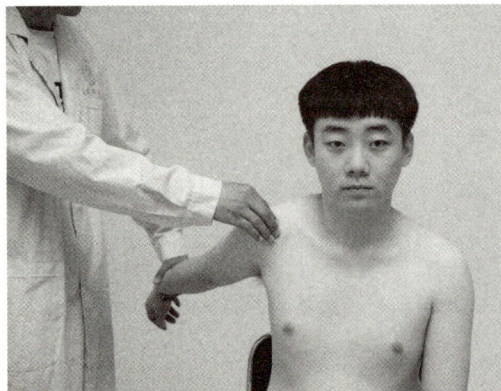

图 2-7-9　肩峰下滑囊

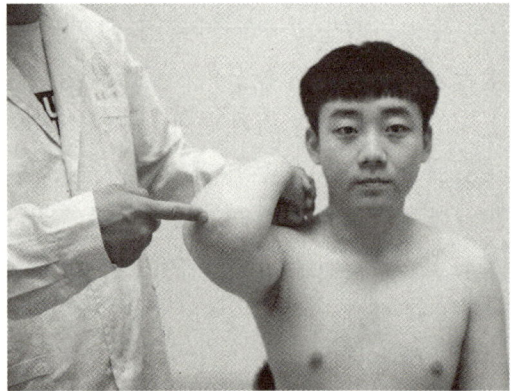

图 2-7-10　鹰嘴

12. 半月板

受术者取坐位，膝关节屈曲。术者把拇指置于股骨和胫骨之间的关节间隙，比内侧胫骨平台稍高的位置，用另一手握住受术者小腿，慢慢向内侧旋转膝关节，随着胫骨内侧面向后旋转，内侧半月板的边缘会向前推向拇指。见图 2-7-11。

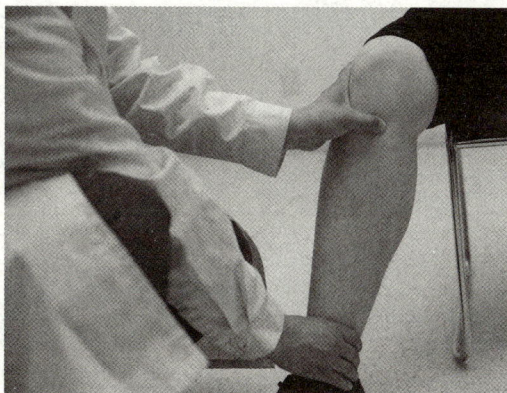

图 2-7-11　内侧半月板

【实训要领】

1. 检查时受术者体位摆放正确，术者操作动作规范，准确，到位。

2. 检查操作人性化，动作轻巧，稳妥，用力及方向恰当，不急不躁，避免给受术者造成痛苦。

3. 与被检查者的沟通要自然、亲切，注意语言的大众化，易于理解。

4. 检查时的施力大小要根据受术者的年龄、性别、体重、身体条件的不同，而有所变化。一般年龄小、身体弱的检查用力小一些，反之则大一些。

5. 正确识别体表标志物。

【实训练习】

1. 教师示教

教师演示检查的具体操作步骤，学生仔细观察、模仿，提出问题，教师解答。

2. 人体练习

学生相互间进行检查操作，教师从旁指导，纠正错误，达到动作标准而熟练。

3. 考核

考核学生的操作手法是否达标，针对不足督促练习。

【易犯错误】

1. 体位摆放不正确。

2. 触诊步骤错误。

3. 触诊的角度、用力的大小不正确。

4. 体表标志物识别不准确，产生误判。

实训八　推拿处方的制定

【实训目的】

掌握设计制定推拿处方。

【实训学时】

2 学时。

【实训备品】

检查椅、检查床。

【实训体位】

立位，或坐位，或卧位。

【实训示范】

1. 解痉放松处方设计

（1）一指禅推法：以手拇指指端或罗纹面着力于受术者体表一定部位或穴位上，上肢各关节部位放松，通过腕部和前臂的协调摆动，使所产生的力轻重交替，通过拇指持续不断地作用于治疗部位上。

（2）滚法：以第五掌骨侧为吸定部位，以前臂的主动运动带动腕关节屈伸活动，使产生的功力轻重交替、持续不断地作用于治疗部位上。

（3）揉法：以手指、掌或肢体其他部位为吸定点，带动治疗部位做轻柔缓和的环旋转动。

（4）拿法：用拇指与其他四指指面对称用力，相对挤压受术者一定的穴位或部位，并提起揉捏。

2. 理筋整复处方设计

（1）按法：以手指、手掌或肘部着力于一定穴位或部位，逐渐用力，按而留之。

（2）点法：以拇指指端或指骨间关节突起部着力于一定的部位或穴位上，按而压之，戳而点之。

（3）捻法：用拇指、示指螺纹面相对挤压治疗部位，对称用力状如捻线样快速捻搓。

（4）拨法：用指端、掌根或肘尖着力，深按于治疗部位，进行单向或往返的推动。

（5）抖法：用双手或单手握住受术者肢体远端，做小幅度的上下连续抖动。

（6）摇法：被动运动关节，使关节做环转运动，通常关节在两个或两个以上轴向上运动。

（7）扳法：被动运动关节，在关节最大活动范围的基础上，再稍加大关节活动幅度。扳法多用于脊柱和四肢关节。

3. 舒筋整理处方设计

（1）推法：以手指、掌或拳、肘等部位贴实于施术部位上，做单方向直线移动。

（2）搓法：用双手掌面夹住肢体，做交替或往返搓动。

（3）擦法：用手指或手掌贴附于治疗部位，做快速的直线往返运动，使之摩擦生热。

（4）叩法：手握空拳，腕关节放松，以指端和掌根着力，击打受术者体表。

【实训要领】

1. 体位摆放正确，操作动作规范，准确，到位。

2. 手法操作人性化，动作轻巧，稳妥，用力及方向恰当，不急不躁，避免给受术者造成痛苦。

3. 与受术者的沟通要自然、亲切，注意语言的大众化，易于理解。

4. 操作时的施力大小要根据受术者的年龄、性别、体重、身体条件的不同，而有所变化。一般年龄小、身体弱的检查用力小一些，反之则大一些。

5. 正确合理设计推拿处方。

【实训练习】

1. 教师示教

教师演示处方设计的具体操作步骤，学生仔细观察、模仿，提出问题，教师解答。

2. 人体练习

学生相互间进行推拿处方设计操作，教师从旁指导，纠正错误，达到动作标准而熟练。

3. 考核

考核学生的推拿处方设计、操作手法，针对不足督促练习。

【易犯错误】

1. 体位摆放不正确。

2. 处方设计步骤错误。

3 手法的角度、用力的大小不正确。

4. 疾病的识别不准确，产生误判。

实训九　颈部疾病的推拿治疗

【实训目的】

掌握颈部常见病证手法治疗的操作规范、动作要领和临床应用。

【实训学时】

2 学时。

【实训备品】

按摩床，按摩巾，按摩椅。

【实训体位】

仰卧位，或俯卧位，或坐位。

【实训示范】

（一）颈部理筋手法——落枕

1. 一指禅推法

术者用拇指指端、指腹或偏峰着力于颈项及肩背部穴位上，腕部放松，沉肩、垂肘、悬腕，前臂做主动摆动，带动腕部摆动和拇指的屈伸，使产生的力持续作用于患处软组织上。见图 2-9-1。注意压力、频率、摆动幅度要均匀，动作要灵活，手法频率每分钟 120 ～ 160 次。

2. 拳滚法

半握拳，用第五掌指关节背侧着力于治疗部位上，前臂做主动的摆动，带动腕关节的屈伸和旋转，使产生的力作用于治疗部位上。见图 2-9-2。

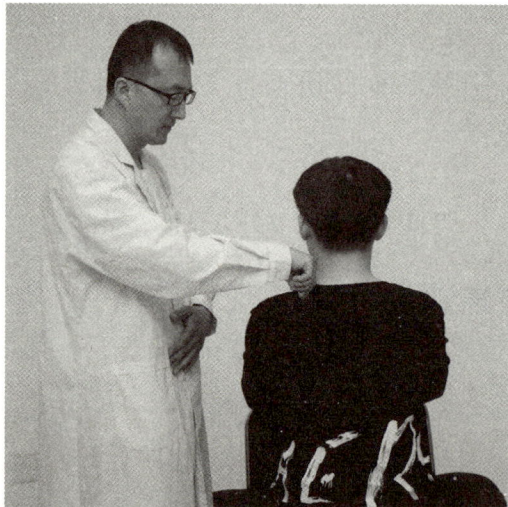

图 2-9-1　一指禅推法

3. 拿法

用拇指和食指、中指，或拇指与其余四指相对用力，在颈部做一紧一松的提拿动作，称为拿法。操作时，用力由轻而重，轻柔缓和，有节奏性和连贯性，不能突然用力。见图 2-9-3。

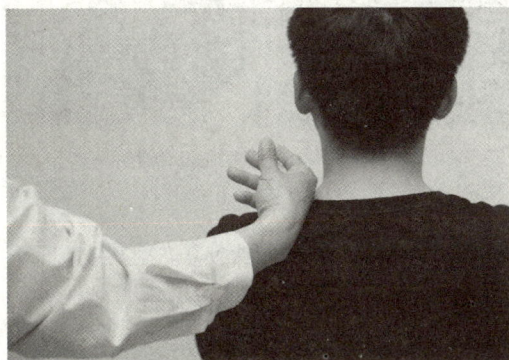

图 2-9-2　揉法

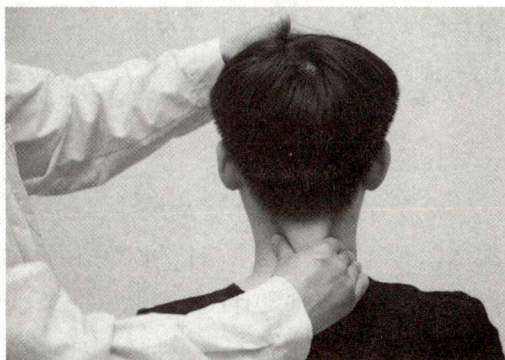

图 2-9-3　拿法

4. 端提旋扳法

术者一首扶受术者枕后部，一手托下颌部，使颈略向前屈，下颌内收，双手同时用力向上端提，并缓缓左右旋转头部 5～6 次。最后用力将下颌向一侧旋转斜扳。

（二）颈部理筋手法——前斜角肌综合征

1. 受术者取坐位，术者立于患侧。先用揉法、按法自肩部向颈侧沿斜角肌体表投影区往返施术，操作同时配合肩关节活动。手法宜轻柔缓和，以受术者能忍受为限，时间 5 分钟，以活血通络。

2. 术者以一指禅推法、按揉法沿患侧颈、肩、缺盆、颈臂穴交替操作，取斜角肌部位、颈臂穴重点治疗，以局部酸胀为度，时间 5 分钟，以理筋通络。

3. 术者以拇指弹拨斜角肌起止点及压痛点，以拇指按揉胸锁乳突肌及锁骨窝硬结节为重点，手法宜轻柔缓和，时间 3 分钟，以舒经通络。

4. 术者沿患侧斜角肌用拇指平推法，然后施以擦法，以透热为度，然后摇肩关节，搓、揉、牵、抖上肢，以通络止痛。

（三）斜角肌牵引疗法

1. 受术者取仰卧位。在无痛原则下，使头颈部尽量向右侧屈。为避免头部额外的回旋动作，注意让受术者鼻尖在整个过程中指向天花板。这种姿势，可使左斜角肌在无痛原则下最大幅度拉长。

2. 术者的右手放在受术者头部左耳上方。左手放在受术者左肩上以固定其左肩。让受术者缓慢地推顶术者的右手，尽量使左耳靠近左肩，确保其头部没有额外的回旋。术者施加阻力使斜角肌等长收缩持续6秒钟。见图2-9-4。

3. 等长收缩动完成后，受术者头部保持在起始姿势，放松，正常呼吸。

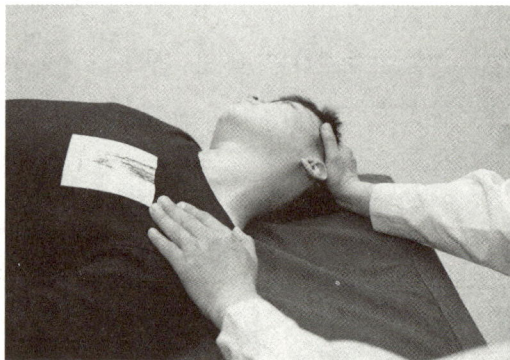

图2-9-4　斜角肌拉伸法

（四）颈部理筋手法——颈椎病

1. 松肌法

受术者取坐位，术者从风池穴起至颈根部，用拇指指腹与食指指腹对称用力拿捏颈项两旁的软组织（图2-9-5），由上而下操作5分钟。再自风府穴沿督脉以一指禅推至大椎穴，自风池穴沿脊椎两侧华佗夹脊推至颈根部，并根据症状累及部位选择在风府、风池、缺盆、肩井、肩外俞、天宗等穴位，用一指禅推法（图2-9-6）或按揉法操作6～8分钟。

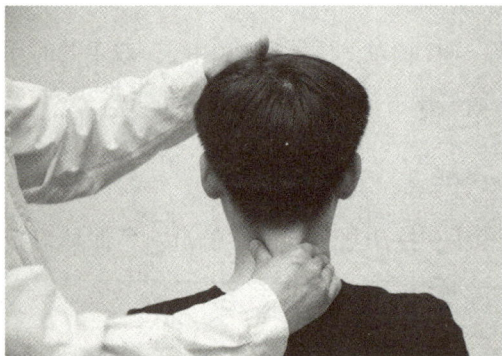

图2-9-5　拿颈项部

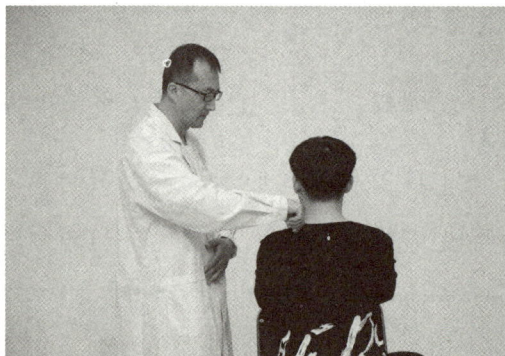

图2-9-6　一指禅推法

2. 仰头摇正法

受术者取坐位。术者一手托其枕部，一手托其下颌，使病人头部上仰（仰头可使C2～C7颈椎后关节闭锁成"定点"），侧转，嘱病人放松颈肌（缓慢动2～3下），待头转到最大角度时，稍加有限度的"闪动力"，即可使错位的关节复位，此操作中有时可听到关节复位的弹响"咯得"声。见图2-9-7。

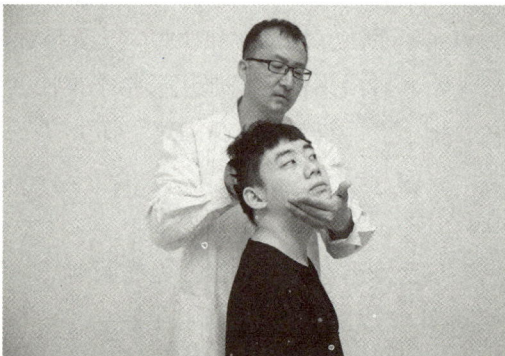

图2-9-7　屈伸旋转法

3. 屈伸旋转法

术者边牵引边在颈部做前后屈伸及左右旋转运动各 5 次，幅度由小逐渐加大。

4. 错缝整复法

对颈椎关节突出关节偏歪者，术者一拇指按于偏歪压痛处，用颈椎旋转扳法予以整复（图 2-9-8）；对有颈椎侧弯者，用颈椎侧扳法纠正；对年龄较大患者可采用仰卧位拔伸旋转整复法。

5. 结束手法

摩、揉肩背部，配合拍法操作，使患者有轻快感为宜。见图 2-9-9。

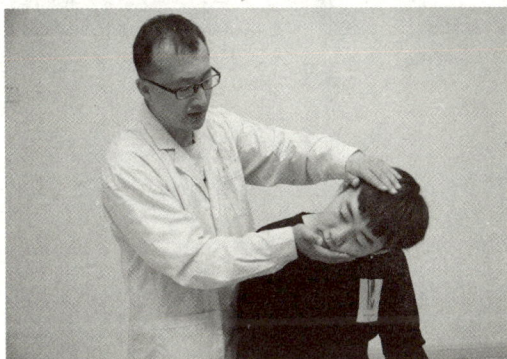

图 2-9-8　颈部旋转扳法

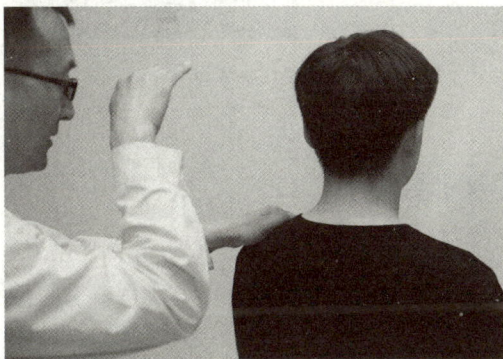

图 2-9-9　肩部拍法

6. 随症加减

（1）伴有头痛：偏头痛者取风池穴，做直上方向的按揉操作（见图 2-9-10）；疼痛局限在耳后部者，取风池穴，做外上方向的按揉操作；疼痛局限在后枕部者，取风池穴，用一指禅推法做重点操作。时间约 2 分钟。

（2）伴有眩晕：取双侧风池穴做向内上方向的按揉，取颈壁穴（缺盆内 1 寸）向颈部方向的按揉，并在两侧华佗夹脊穴上下往返操作，约 3 分钟。

（3）伴有肩胛骨内上角牵掣痛：取同侧颈 2 ～ 3 关节突关节做按揉法或一指禅推法操作，约 3 分钟；对有关节突关节偏歪、压痛的，用颈椎旋转扳法予以整复。

（4）伴有肩胛间区疼痛或肩及上臂疼痛：取颈 4 ～ 5 两侧关节突关节，用按揉法或者一指禅推法重点操作，对有关节突关节偏突、压痛的，用旋转扳法予以整复。

（5）伴有上肢放射性痛、麻者：若痛、麻沿前臂桡侧放射到拇指者，取同侧颈 5 ～ 6 椎旁间隙；若痛、麻放射到拇、食、中及环指桡侧半指者，取同侧颈 6 ～ 7 椎旁间隙；若痛、麻放射到小指及环指尺侧半者，取同侧颈 7 ～胸 1 椎旁间隙，用一指禅推法或者按揉法重点操作。沿上肢放射性痛、麻区域点按曲池、小海、合谷等穴，揉搓上肢，抖上肢 3 ～ 5 分钟。见图 2-9-11。

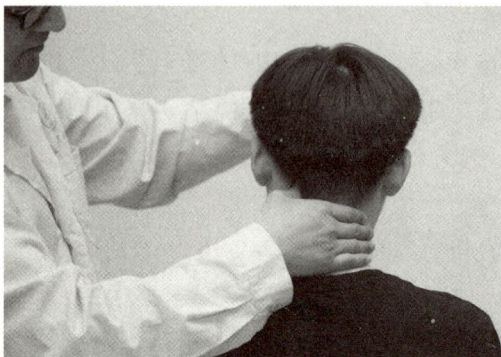

图 2-9-10　按揉风池穴

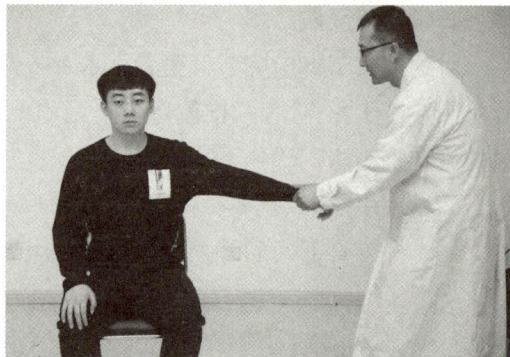

图 2-9-11　上肢抖法

【实训要领】

1. 颈部治疗操作动作要求规范、准确、到位，体位摆放正确。

2. 术者手法操作轻巧，稳妥，用力及方向恰当，不急不躁，避免给受术者造成痛苦。

3. 注意观察受术者反应，注意与受术者的及时沟通。

5. 掌握颈部体表标志物的触诊及定位。

【实训练习】

1. 教师示教

教师演示治疗的具体操作步骤，学生仔细观察、模仿，提出问题，教师解答。

2. 人体练习

学生相互间进行触诊及手法操作练习，教师从旁指导，纠正错误，达到动作标准而熟练。

3. 考核

考核学生的操作手法是否达标，针对不足督促练习。

【易犯错误】

1. 受术者体位、姿势不正确。

2. 手法治疗步骤错误。

3. 触诊的角度、用力的大小不正确。

4. 体表标志物识别不准确，产生误判。

实训十　肩部疾病的推拿治疗

【实训目的】

掌握肩部常见病证手法治疗的操作规范、动作要领和临床应用。

【实训学时】

2 学时。

【实训备品】

按摩床，按摩巾，按摩椅。

【实训体位】

取坐位。

【实训示范】

（一）肩周炎手法治疗

1. 受术者取坐位，放松颈肩部肌肉。术者𢳅按肩部肌肉（图 2-10-1），重点在肩前部、三角肌部及肩后部，同时配合患肢的被动外展、旋外和旋内活动。

2. 一手扶住患肩，另一手握住其腕部或托住肘部，以肩关节为轴心做环转摇动，幅度由小到大，反复操作。见图 2-10-2。

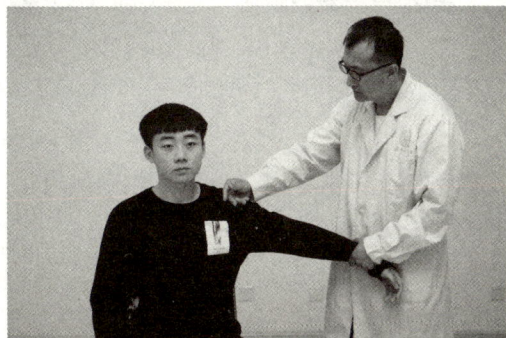

图 2-10-1　肩部𢳅法

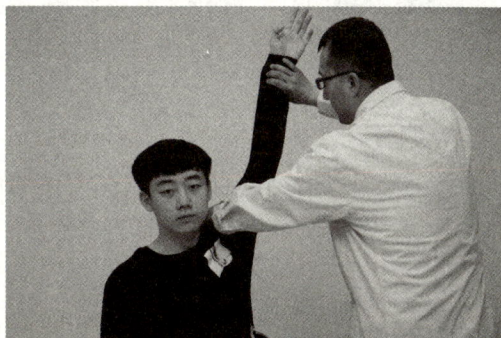

图 2-10-2　肩部摇法

3. 肩关节后伸扳法。见图 2-10-3。

4. 拿捏、弹拨肩部约 2 分钟（图 2-10-4），然后握住受术者腕部，将患肢慢慢提起牵拉提抖。

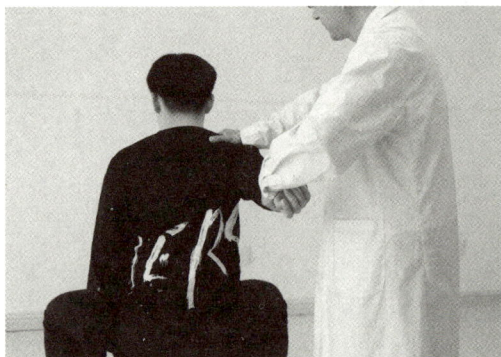

图 2-10-3　后伸

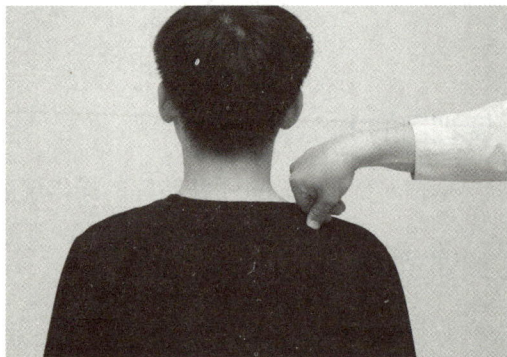

图 2-10-4　肩部弹拨

5. 用搓法从肩部搓到前臂，并牵抖患肢，结束治疗。见图 2-10-5。

6. 托肘摇肩法。受术者取坐位或仰卧位，上肢放松。术者站于其身侧，一手扶住近侧肩上部，另一手虎口轻扣其肘弯，并托住其肘部，使其前臂搭在术者前臂上。然后做肩关节顺时针和逆时针方向的环旋摇动。见图 2-10-6。

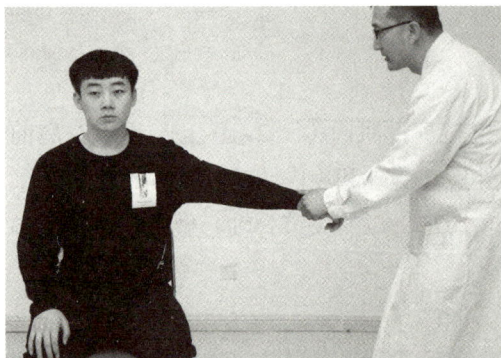

图 2-10-5　上肢抖法

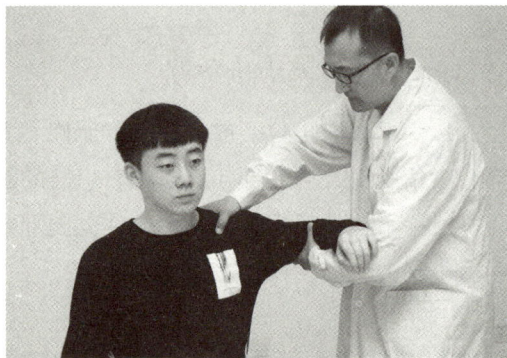

图 2-10-6　肩部弹拨法

7. 握肘摇肩法

受术者取坐位，上肢放松，肘自然屈曲。术者站于其侧后方，一手扶住近侧肩上部，另一手轻轻握住肘部，由低到高做肩关节的环旋运动。

（二）冈上肌肌腱炎

1. 用一指禅推法、指揉法或㨰法在肩部操作（图 2-10-7）。操作时以肩外上部为重点，但治疗应包括至三角肌止点附近，一般不越过肱骨三角肌粗隆，以防损伤桡神经。但后背冈上肌部位应给予治疗，用掌揉法或搓法操作，点按肩髃、臂臑、肩井穴。见图 2-10-8。

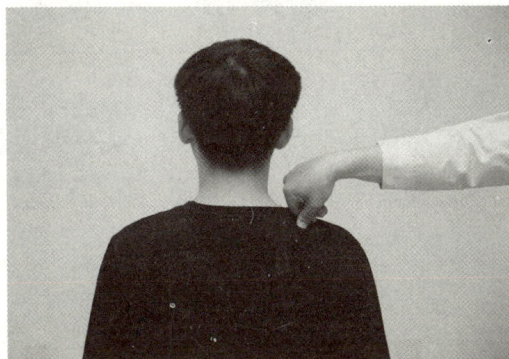

图 2-10-7 一指禅推肩井

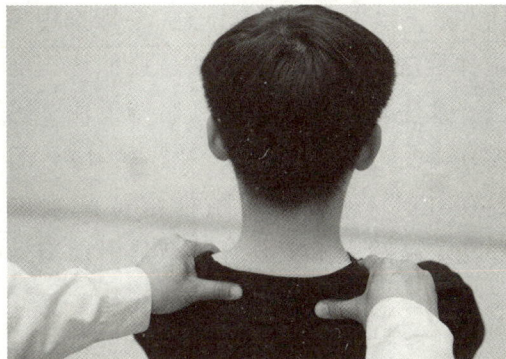

图 2-10-8 拿肩井

2. 摇按拔伸法。受术者取坐位，术者站于伤肩后侧，先以㨰法放松肩部（图 2-10-9），再以一手拿住腕关节上方，另一手拿于肩部。拿肩之手用大鱼际压住肩髃穴外，在拔伸牵引下做摇法 6～7 次，在保持牵引力的同时拿肩之手垫于腋下，使伤肢下垂并屈肘内收，手触健肩，此时拿腕之手前臂托住患肢肘关节尺侧，使伤臂绕过头顶置于颈后，若受术者肘部疼痛，可按揉曲池（图 2-10-10），再将伤肢向斜前上方拔直，同时拿肩之手的大鱼际在患处向下推按。本法可重复操作两次。

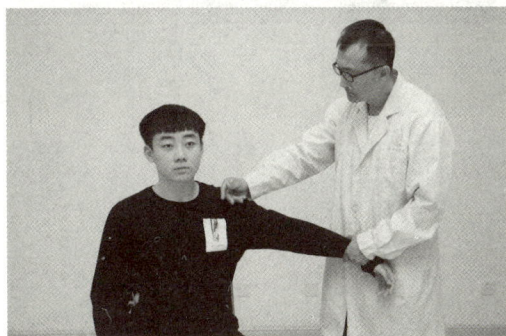

图 2-10-9 㨰肩上

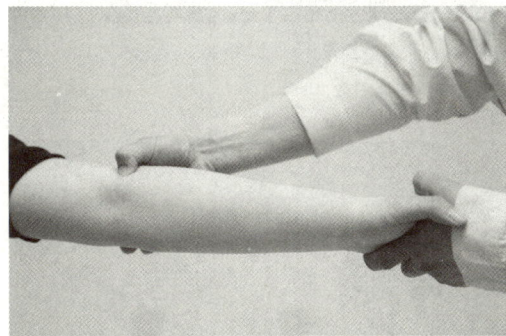

图 2-10-10 按揉曲池

3. 在肩关节周围、冈上肌部位施擦法治疗（图 2-10-11），以达到行气活血、滑利关节的目的，时间 3～5 分钟。

（三）肱二头肌长头肌腱炎

1. 手法治疗主要是舒筋活血，理筋整复。治疗部位以颈项部、枕后部、肩胛部、横突后结节和夹脊等处为主；取穴以风池、颈夹脊、天鼎、肩井、肩髃、天宗、阿是穴等为主。

　　2. 手法采用刺激性手法与颈椎调整手法并重，以颈项部操作为主。一般选用一指禅推法、点穴法、擦法、拔伸法、推法、拿法、按揉法和颈椎微调手法（图2-10-12、图2-10-13、图2-10-14、图2-10-15），配合使用颈椎定位旋复位手法。高龄受术者及脊髓型禁用扳旋类手法。

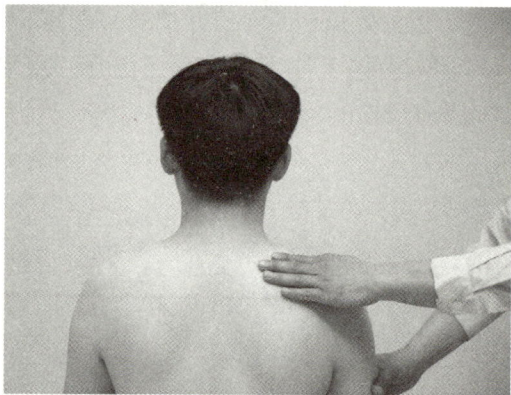

图 2-10-11　擦冈上肌

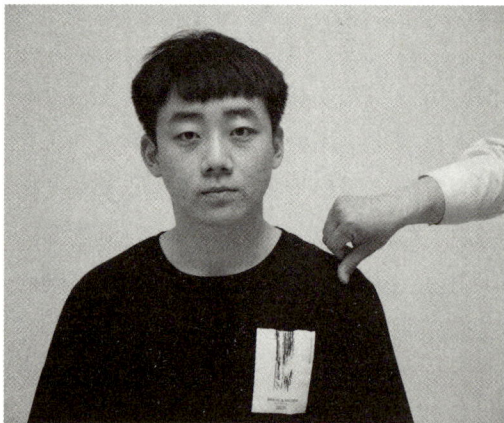

图 2-10-12　一指禅推肩髃

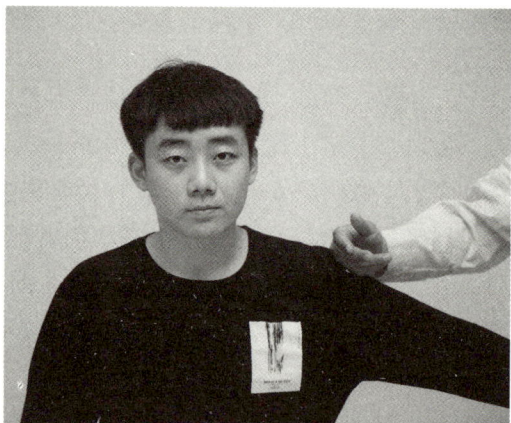

图 2-10-13　擦肩外侧

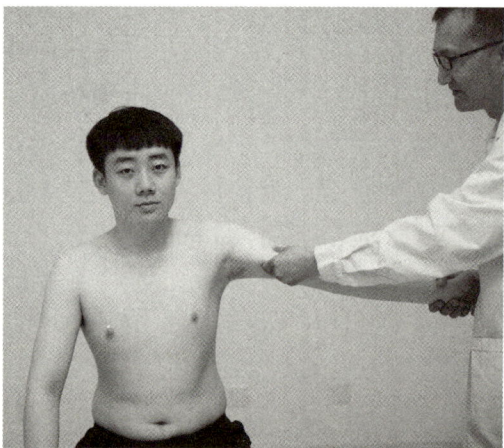

图 2-10-14　拿肱二头肌肌腹

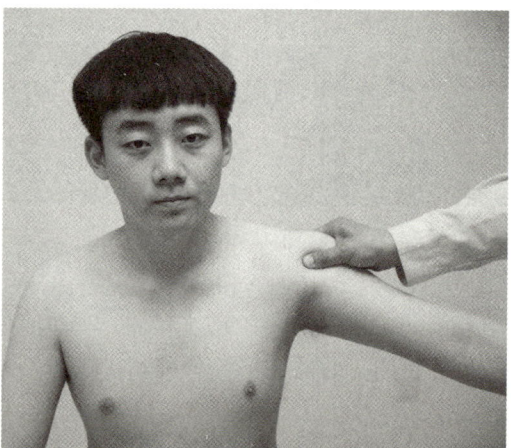

图 2-10-15　点穴肩内陵

手法操作后，在肩前部肱二头肌止点附近行擦法（图 2-10-16），以行气活血。

（四）肱二头肌长头肌肌腱滑脱

1. 揉肩外、肩前以及上臂前肱二头肌处，重点为肩前区结节间沟处（图 2-10-17）。

2. 术者一手握患肢下 1/3 处手腕部，另一手扶住其肩部做肩关节外展 60°～90° 牵拉、拔伸（图 2-10-18）。

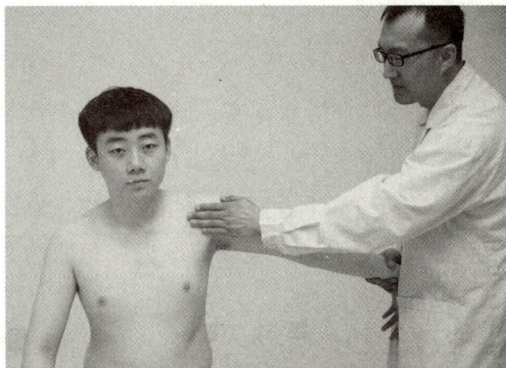

图 2-10-16　擦肩部

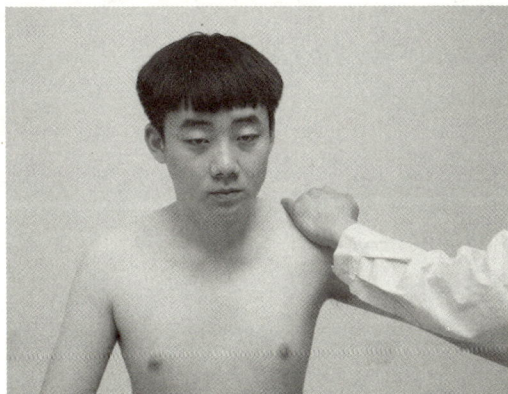

图 2-10-17　掌揉肩部

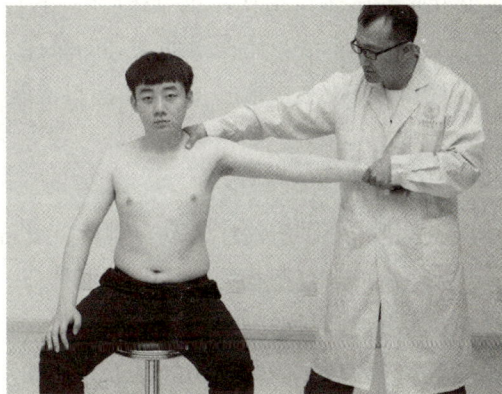

图 2-10-18　肩部拔伸法

3. 拇指按揉肩内陵、阿是穴、曲池、曲泽、尺泽等穴。

4. 受术者取正坐位，术者站于其侧方，一手大拇指按压肩前后二头肌长头肌腱下方，另一手握住患肢下 1/3 处牵拉同时，在外展 60°、前屈 40° 位上，做急速的旋前动作；

5. 术者站于其肩后方，一脚踩在凳上，使受术者上臂外展 60°～90° 位，并放于术者大腿上，使上肢肌肉放松，而后术者用双手手指按住肱二头肌长头肌腱下方，并做向后上拨动肱二头肌长头肌腱，使其归还原位。

6. 受术者正坐，患肢自然下垂，术者立患侧，先用单手拇指点巨骨、肩髃等穴，继之，一手拇指在移位的长头肌腱内侧按紧，另一手握患肢肱骨内外上髁，使其保持旋前位，然后将患肩内旋，与此同时，在长头肌腱内侧的拇指将肌腱推拨入结节间沟内，即告复位成功，随后在长头腱上施推揉理筋手法，最后擦肩部结束。

（五）肩峰下滑囊炎

1.急性期宜活血化瘀，解痉止痛。手法宜轻柔。

（1）准备手法：受术者取坐位，术者站于患侧，用轻柔而缓慢的揉法施术于肩外侧，重点在肩峰下及三角肌部位，约3分钟。

（2）治疗手法：轻快地拿捏三角肌约2分钟，再点按肩井、肩髃、肩峰下方痛点约3分钟。

（3）结束手法：在三角肌及其周围用轻柔的擦法，约2分钟；并配合肩部小范围的外展活动10次。

2.慢性期宜舒筋通络，滑利关节。

（1）准备手法：受术者取坐位，术者站于患侧，用一手托患肢于外展位，另一手在肩关节周围用㨰法治疗，重点在肩外侧，约2分钟。

（2）治疗手法：用深沉而柔和的拿揉、弹拨法对变性、增厚的组织施术3分钟。

（3）结束手法：摇肩10次，搓抖上肢2分钟。

【实训要领】

1.肩部损伤手法治疗的动作规范，准确，到位。

2.注意肩部损伤相关疾病的鉴别技巧。

3.注意肩部活动角度。

4.掌握肩部体表标志物的触诊方法和定位。

【实训练习】

1.教师示教

教师演示治疗的具体操作步骤，学生仔细观察、模仿，提出问题，教师解答。

2.人体练习

学生相互间进行检查操作，教师从旁指导，纠正错误，达到动作标准而熟练。

3.考核

考核学生的操作手法是否达标，针对不足督促练习。

【易犯错误】

1.肩关节损伤相关疾病的鉴别不熟悉。

2.肩关节解剖结构触诊手法不明确。

3.触诊的角度、用力的大小不正确。

4.手法操作步骤不正确。

实训十一　腰部疾病的推拿治疗

【实训目的】

掌握腰部常见疾病手法治疗的操作规范、动作要领和临床应用。

【实训学时】

2 学时。

【实训备品】

按摩床、按摩巾、按摩椅。

【实训体位】

仰卧位，或俯卧位。

【实训示范】

（一）急性腰扭伤

受术者取俯卧位，术者用㨰法、按法、揉法施治于腰部。点按腰部的阿是穴及肾俞、命门、腰阳关、大肠俞、环跳、委中、承山、昆仑等穴。

受术者取俯卧位，术者沿骶棘肌纤维方向用擦法，透热为度，擦时须涂凡士林。

受术者取侧卧位，患侧在上，术者做腰部的斜扳法，先扳患侧，再扳健侧。

受术者取仰卧位，术者用一手扶受术者膝部一手握踝部做屈膝屈髋旋转，左右各 3 次，然后再双手握受术者双足做双下肢轻柔的牵拉 3 次。

受术者应卧硬床，并配合服用活血化中药或腰部外敷活血化中药。

1. 掌揉腰背部两侧肌肉，重点掌揉两侧肾俞、阿是穴，以透热为度（图 2-11-1）。

2. 指按揉膈俞、肾俞、大肠俞、八髎穴（图 2-11-2）。

3. 㨰腰背部两侧肌肉，上至膈俞，下达八髎穴，往返数次，逐渐至阿是穴处（图 2-11-3）。

4. 掌按脊柱，以腰骶部为主。

5. 点环跳、居髎，按揉阳陵泉，揉委中、承山（图 2-11-4）。

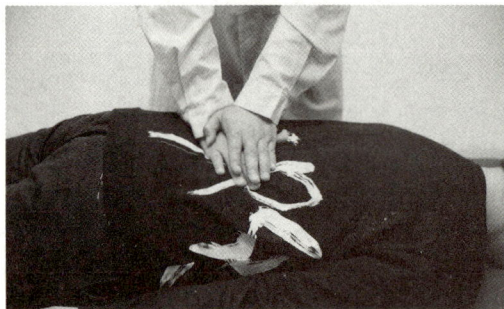

图 2-11-1　掌揉腰背部

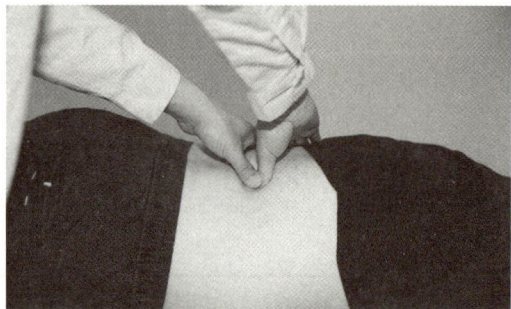

图 2-11-2　按揉肾俞

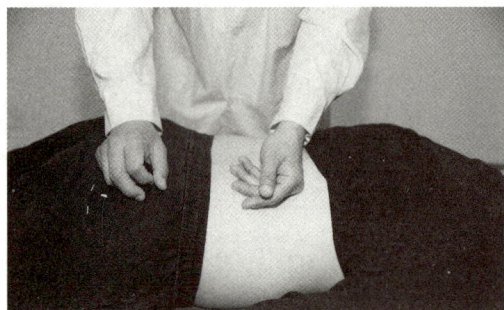

图 2-11-3　滚腰背部

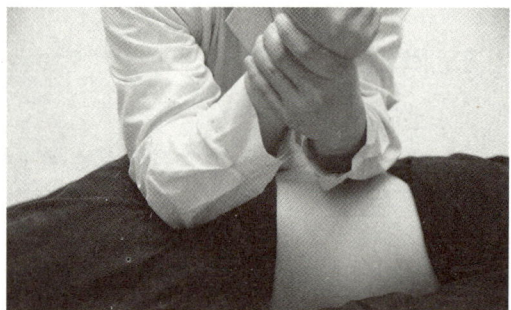

图 2-11-4　点环跳

6.顺肌纤维方向擦法，以透热为度。

7.牵按法。受术者取俯卧位，双上肢扶握床头，助手立其足侧，两手提握踝关节，沿肢体纵轴向远心端牵拉，术者立于患侧，双手掌根重叠置于腰部痛点处向下按压，在助手同时用力牵拉的同时，术者也用力按压，以局部出现弹响声为佳。或助手牵拉左下肢，术者用力按压右侧腰肌；反之，助手牵拉右下肢，术者则按压左侧腰肌，如此均匀有序，配合默契，牵拉 1 次，按压 1 次，反复操作 6 ～ 8 次。

8.斜扳法。受术者取侧卧位，上肢屈肘后伸，患肢屈髋屈膝，健侧下肢伸直，术者立其腹侧，双上肢屈肘，以一肘后部按压受术者肩关节前方，另一肘关节下压臀外侧，两肘先同时前后摆动，以摇晃放松躯干部，反复操作 4 ～ 6 次后，再徐徐向下同时行按压之力，至适度时，再稍施顿挫之力，可听到弹响声，表明成功。操作时注意用力应稳妥适中，以受术者有轻松感为宜。

（二）腰椎间盘突出症

腰椎间盘突出症，常用两步十法推拿手法。

1.第一步：运用按、压、揉、推、擦 5 个轻手法

（1）按：术者以双手拇指的掌侧面，自受术者背部，沿脊柱两旁足太阳膀胱经之第二经线自上向下按摩至腰部，连续 3 次。

（2）压：术者两手交叉，右手在上，左手在下，以掌自第一胸椎开始，沿棘突即督脉经向下按压至腰部，左手于按压中稍向足侧用力，连续3次。

（3）揉：术者单手张开虎口，以拇指与其他四指分别置于两侧肾俞穴，轻轻颤动，逐渐用力。

（4）推：术者以双手大鱼际自腰部中线向左右两侧分推。

（5）擦：术者用手背掌指关节突出部着于受术者背部膀胱经两条经线及督脉经、自上向下按动，直到下肢足根部。

2. 第二步：运用摇、抖、扳、盘、运5个重手法

（1）摇：术者将双手掌置于受术者腰部，推摇身躯，使之左右摆动。

（2）抖：术者立于受术者足侧，双手握住受术者双踝，用力上下抖动，将身体抖起呈波浪形。

（3）扳

①按腰扳腿法：术者以一手按住受术者第3、4腰椎，另一手托起侧膝关节部，使关节后伸至一定程度，双手同时相交错用力，恰当时可听到弹响声，左右各做1次。

②按腰扳肩法：术者以一手按压受术者第4、5腰椎，另一手扳起对侧肩部部，双手同时交错用力，左右各做1次。

③斜扳法：受术者健肢伸直在下，患肢在上屈曲，术者立于受术者腹侧，屈双肘，一肘放在受术者髂骨后外缘，一肘放于受术者肩前，两肘相对交错用力，然后换体位，对侧再做1次。

（4）盘

①盘腰：受术者取仰卧位，屈膝、屈髋，术者双手握其双膝，过屈贴近胸前，先左右旋转摇动，然后推动双膝，使腰及膝过度屈曲，反复做数次。继之以左手固定受术者右肩，右手向床面下压双膝扭转腰部，然后换右手压其左肩，左手向相反方向下压双膝，重复1次。

②盘腿：受术者侧卧，健肢在下伸直，患肢在上屈曲，术者站其腹侧，一手从患肢下方绕过按住臀部，此时另一手握住膝部上方。这时，术者前后移动自己躯干，使受术者骨盆产生前后推拉动作，带动腰椎活动。然后屈髋，使膝部贴胸，术者一手向下方推屈膝部，另一手拢住臀部，以肘关节托高患肢小腿，并在内旋的动作下，使患肢伸直。

（5）运：术者以左手握住受术者膝部，右手握其踝部，运用徐缓加提的运动手法，使患肢做屈伸逐渐升高和略行拔伸的动作。

3. 配合手法

（1）擦：术者以尺侧小鱼际置于受术者皮肤上，用擦法由胸至腰到下肢，反复数次。

（2）点：术者以拇指或中指指端，必要时可采用肘尖部点环跳、承扶、委中、承山或掐点昆仑等穴。

【实训要领】

1. 腰部手法治疗操作动作要规范，准确，到位。

2. 腰部损伤的鉴别，触诊、检查手法应熟练。

3. 与受术者的沟通要自然、亲切，注意语言的大众化，易于理解。

4. 治疗时施力遵循由轻到重的原则，注意观察受术者反应。

5. 正确识别体表标志物。

【实训练习】

1. 教师示教

教师演示具体操作步骤，学生仔细观察、模仿，提出问题，教师解答。

2. 人体练习

学生相互间进行操作，教师从旁指导，纠正错误，达到动作标准而熟练。

3. 考核

考核学生的操作手法是否达标，针对不足督促练习。

【易犯错误】

1. 受术者体位、姿势不正确。

2. 手法操作步骤错误。

3. 体表标志物识别不准确，产生误判。

实训十二　髋关节疾病的推拿治疗

【实训目的】

掌握髋关节常见病手法治疗的操作规范、动作要领和临床应用。

【实训学时】

2 学时。

【实训备品】

按摩床、按摩巾、按摩椅。

【实训体位】

仰卧位，或俯卧位。

【实训示范】

（一）退行性髋关节炎

1.准备手法

术者用摇法（图2-12-1），掌根揉法放松患者髋关节，掌根在臀部做按揉法（图2-12-2），力量应深沉有力，约2分钟。

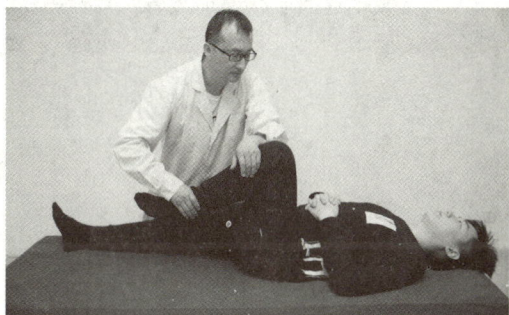
图2-12-1 摇髋关节

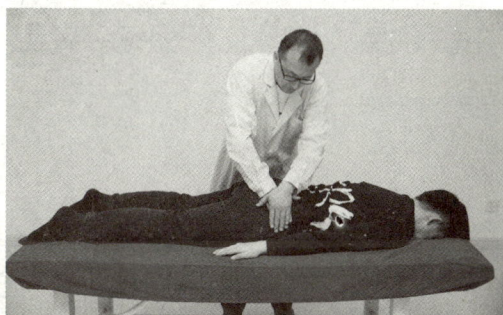
图2-12-2 掌揉髋关节

2.治疗手法

在髋关节疼痛明显的部位做弹拨手法（图2-12-3），力度由轻到重，使受术者髋关节放松，并减轻疼痛；做髋关节后伸和外展的被动运动10次；术者仰卧位，术者从腹股沟至膝部施以㨰法反复操作4～5次（图2-12-4）；患者仰卧位，术者用两拇指点环跳穴，点按风市穴、秩边穴、阿是穴等约3分钟，以有酸胀感为度（图2-12-5）；接着让患者屈膝屈髋，术者一手扶膝部，一手扶踝部做髋关节摇法，配合髋关节外展和内旋，外旋的被动运动10次。

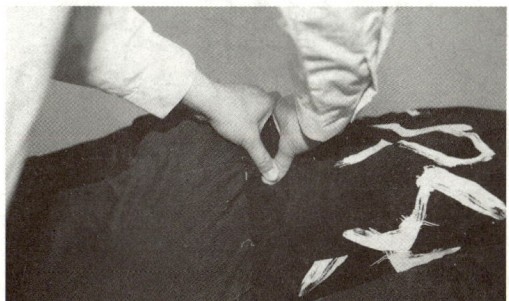
图2-12-3 弹拨法

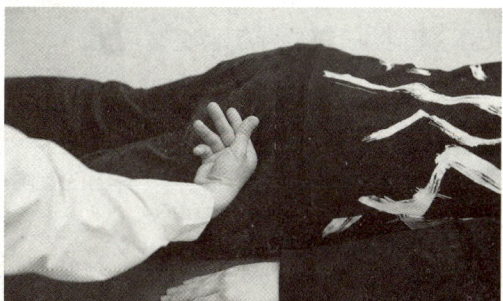
图2-12-4 㨰法

3. 结束手法

受术者侧卧位，患侧在上，在髋关节部位用掌擦法2分钟（图2-12-6），以透热为度。

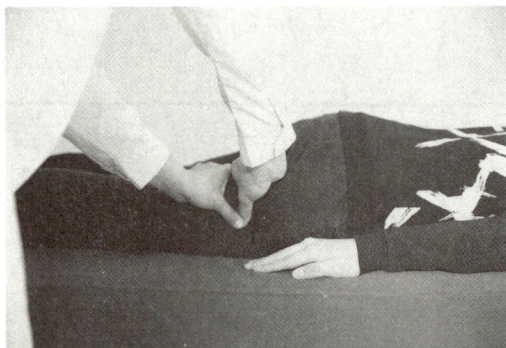

图 2-12-5　按揉风市

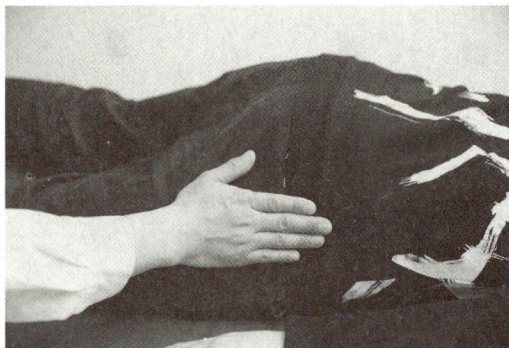

图 2-12-6　擦法

（二）梨状肌综合征

梨状肌位于臀大肌的深层，当损伤后绝大多数人有明显的坐骨神经痛症状，因为臀大肌一般比较紧张，这给推拿治疗本病带来了困难。要使推拿手法效应达到臀部深层组织梨状肌，首先就要解除臀大肌的紧张痉挛问题。其方法如下：

1. 受术者取俯卧位，放松患侧臀部及下肢，术者立于其患侧。在臀部先施以掌根按揉法，手法的刺激量不要大，但需柔和，其目的是使臀部肌肉放松，这样对改善局部的血液供应和回流有利。然后在小腿后部同样施以掌根按揉法，上下往返3～5分钟。最后指揉委中、承山、昆仑诸穴。

2. 臀部肌肉放松后，在梨状肌体表投影区施㨰法和弹拨法。手法刺激量一定要由轻到重，要避开臀大肌的抗御力量。此法可缓解痉挛的梨状肌，祛瘀通络，是治疗中的重点。可将按揉法、㨰法同梨状肌按压、弹拨三法结合起来交替应用，时长5～8分钟。要避开臀大肌的抗御力量，可采用膝关节屈曲的方法，并通过内、外旋转髋关节的被动运动来提高手法的治疗效果。见图2-12-7。

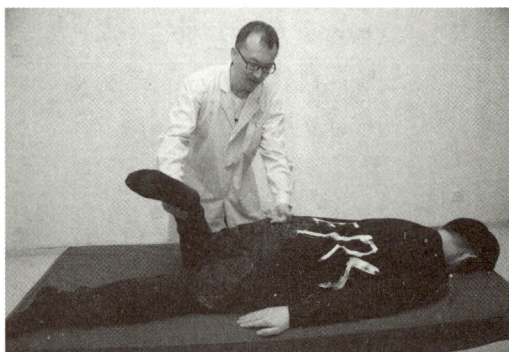

图 2-12-7　㨰臀并小腿环旋

3. 在臀部梨状肌体表投影区，顺其走向施用擦法，以发热为度。对疼痛症状较重的受术者，可局部加以热敷治疗。

【实训要领】

1. 治疗时体位摆放正确，操作动作规范，准确，到位。
2. 注意不同损伤手法操作的区别。
3. 与受术者的沟通要自然、亲切，注意语言的大众化，易于理解。
4. 正确识别体表标志物。

【实训练习】

1. 教师示教

教师演示具体操作步骤，学生仔细观察、模仿，提出问题，教师解答。

2. 人体练习

学生相互间进行手法操作，教师从旁指导，纠正错误，达到动作标准而熟练。

3. 考核

考核学生的操作手法是否达标，针对不足督促练习。

【易犯错误】

1. 体位摆放不正确。
2. 遗漏手法操作步骤。
3. 触诊的角度、用力的大小不正确。
4. 体表标志物识别不准确，产生误判。

实训十三　上肢疾病的推拿治疗

【实训目的】

掌握上肢常见病手法治疗的规范操作、动作要领和临床应用。

【实训学时】

2学时。

【实训备品】

按摩床、按摩巾、按摩椅。

【实训体位】

取坐位，或仰卧位，或俯卧位。

【实训示范】

（一）肱骨外上髁炎

1. 用轻柔的㨰法、拿法施于患肢前臂背侧、桡侧（图 2-13-1、图 2-13-2），约 3 分钟。

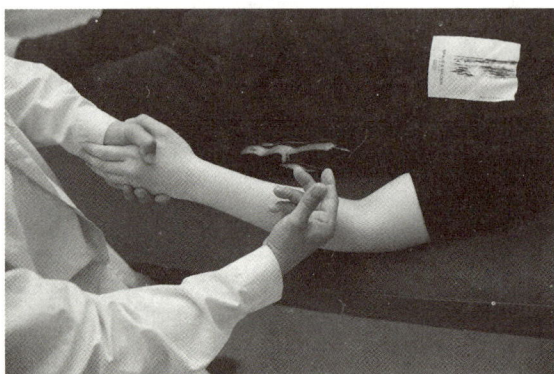

图 2-13-1　㨰前臂桡侧

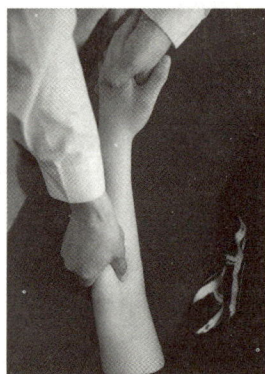

图 2-13-2　拿前臂伸肌群

2. 用拇指按揉曲池、肘髎、手三里、合谷及肱骨外上髁压痛点，各约 1 分钟。见图 2-13-3、图 2-13-4。

3. 被动运动肘关节：术者一手握住肱骨下端，另一手握住腕部，做肘关节的拔伸牵引约 1 分钟，握腕的手同时做前臂的旋转活动。然后极度屈曲肘关节 3～5 次。

4. 用拨法拨肘外侧压痛点，约 2 分钟。

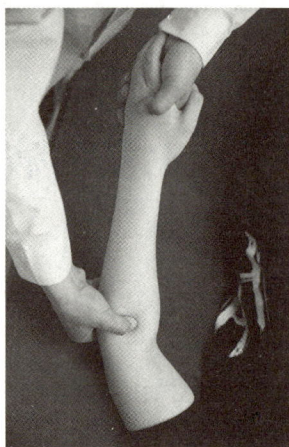

图 2-13-3　按揉手三里

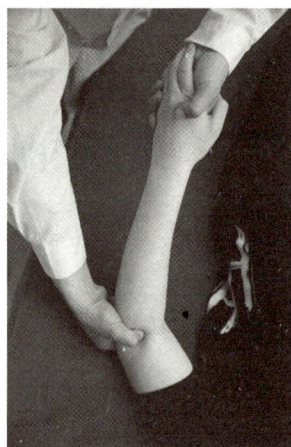

图 2-13-4　按揉曲池

5. 用拿法拿患肘上下 5～10 次。

6. 用按揉法揉肘部（图 2-13-5），从上臂直至前臂，反复 3～5 次。

7. 用擦法擦肘外侧及前臂，以透热为度。

（二）肱骨内上髁炎

1. 用拇指按揉曲泽、小海、少海、后溪及肱骨内上髁处压痛点，各约1分钟，以有酸胀感为度。

2. 用拨法拨前臂屈肌，上下往返3～5次，重点在压痛点处。

3. 用拿法拿患侧上肢，反复5～10次。

4. 做摇肘关节法5～10次，然后做肘关节最大限度的屈伸活动3～5次。

5. 用擦法擦肘关节内侧，以透热为度。

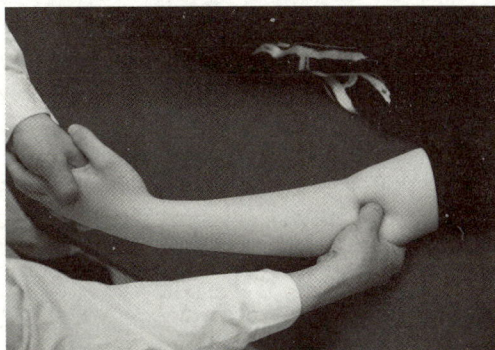

图 2-13-5　按揉尺泽

（三）桡骨茎突狭窄性腱鞘炎

1. 用拇指按揉手三里、偏历、阳溪、列缺、合谷，重点按揉桡骨茎突部及其上下方，每穴约2分钟。

2. 用拨法拨前臂拇长展肌、拇短伸肌到第一掌骨背侧，上下往返治疗4～5次，重点在桡骨茎突部。

3. 用拔伸法，一手握患腕，另一手拔伸患手拇指，同时做患腕掌屈、背伸及旋转运动，时间1～2分钟。

4. 术者左手拇指置于桡骨茎突部，右手食指及中指夹持受术者拇指，做对抗牵引，并向尺侧屈曲，同时用左手拇指推按桡骨茎突部，反复操作约3分钟。

5. 用大鱼际擦法擦桡骨茎突部，以透热为度。

【实训要领】

1. 上肢各关节活动方式和范围。
2. 治疗手法的操作步骤和方法。
3. 正确识别体表标志物。

【实训练习】

1. 教师示教

教师演示具体操作步骤，学生仔细观察、模仿，提出问题，教师解答。

2. 人体练习

学生相互间进行演练，教师从旁指导，纠正错误，达到动作标准而熟练。

3. 考核

考核学生的操作手法是否达标，针对不足督促练习。

【易犯错误】

1. 体位摆放不正确。
2. 操作步骤错误。
3. 体表标志物识别不准确，产生误判。

实训十四　下肢疾病的推拿治疗

【实训目的】

掌握下肢膝关节和足部常见骨伤病证手法治疗的操作规范、动作要领和临床应用。

【实训学时】

2学时。

【实训备品】

按摩床、按摩巾、按摩椅。

【实训体位】

仰卧位，或俯卧位，或坐位。

【实训示范】

（一）膝关节侧副韧带损伤

1.受术者仰卧，膝关节尽量伸直，术者立于患膝外侧用掌揉或指揉法、拿法在痛点及周围操作5～10分钟（图2-14-1、图2-14-2）。

2.内侧副韧带损伤者，采用盘膝法。受术者坐于床边，双腿自然下垂，助手坐于受术者背面，术者半蹲于受术者对面，一手拇指压在痛处，其余四指扶住膝关节前外侧，另一手握住踝上方，在牵拉拔伸下做环摇法6～7次；然后术者站起，一手扶膝，一手握踝，拔直膝关节，扶膝之手置于膝关节内侧，快速屈曲膝关节，使患侧足部置于健膝之上，扶膝之手以拇指按揉捋顺痛点，之后另一手将膝关节拔伸，施1次复1次。

3. 外侧副韧带损伤者。受术者取侧卧位，患肢在上，术者立于其前，一手拇指压在痛处，其余四指置于膝关节前内侧，另一手握住踝上方，在牵拉拔伸情况下做环摇法6～7次；在保持拔伸情况下，一手扶膝，一手握踝，扶膝之手拍击膝后侧，握踝之手做患肢的屈膝屈髋，使足跟近臀；扶膝之手以拇指按、揉痛点及捋顺法数次，另一手拔伸患肢，施1次复1次。

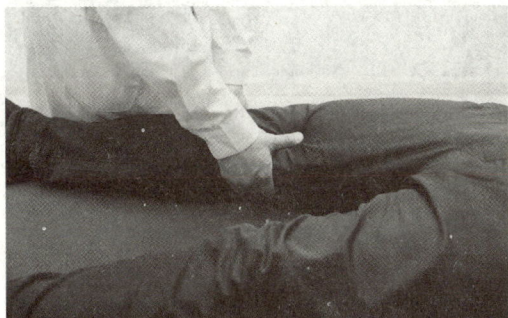

图 2-14-1 按揉血海

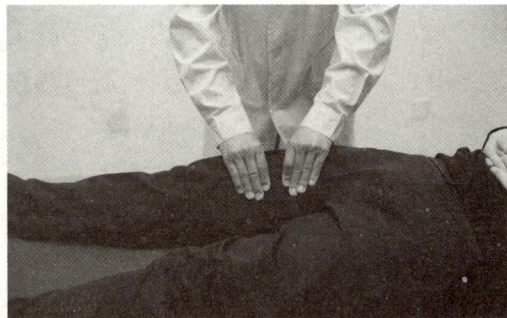

图 2-14-2 拿股四头肌

4. 于膝关节周围施以擦法（图 2-14-3、图 2-14-4）。最后在膝关节周围的阴陵泉、梁丘等穴施以按揉法或擦法结束（图 2-14-5、图 2-14-6）。

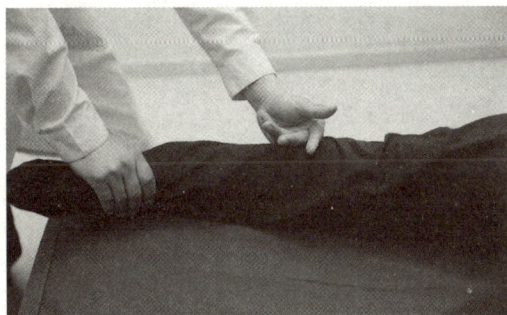

图 2-14-3 擦小腿外侧

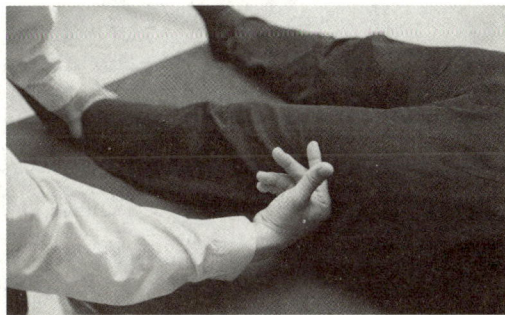

图 2-14-4 擦大腿外侧

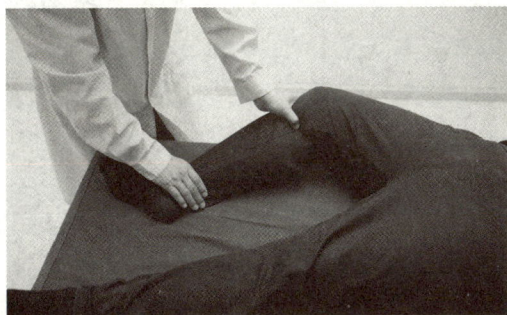

图 2-14-5 按揉阴陵泉

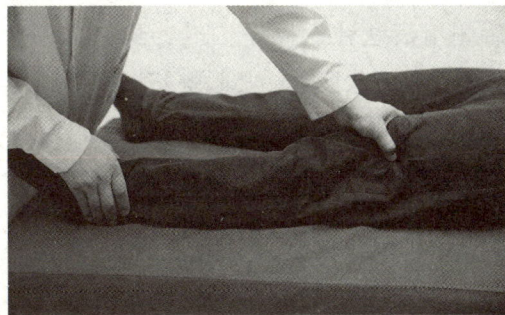

图 2-14-6 按揉梁丘

（二）半月板损伤

1. 初期，受术者仰卧，术者在膝关节周围和大腿前部施以按揉等手法（图 2-14-7）。

2. 对膝关节交锁者，受术者应采用屈伸手法解除交锁：受术者仰卧，屈膝屈髋90°，一助手握持股骨下端，术者握持踝部，二人相对牵引，术者可内外旋小腿数次（图 2-14-8、图 2-14-9），然后使小腿尽量屈曲，再伸直下肢，即可解除交锁。

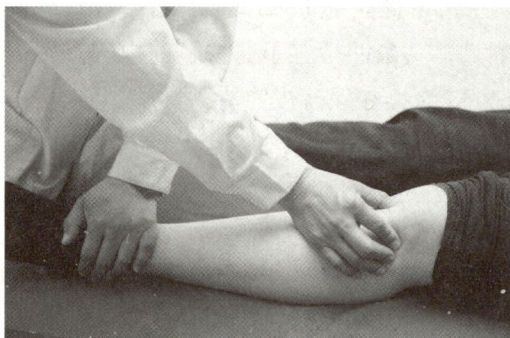

图 2-14-7　按揉外膝眼

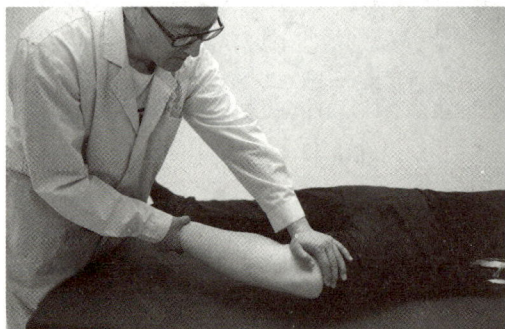

图 2-14-8　内旋膝关节

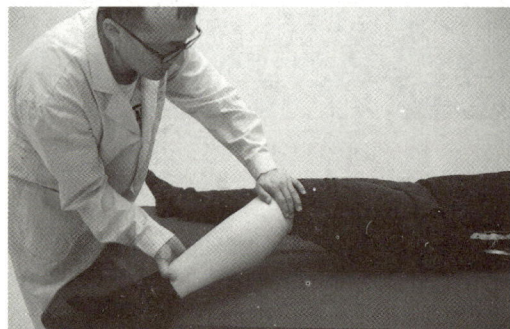

图 2-14-9　外旋膝关节

3. 点按阳陵泉、阴陵泉、膝眼、足三里、委中、血海等穴。

4. 受术者仰卧，术者用拇指按压关节边缘的痛点，并做推揉拿捏法。

5. 术者活动膝关节数次，一手前臂置于膝关节后侧作支点，使膝关节尽量屈曲，然后去掉作支点的手臂，直接屈曲膝关节 2～3 次。

（三）跟痛症

1. 受术者取仰卧位。术者在患足小腿后侧用㨰法往返操作（图 2-14-10），接着在小腿三头肌远端和跟腱施以拿法（图 2-14-11、图 2-14-12），双手交替，用力轻柔 3～5 遍。最后分别指揉承山、三阴交、太溪诸穴，每穴各 1 分钟。

2. 继以上体位，将患肢略外展外旋，微屈小腿，使足心向上，以双手拇指重叠按压足跟底部，由后向前，从侧向内依序

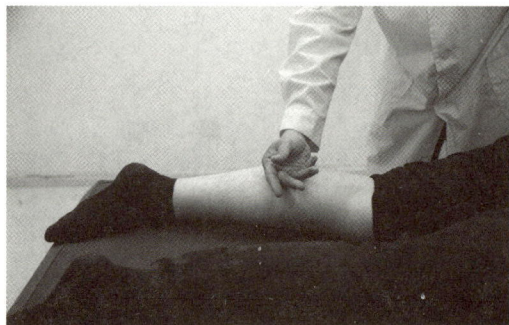

图 2-14-10　㨰小腿后侧

按压；以阿是穴为重点倍加（时间和力量）施之。在阿是穴按压的同时可辅以按揉法，这样可缓解疼痛。共 5～6 分钟。而后在涌泉穴施以指揉法，手法刺激量不要太大，1分钟左右即可。

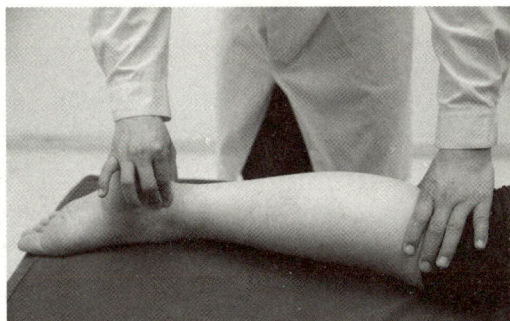

图 2-14-11 拿跟腱

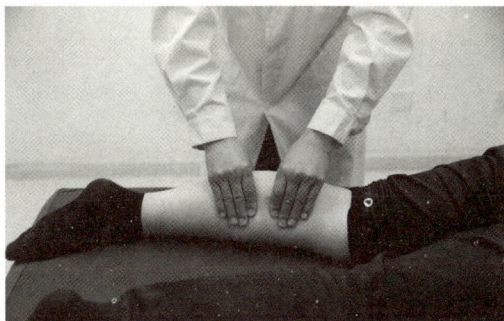

图 2-14-12 拿小腿

3.取俯卧位，用两手拇指推跟腱及两侧至足底，可用重手法，反复数十次。

4.取俯卧位，术者从其患肢小腿腓肠肌起至跟骨基底部，自上而下揉捏 3 分钟；再用一指禅推法自上而下推 3 遍，重点在三阴交、中封、太冲、照海、昆仑、申脉等穴，以局部有热胀轻松感为度。最后在足底部施擦法，操作 3 分钟（图2-14-13）。

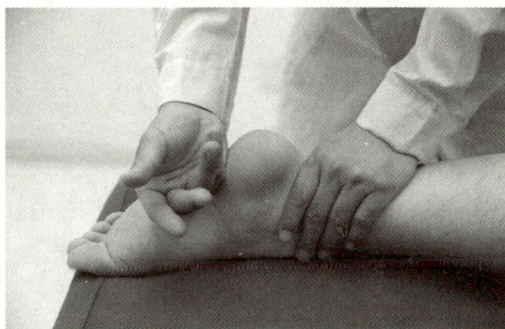

图 2-14-13 擦足底部

5.取俯卧位，足心向上，摸准骨刺部位压痛点，一手握住踝部，使之固定，一手用掌根由轻而重拍击压痛点 15 次，再用掌擦法擦足跟部 1 分钟。

6.继以上体位在足底部施以擦法，以透热为度。

【实训要领】

1.手法操作规范、准确、到位。
2.注意膝关节和踝关节活动度。
3.与被检查者的沟通要自然、亲切，注意语言的大众化，易于理解。
4.正确识别体表标志物。

【实训练习】

1.教师示教
教师演示具体操作步骤，学生仔细观察、模仿，提出问题，教师解答。

2. 人体练习

学生相互间进行操作，教师从旁指导，纠正错误，达到动作标准而熟练。

3. 考核

考核学生的操作，检查操作手法是否达标，针对不足督促练习。

【易犯错误】

1. 忽略拔伸牵引的重要性。

2. 忽略手法操作的用力原则。

3. 忽略各关节活动方式及角度。

实训十五　内科疾病的推拿治疗

【实训目的】

掌握内科疾病的处方制定，手法操作。

【实训学时】

2 学时。

【实训备品】

检查椅、检查床。

【实训体位】

立位，或坐位，或卧位。

【实训示范】

（一）感冒

1. 基本治法

（1）治则：疏风宣肺，扶正固表。

（2）手法：推法、揉法、擦法、拿法、抹法、搓法、抖法。

（3）取穴：印堂、太阳、睛明、攒竹、鱼腰、丝竹空、承泣、四白、迎香、风池、肩井、大椎、大杼、肺俞、曲池、合谷等。

2. 操作

（1）用双手拇指交替从印堂推至神庭6～9遍（图2-15-1），再从印堂分推前额至两侧的太阳穴6～9遍，指揉双侧太阳穴。

（2）双手拇指或中指按揉睛明、攒竹、鱼腰、丝竹空、承泣、四白，反复6～9遍，再分抹眼眶。

（3）按揉迎香穴，使受术者鼻部有通气感，然后双拇指或中指推擦两侧鼻翼和鼻唇沟，以透热为度。

（4）拿揉头部五经，从前发际开始到风池，用五指反复操作6～9遍；按、拿风池穴，再向下捏拿颈项部6～9遍，以受术者有酸胀感为度。见图2-15-2。

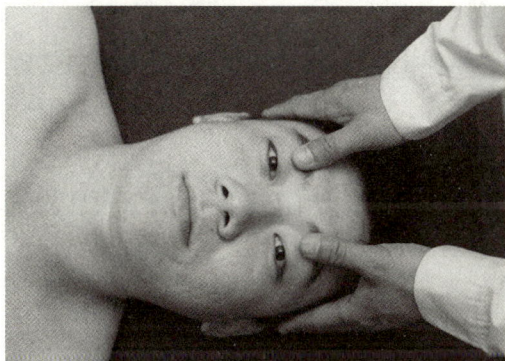

图2-15-1 推坎宫

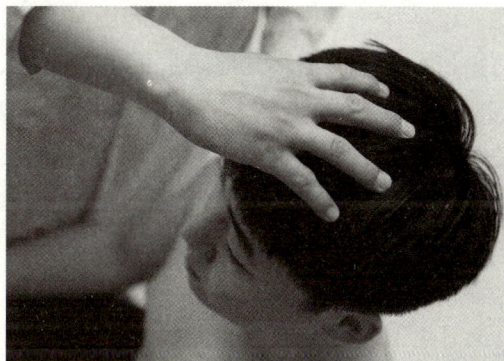

图2-15-2 拿五经

（5）双拇指按揉大杼、肺俞，推大椎和背部膀胱经，提拿肩井，稍用力，以酸胀为度，令其微微发汗为佳。

（6）搓、抖上肢，从肩至腕部3～6遍，按揉曲池、合谷约1分钟。见图2-15-3。

3. 辨证加减

（1）风寒感冒：加用按揉法施术于风府、风门，每穴约2分钟；推擦足太阳膀胱经背部两侧线，以透热为度。

（2）风热感冒：加用一指禅推法施术于风府至大椎，反复操作3～6分钟；再按揉百会、曲池穴操作1～2分钟；以冷水为介质按揉大椎1～2分钟。

（3）表寒里热：加用摩腹法，顺时针方向摩腹；

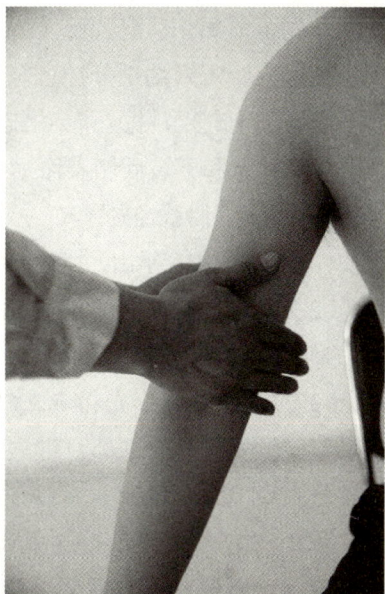

图2-15-3 搓抖上肢

按揉中脘、天枢穴 1 ～ 2 分钟。

（4）体虚感冒：加用按揉法，施术于肾俞、命门、足三里穴，每穴 1 ～ 2 分钟；横擦腰部，虚掌拍打背部膀胱经，以透热为度。

（二）中风

1. 基本治法

推拿治疗中风，主要适用于中经络和中风后遗症，治疗以疏通经脉、调和气血、促进功能的恢复为主。中脏腑的受术者应综合抢救治疗。

2. 头面部操作

（1）取穴：印堂、神庭、睛明、阳白、鱼腰、太阳、四白、迎香、下关、颊车、地仓、水沟、百会、风池。

（2）手法：推法、一指禅推法、揉法、扫散法、拿法、擦法。

（3）操作方法：先推印堂至神庭，继之用一指禅推法自印堂依次至睛明、阳白、鱼腰、太阳、四白、迎香、下关、颊车、地仓、水沟等穴，往返推之 1 ～ 2 遍；然后推百会穴 1 分钟，并从百会穴横推到耳郭上方发际，往返数次，力度要大，以微有胀痛感为宜；揉风池穴 1 分钟，同时用掌根轻揉痉挛一侧的面颊部；最后以扫散法施于头部两侧（重点在少阳经），拿五经，擦面部。

3. 上肢部操作

（1）取穴：肩髃、臂臑、曲池、手三里、十宣。

（2）手法：拿揉法、滚法、按揉法、摇法、手捏法、搓法、抖法、掐法、捻法。

（3）操作方法：先拿揉肩关节前后侧，继之肩关节周围，再移至上肢，从上肢的后侧、外侧至前侧（从肩到腕），往返动 2 ～ 3 遍；然后按揉肩髃、臂臑、曲池、手三里等上肢诸穴，每穴约 1 分钟；轻摇肩关节、肘关节和腕关节，拿捏上肢 5 遍；最后搓、抖上肢，掐十宣穴，捻五指（图 2-15-4）。

4. 腰背部和下肢后侧操作

（1）取穴：膀胱经夹脊穴、八髎、环跳、承扶、殷门、委中、承山、风池、肩井。

（2）手法：推法、滚法、拍打法、擦法、拿法。

（3）操作方法：先推督脉与膀胱经（用八字推法）至骶尾部，继之施于膀胱经夹脊穴和八髎、环跳、承扶、殷门、委中、承山等穴；轻快拍打腰骶部及背部；擦背部、腰骶部和下肢后侧，拿风池、按肩井（图 2-15-5）。

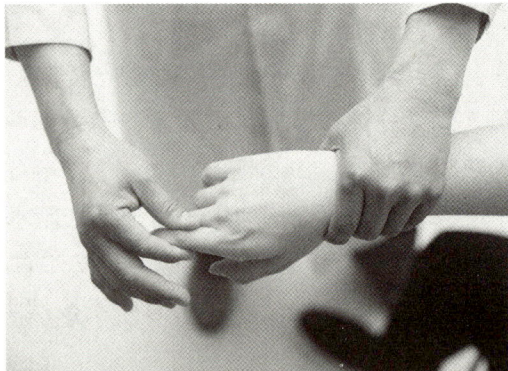

图 2-15-4　捻五指

5.下肢前、外侧操作

（1）取穴：髀关、风市、伏兔、血海、梁丘、膝眼、足三里、三阴交、解溪等。

（2）手法：滚法、按揉法、摇法、拿捏法、搓法、捻法等。

（3）操作方法：先患肢外侧（髀关至足三里、解溪）、前侧（腹股沟至髌上）和内侧（腹股沟至血海），往返动2～3遍；然后按揉髀关、风市、伏兔、血海、梁丘、膝眼、足三里、三阴交、解溪等穴，每穴约1分钟；轻摇髋、膝、踝等关节（图2-15-6），拿捏大腿、小腿肌肉5遍；最后搓下肢，捻五趾。

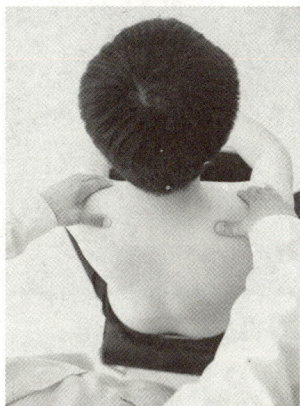

图 2-15-5　按肩井

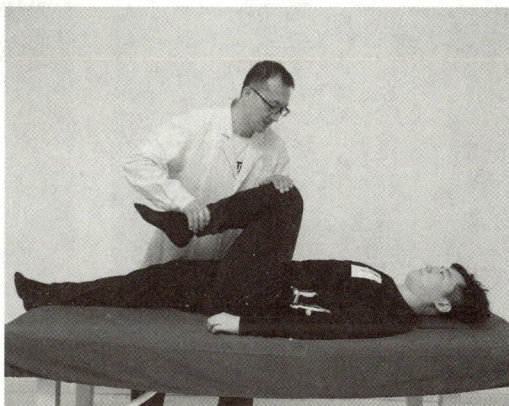

图 2-15-6　摇髋关节

6.随症加减

（1）言语謇涩：加用按揉法按揉廉泉、通里、风府。

（2）口眼喎斜：加用抹法在瘫痪一侧面部轻轻推抹3～5分钟，然后重按颧髎、下关、瞳子髎。

（3）口角流涎：加用按揉法按揉面部一侧和口角部，再推摩承浆穴。

（4）失语或言语功能不利：加揉按通里、太溪，一指禅推上廉泉。

（5）眩晕：加点按百会、印堂，分推双侧太阳部。

（6）失眠：可揉安眠、百会，拿捏神门部，平推心俞、脾俞。

（三）胃痛

1.基本治法

（1）治则：理气和胃止痛。

（2）手法：一指禅推法、摩法、按法、拿法、搓法。

（3）取穴：中脘、气海、天枢、足三里、肝俞、脾俞、胃俞、三焦俞、肩井、手三里、内关、合谷。

2. 操作

（1）用轻快的一指禅推法、摩法在胃脘部治疗，使热量渗透于胃腑；然后按揉中脘、气海、天枢等穴（图 2-15-7），同时配合按揉足三里，时间约 10 分钟。

（2）用一指禅推法，从背部脊柱两旁沿膀胱经从上而下操作，往返 4～5 次；然后用较重的手法按揉肝俞、脾俞、胃俞、三焦俞，时间约 5 分钟。

（3）拿肩井，并循臂肘而下，在手三里、内关、合谷等穴做较强刺激的按法；然后搓肩臂，再搓摩两胁（图 2-15-8），由上而下反复数次。

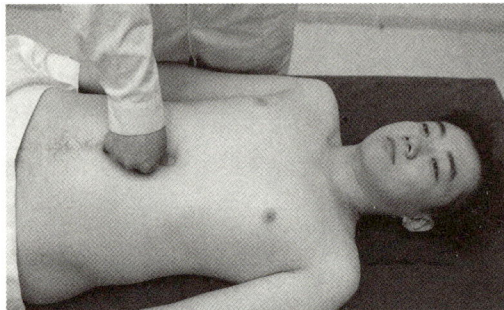

图 2-15-7　按中脘

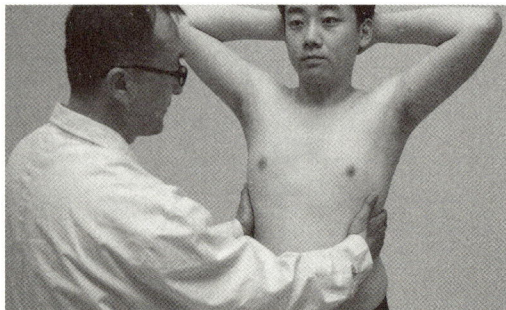

图 2-15-8　搓摩两胁

3. 辨证加减

（1）寒邪客胃：加用点按法在脾俞、胃俞操作，时间约 2 分钟；并用擦法在左侧背部（第七至第十二胸椎）操作，以透热为度。

（2）饮食停滞：加用摩腹法顺时针方向摩腹（图 2-15-9），重点在中脘、天枢穴，并按揉脾俞、胃俞、大肠俞、八髎、肩缝、足三里。

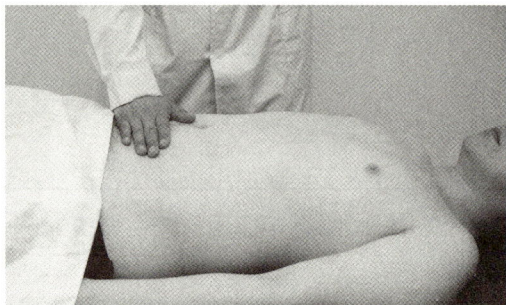

图 2-15-9　摩腹

（3）肝气犯胃：加用柔和的一指禅推法，自天突向下至中脘穴治疗，重点在膻中穴；然后按揉两侧章门、期门，时间约 3 分钟；并用较重的手法按揉背部肝俞、胆俞、膈俞。

（4）脾胃虚寒：加用轻柔的按揉法在气海、关元、足三里操作，每穴约 2 分钟；并直擦背部督脉，横擦左侧背部（第七至第十二胸椎）和肾俞、命门穴，以透热为度。

（四）面瘫

1. 基本治法

（1）治则：舒筋通络，活血祛风。

（2）取穴：印堂、阳白、太阳、四白、睛明、迎香、地仓、颧髎、下关、颊车、神庭、听宫、牵正、承浆、翳风、风池、合谷。

（3）手法：一指禅推法、抹法、按揉法、揉法、擦法、拿法。

2. 操作

用一指禅推法自印堂穴开始，经阳白、太阳、四白、睛明、迎香、地仓、颧髎、下关至颊车，往返 5 ～ 6 遍；用双手拇指抹法自印堂穴交替向上抹至神庭穴，从印堂穴向左、右抹至两侧太阳穴，从印堂穴向左、右抹上、下眼眶，自睛明穴沿两侧颧骨抹向耳前听宫穴，从迎香穴沿两侧颧骨抹向耳前听宫穴，治疗约 6 分钟；指按揉牵正、承浆、翳风，每穴约 1 分钟；用大鱼际揉面部前额和颊部 3 分钟左右；在患侧颜面部向眼方向用擦法治疗，以透热为度；用拿法拿风池、合谷各 1 分钟。

3. 随症加减

有头痛症状时，应加点按百会和双侧通天、率谷、头维和太阳穴，并分推双侧的额角和太阳部；有咽痛者，应点压天容穴，掐少商、商阳穴，擦手太阴经太渊至鱼际段。

（五）便秘

1. 基本治法

（1）治则：和肠通便，调理气机。

（2）手法：一指禅推法、摩法、㨰法、按揉法。

（3）取穴：中脘、天枢、大横、关元、肝俞、脾俞、胃俞、肾俞、大肠俞、八髎、长强。

2. 操作

（1）腹部操作：以轻快的一指禅推法施于中脘、天枢、大横治疗，每穴约 1 分钟；然后用掌摩法以顺时针方向摩腹约 8 分钟。

（2）背部操作：用轻快的一指禅推法或㨰法沿脊柱两侧从肝俞、脾俞到八髎穴往返施术，时间约 5 分钟；然后用轻柔的按揉法在肾俞、大肠俞、八髎、长强穴治疗，往返 2 ～ 3 遍。

3. 辨证加减

（1）胃肠积热：加用横擦法施术于八髎穴，以透热为度；较重按揉足三里、大肠俞，以酸胀为度。

（2）气机郁滞：加用按揉法施术于中府、云门、膻中、章门、期门和背部的肺俞、肝俞、膈俞，均以酸胀为度，不宜刺激太重；横擦上胸部，以透热为度；斜擦两胁，以微有热感为度。

（3）气血亏损：加用横擦法施术于上胸部、背部和骶部八髎穴，均以透热为度；按揉足三里、支沟穴各 1 分钟。

（4）阴寒凝滞：加用横擦法施术于肩背部和腰部肾俞、命门穴及骶部八髎穴，均以透热为度；直擦背部督脉，以透热为度。

（六）痹病

1. 风寒湿痹

治则：祛风散寒，疏经通络。

（1）关节痹病

取穴和部位：病变关节周围腧穴。

手法：㨰法、一指禅推法、按法、揉法、拿法、搓法、捻法、摇法、擦法、抖法。

操作方法：病变部位较大者在病变关节周围用㨰法治疗8分钟左右，同时配合该关节的被动活动；病变关节较小者则用一指禅推法或指按揉法治疗，时间8分钟左右。指按病变关节周围穴位，用力以酸胀为度，重按阿是穴以受术者能够忍受为度，时间约5分钟。用拿法在病变关节处施术，时间约5分钟。病变关节较大者用搓法治疗，病变关节较小者用捻法治疗，时间2～3分钟。病变关节活动受限者，用摇法施于该关节。在病变关节周围用擦法治疗，以透热为度，最后用抖法结束治疗。

（2）肌肉痹证

取穴和部位：病变部位及其周围的穴位。

手法：㨰法、按法、揉法、拿法、擦法、拍法。

操作方法：用㨰法在病变部位及其周围施术，时间约8分钟。指按或指按揉病变部位及其周围的穴位，用力以酸胀为度，重按阿是穴以受术者能够忍受为度，时间约6分钟。施拿法于局部，时间约6分钟；施拍法于局部，以微红为度；施擦法于局部，以透热为度。

2. 热痹

（1）治则：清热除湿、疏经通络。

（2）取穴：肩井、曲池、合谷、肺俞、膏肓、肾俞、气海俞、大肠俞、关元俞、小肠俞、环跳、风市、阴陵泉、阳陵泉、鹤顶、昆仑。

（3）手法：一指禅推法、㨰法、指按法、指按揉法、拿法、搓法、摇法。

（4）操作方法：用轻快柔和的一指禅推法或法在患部施术逐渐移动到病变关节，同时配合该关节小幅度的被动活动，时间约8分钟。指按或指按揉患部周围的穴位，用力以微有酸胀感为度，时间约6分钟。在患部周围用轻快的拿法治疗5分钟左右。用搓法和揉法搓揉患部，时间约3分钟。最后对病变关节做缓慢的小幅度的摇法。

【实训要领】

1. 治疗操作体位摆放正确，操作动作规范，准确，到位。

2. 手法操作人性化，动作轻巧，稳妥，用力及方向恰当，不急不躁，避免给受术者造成痛苦。

3. 与受术者的沟通要自然、亲切，注意语言的大众化，易于理解。

4. 操作时的施力大小要根据受术者的年龄、性别、体重、身体条件的不同，而有所变化，一般年龄小、身体弱的检查用力小一些，反之则大一些。

5. 正确合理设计推拿处方。

【实训练习】

1. 教师示教

教师演示疾病治疗的具体操作步骤，学生仔细观察、模仿，提出问题，教师解答。

2. 人体练习

学生相互间进行疾病治疗操作，教师从旁指导，纠正错误，达到动作标准而熟练。

3. 考核

考核学生推拿治疗内科疾病的操作手法是否达标，针对不足督促练习。

【易犯错误】

1. 体位摆放不正确。

2. 处方设计不够完善。

3. 手法的角度、用力的大小不正确。

4. 疾病的识别不准确，产生误判。

实训十六　妇科疾病的推拿治疗

【实训目的】

掌握妇科疾病的处方制定、手法操作。

【实训学时】

2 学时。

【实训备品】

检查椅、检查床。

【实训体位】

立位，或坐位，或卧位。

【实训示范】

（一）月经不调

1. 基本治法

治则：调和气血。

2. 腹部操作

（1）取穴：关元、气海、中极。

（2）手法：一指禅推法、揉法、摩法。

（3）操作方法：用一指禅推法或揉法施术于气海、关元、中极等穴，每穴约1分钟，以得气为度；然后用摩法顺时针方向摩小腹治疗，时间6～8分钟。

3. 腰背部操作

（1）取穴：脾俞、肝俞、肾俞。

（2）手法：一指禅推法、按揉法。

（3）操作方法：用一指禅推法施术于背部两侧膀胱经，时间3～5分钟；然后用按揉法于脾俞、肝俞、肾俞等穴，每穴约1分钟，以得气为度。

4. 下肢部操作

（1）取穴：三阴交、太冲、太溪。

（2）手法：按揉法。

（3）操作方法：按揉法在三阴交、太冲、大溪等穴操作，每穴约1分钟，以酸胀为度。

5. 辨证加减

（1）血热：加用按揉法施术于大敦、行间、隐白、三阴交、解溪、血海等穴，每穴操作约1分钟，以得气为度；用按揉法在肝俞、胃俞、大肠俞操作3～5分钟。

（2）血寒：加用按揉法施术于神阙穴，持续按揉3～5分钟，使受术者下腹部出现发热感为度；用掌擦法施术于背部督脉和肾俞、命门部位，反复摩擦1～2分钟，以皮肤透热为度。

（3）气血虚：加用按揉法施术于受术者中脘、气海，每穴持续按揉3分钟，使腹部出现发热感；用按揉法按揉足三里、三阴交，每穴约1分钟，以得气为度；用按揉法施术于脾俞、胃俞，每穴操作1分钟；用掌擦法施术于背部脾俞、胃俞处，以透热为度。

（4）肝郁：加用按揉法施术于章门、期门穴，各穴约2分钟；用拇指按揉膈俞、肝俞，操作3～5分钟。

（5）肾虚：加用腹部掌按法施术于关元穴，操作 3 ～ 5 分钟，以热深透下腹为度；用按揉法于双侧涌泉穴，持续施术 1 分钟，然后沿足底纵轴用掌擦法，反复摩擦，以透热为度；用擦法施术于背部督脉和足太阳膀胱经两侧，反复摩擦 5 ～ 7 遍，然后擦肾俞、命门、白环俞，以透热为度。

（二）痛经

1.基本治法

治则：通调气血。

2.腹部操作

（1）取穴：气海、关元。

（2）手法：摩法、一指禅推法、按揉法。

（3）操作方法：用摩法按顺时针方向在小腹部治疗，时间 5 ～ 6 分钟；然后用一指禅推法或按揉法在气海、关元穴治疗，每穴约 2 分钟。

3.腰背部操作

（1）取穴：肾俞、八髎。

（2）手法：𢈢法、一指禅推法、按法、擦法。

（3）操作方法：用𢈢法在腰部脊柱两旁和骶部治疗，时间 4 ～ 5 分钟；然后用一指禅推法或按法治疗肾俞、八髎，以酸胀为度；再在八髎穴用擦法治疗，以透热为度。

4.辨证加减

（1）气滞血瘀：用揉法在章门、期门、肝俞、膈俞等穴操作，每穴约 30 秒；拿血海、三阴交，以酸胀为度。

（2）寒湿凝滞：用擦法擦背部督脉，横擦腰部肾俞、命门，以透热为度；按揉血海、三阴交，每穴约 5 分钟。

（3）气血虚弱：用擦法擦背部督脉，横擦右侧背部，以透热为度；摩腹时加揉中脘 2 ～ 3 分钟；按揉脾俞、胃俞、足三里，每穴约 1 分钟。

（4）肝肾虚损：用擦法擦背部督脉，横擦腰部肾俞、命门，以透热为度；按揉照海、太溪、肝俞、肾俞、涌泉等穴，每穴约 30 秒。

（三）闭经

1.基本治法

治则：理气活血。

2.小腹部操作

（1）取穴：关元、气海。

（2）手法：摩法、按揉法。

（3）操作方法：施摩法于小腹部，方向为逆时针，手法要求深沉缓慢，同时配合按揉关元、气海，时间约 10 分钟。

3. 下肢部操作

（1）取穴：血海、三阴交、足三里。

（2）手法：按揉法。

（3）操作方法：按揉血海、三阴交、足三里，每穴约 2 分钟。

4. 腰背部操作

（1）取穴：肝俞、脾俞、肾俞。

（2）手法：一指禅推法、擦法、按法、揉法。

（3）操作方法：用一指禅推法治疗腰部脊柱两旁，重点在肝俞、脾俞、肾俞，每穴 1 ～ 2 分钟，或用擦法在腰脊柱两旁治疗，然后再按揉上述穴位 2 ～ 3 遍，以酸胀为度。

5. 辨证加减

（1）肝肾不足：用擦法擦中府、云门，左侧背部脾胃区，腰部肾俞、命门，以透热为度；直擦背部督脉，斜擦小腹两侧，均以透热为度。

（2）肝气郁结：用揉法在章门、期门操作，每穴 30 秒，按揾太冲、行间，以受术者酸胀为度；斜擦两胁，以微热为度。

（3）气血虚弱：用擦法擦背部督脉，横擦骶部，以小腹透热为度；按揉八髎，以局部温热为度；摩腹时加揉中脘 2 ～ 3 分钟，按揉脾俞、胃俞、足三里，每穴约 1 分钟。

（3）痰湿阻滞：用揉法按揉八髎穴，以酸胀为度；横擦左侧背部及腰骶部，以透热为度。

【实训要领】

1. 治疗操作体位摆放正确，操作动作规范，准确，到位。

2. 手法操作人性化，动作轻巧，稳妥，用力及方向恰当，不急不躁，避免给受术者造成痛苦。

3. 与受术者的沟通要自然、亲切，注意语言的大众化，易于理解。

4. 操作时的施力大小要根据受术者的年龄、性别、体重、身体条件的不同而有所变化，一般年龄小、身体弱的检查用力小一些，反之则大一些。

5. 正确合理设计推拿处方。

【实训练习】

1. 教师示教

教师演示疾病治疗的具体操作步骤，学生仔细观察、模仿，提出问题，教师解答。

2. 人体练习

学生相互间进行疾病治疗操作，教师从旁指导，纠正错误，达到动作标准而熟练。

3. 考核

考核学生推拿治疗内科疾病的操作手法是否达标，针对不足之处督促练习。

【易犯错误】

1. 体位摆放不正确。

2. 处方设计不够完善。

3 手法的角度、用力的大小不正确。

4. 疾病的识别不准确，产生误判。

第三篇　小儿推拿学 ▷▷▷▷

实训一　小儿推拿单式手法

【实训目的】

　　掌握小儿推拿手法的基本要求，掌握推法、揉法、摩法操作规范、实训要领及临床应用；熟悉按法、操作规范、实训要领及临床应用；了解掐法操作规范、实训要领及临床应用。

【实训重点】

　　体位选择、手法操作规范性、手法操作持久性。

【实训准备】

　　介质，按摩床，或按摩椅。

【实训示范】

　　（一）推法

　　以拇指或食、中两指的螺纹面着力，附着在患儿体表一定的穴位或部位上，做直线或环旋移动，称为推法。临床上根据操作方向的不同，可分为直推法、旋推法、分推法、合推法。

　　1. 直推法

　　一手握持患儿肢体，操作部位或穴位向上；另一手拇指自然伸直，以螺纹面或其桡侧缘着力，或食、中两指伸直，以螺纹面着力做直线性推动。频率每分钟约250次。

直推法穴位操作练习：补脾经、清大肠、清天河水、退六腑，见图 3-1-1 ～图 3-1-4。

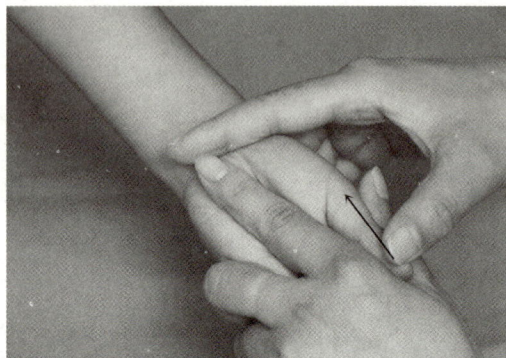

图 3-1-1　补脾经

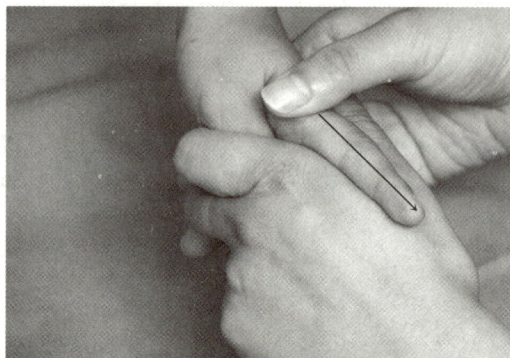

图 3-1-2　清大肠

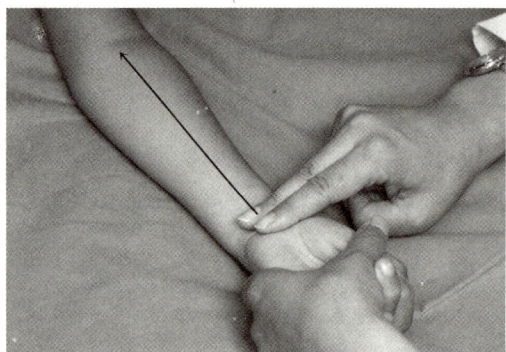

图 3-1-3　清天河水

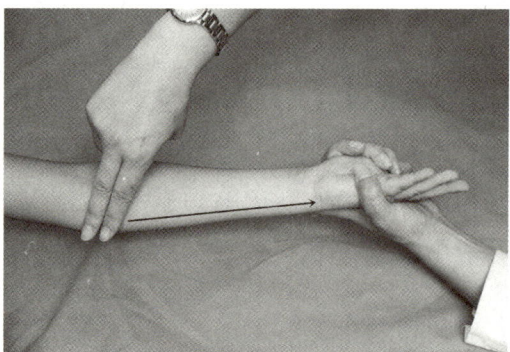

图 3-1-4　退六腑

2. 旋推法

以拇指螺纹面着力于一定的穴位上，拇指主动运动，带动着力部分做顺时针方向的环旋移动，频率每分钟约 200 次。

旋推法穴位操作练习：补肾经、补肺经、补脾经。见图 3-1-5 ～图 3-1-7。

3. 分推法

以双手拇指螺纹面或其桡侧缘，或用双掌着力，稍用力附着在患儿所需治疗的穴位或部位上，用腕部或前臂发力，带动着力部分自穴位或部位的中间向两旁做直线或弧线推动。一般可连续分推 20 ～ 50 次。

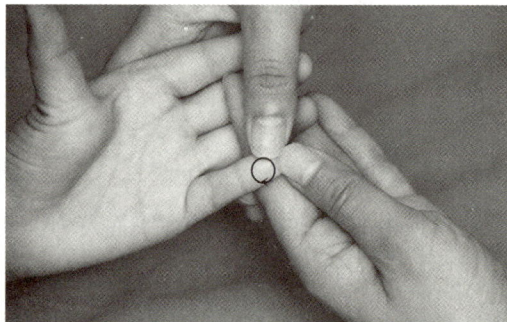

图 3-1-5　补肾经

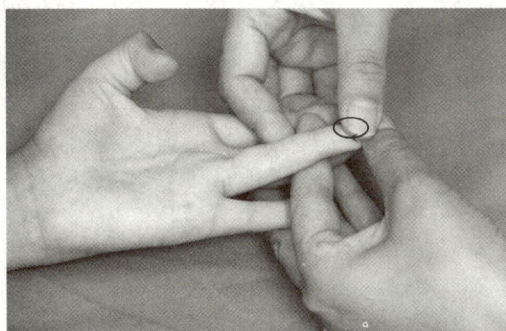

图 3-1-6 补肺经

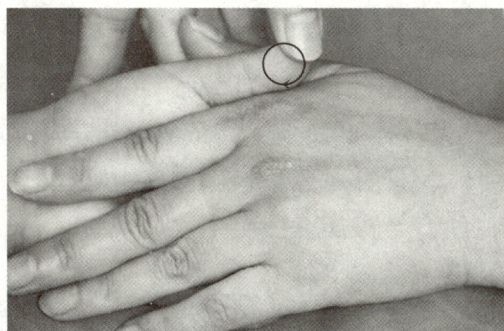

图 3-1-7 补脾经

分推法穴位操作练习：推坎宫、分腕阴阳、分腹阴阳，见图 3-1-8 ～图 3-1-10。

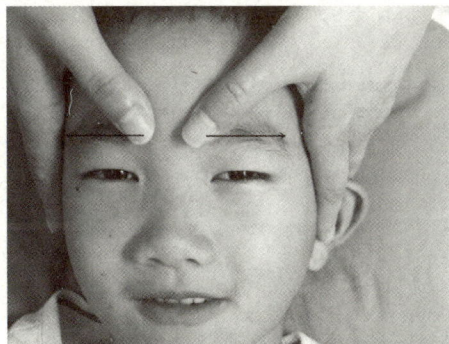

图 3-1-8 推坎宫

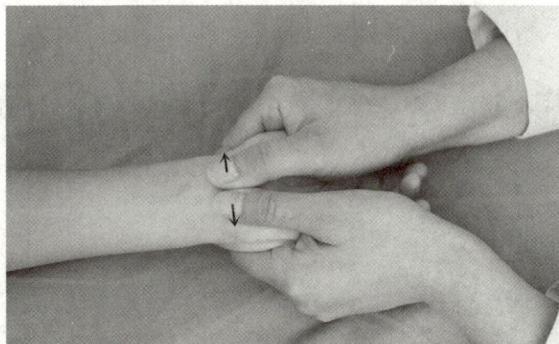

图 3-1-9 分腕阴阳

4. 合推法

合推法是与分推法相对而言。以双手拇指螺纹面或双掌着力，稍用力附着在患儿所需治疗的穴位或部位的两旁，用腕部或前臂发力，带同着力部分自两旁向中间做相对方向的直线或弧线推动。本法又称合法或和法。

合推法穴位操作练习：合腕阴阳。见图 3-1-11。

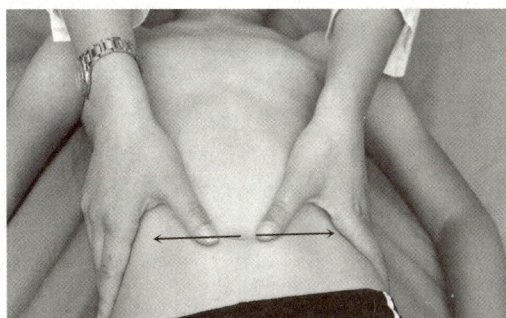

图 3-1-10 分腹阴阳

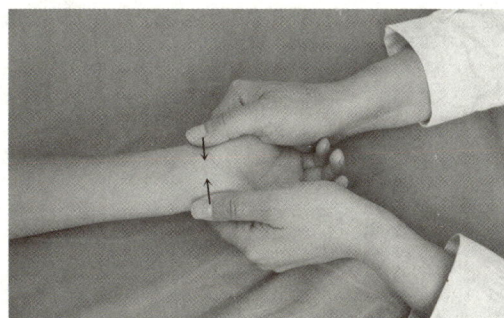

图 3-1-11 合腕阴阳

（二）揉法

以手指的指端或螺纹面、手掌大鱼际、掌根着力，吸定于一定的治疗部位或穴位上，做轻柔和缓的顺时针或逆时针方向的环旋运动，并带动该处的皮下组织一起揉动，称为揉法。揉法是小儿推拿的常用手法之一，根据着力部分的不同，可分为指揉法、鱼际揉法、掌根揉法三种。

1. 指揉法

拇指揉法（拇指的指面着力），中指揉法（中指的指面着力），食、中两指揉法（食、中指的指面着力），食、中、无名三指揉法（食、中、无名指指面着力），吸定于治疗部位或穴位上，做轻柔和缓的、小幅度、顺时针或逆时针方向的环旋揉动，使该处的皮下组织一起揉动。

穴位操作练习：拇指揉百会、一窝风；中指揉天突、膻中；两指揉迎香、二扇门；三指揉桥弓。见图 3-1-12 ～图 3-1-18。

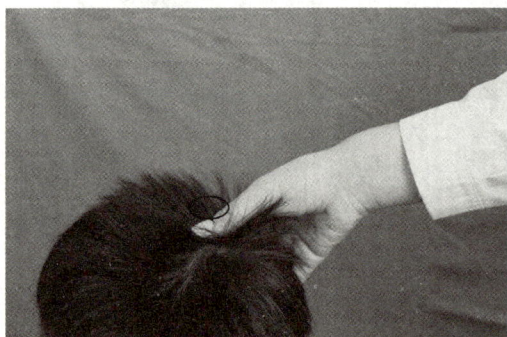

图 3-1-12　拇指揉百会

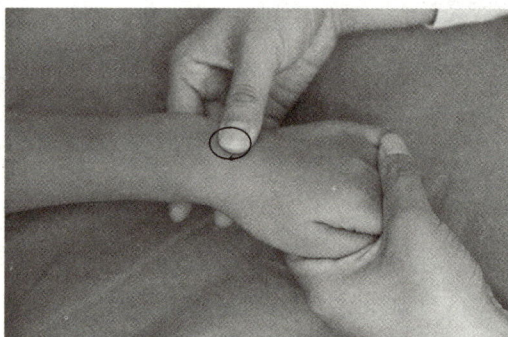

图 3-1-13　拇指揉一窝风

2. 鱼际揉法

以大鱼际部着力于施术部位上，稍用力下压，腕部放松，前臂主动运动，通过腕关节带动着力部分在治疗部位上做轻柔和缓、小幅度、顺时针或逆时针方向的环旋揉动，带动该处的皮下组织一起揉动。

穴位操作练习：鱼际揉中脘、脐。见图 3-1-19、图 3-1-20。

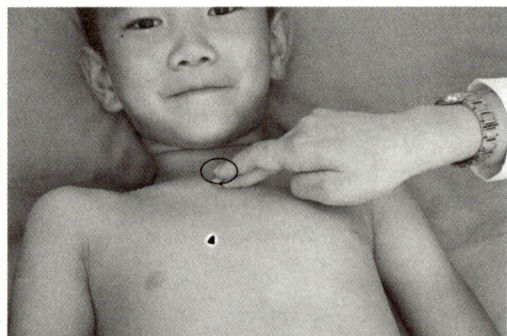

图 3-1-14　中指揉天突

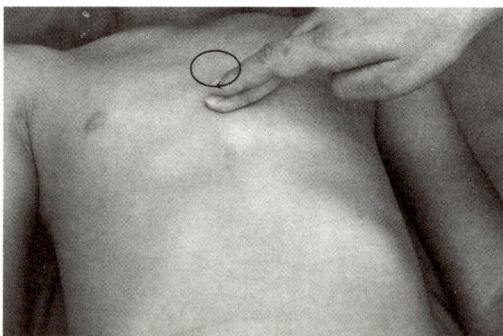

图 3-1-15　中指揉膻中

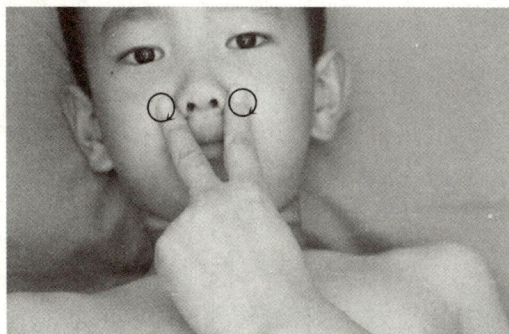

图 3-1-16　两指揉迎香

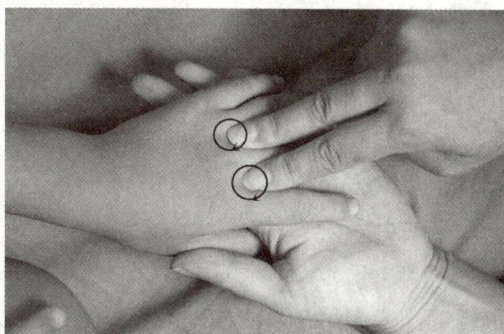

图 3-1-17　两指揉二扇门

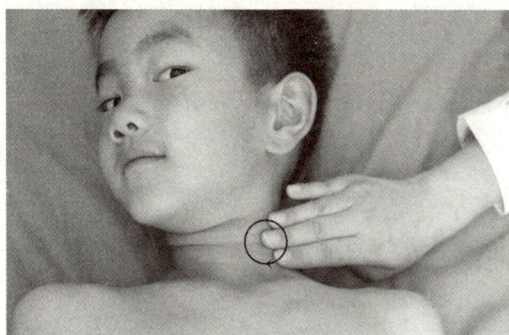

图 3-1-18　三指揉桥弓

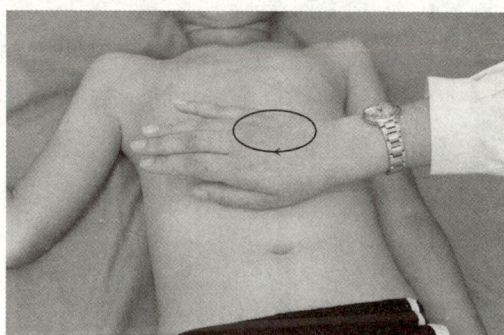

图 3-1-19　鱼际揉中脘

3.掌根揉法

以掌根部分着力，吸定在治疗部位上，稍用力下压，腕部放松，以肘关节为支点，前臂做主动摆动，带动腕部及着力部分连同前臂做轻柔和缓的、小幅度的、顺时针或逆时针方向的环旋揉动，带动该处的皮下组织一起揉动。

穴位操作练习：掌根揉脐、肾俞。见图 3-1-21、图 3-1-22。

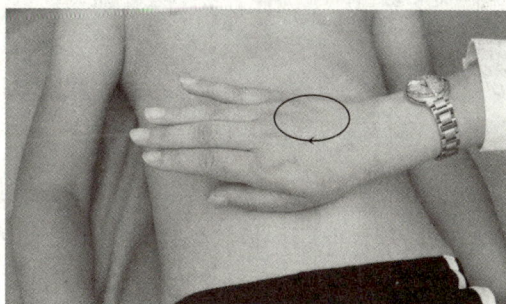

图 3-1-20　鱼际揉脐

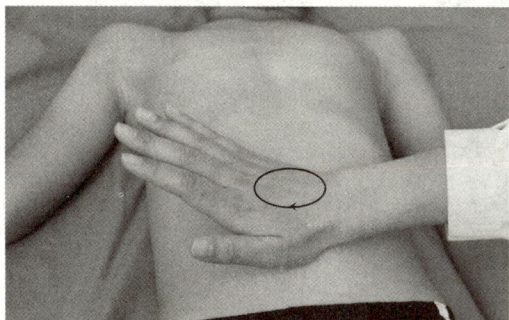

图 3-1-21　掌根揉脐

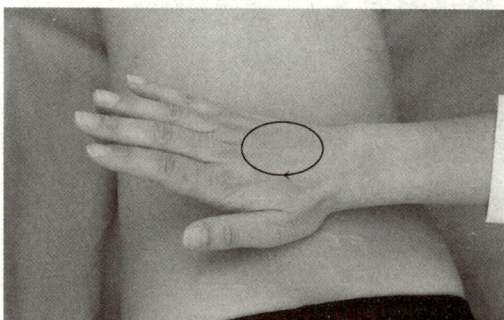

图 3-1-22　掌根揉肾俞

（三）按法

以拇指或中指的指端或螺纹面，或掌面（掌根）着力，附着在一定的穴位或部位上，逐渐用力向下按压，按而留之或一压一放地持续进行，称为按法。根据着力部位不同分为指按法和掌按法。

1. 指按法

（1）拇指按法：拇指伸直，其余四指握空拳，食指中节桡侧轻贴拇指指间关节掌侧，起支持作用，以协同助力。用拇指螺纹面或指端着力，吸定在患儿治疗穴位上，垂直用力，向下按压，持续一定的时间，按而留之，然后放松，再逐渐用力向下按压，如此一压一放反复操作。

穴位操作练习：拇指按百会。见图3-1-23。

（2）中指按法：中指指间关节、掌指关节略屈，稍悬腕，用中指指端或螺纹面着力，吸定在患儿需要治疗的穴位上，垂直用力，向下按压，如此一压一放反复操作。

穴位操作练习：按中脘。见图3-1-24。

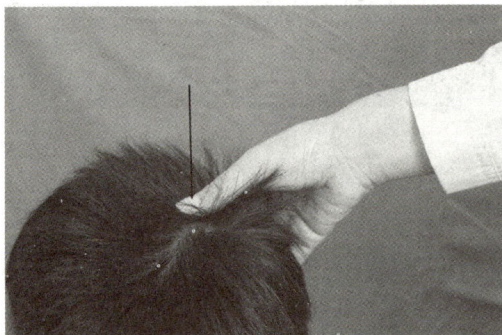

图3-1-23　拇指按百会

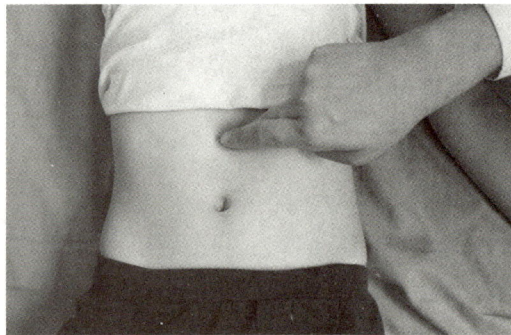

图3-1-24　中指按中脘

2. 掌按法

腕关节背伸，五指放松伸直，用掌面或掌根着力，附着在患儿需要治疗的部位上，垂直用力，向下按压，并持续一定的时间，按而留之。

穴位操作练习：按胸廓、按腹。见图3-1-25、3-1-26。

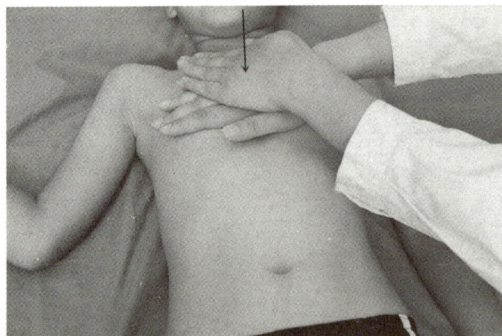

图3-1-25　按胸廓

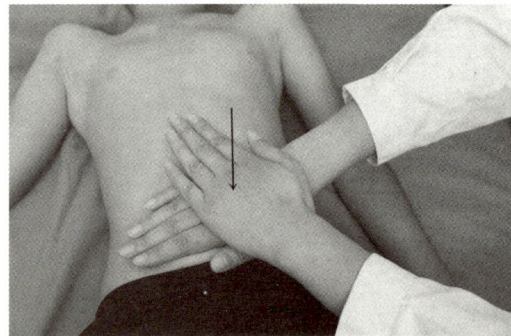

图3-1-26　按腹

（四）摩法

以食指、中指、无名指、小指的指面或掌面着力，附着在患儿体表一定的部位或穴位上，做环形而有节律的抚摩运动，不带动皮下组织，称为摩法。分为指摩法与掌摩法两种。

1. 指摩法

食指、中指、无名指、小指四指并拢，指掌关节自然伸直，腕部微悬屈，以指面着力，附着在患儿体表一定的部位或穴位上，前臂主动运动，通过腕关节做顺时针或逆时针方向的环形摩动。

穴位操作练习：摩中脘。见图 3-1-27。

2. 掌摩法

指掌自然伸直，腕关节微背伸，用掌面着力，附着在患儿体表一定部位上，腕关节放松，前臂主动运动，通过腕关节连同着力部分做顺时针或逆时针方向的环形摩动。

穴位操作练习：摩腹。见图 3-1-28。

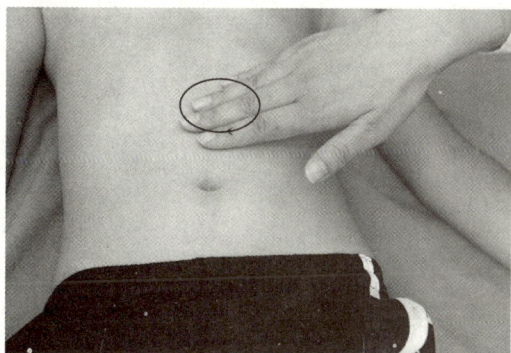

图 3-1-27　摩中脘

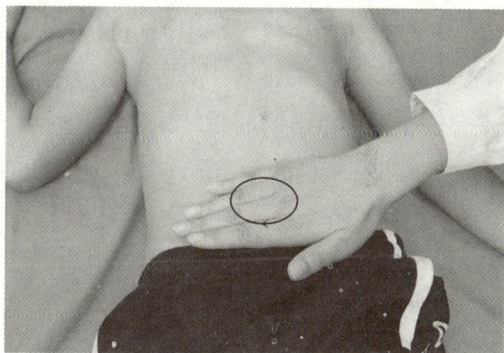

图 3-1-28　摩腹

（五）掐法

以食指、中指、无名指、小指的指面或掌面着力，附着在患儿体表一定的部位或穴位上，做环形而有节律的抚摩运动，不带动皮下组织，称为摩法。分为指摩法与掌摩法两种。

术者手握空拳，拇指伸直，指腹紧贴在食指中节桡侧缘，以拇指指甲着力，吸定在患儿需要治疗的穴位或部位上，逐渐用力进行切掐。

穴位操作练习：掐四横纹、掐山根。见图 3-1-29、图 3-1-30。

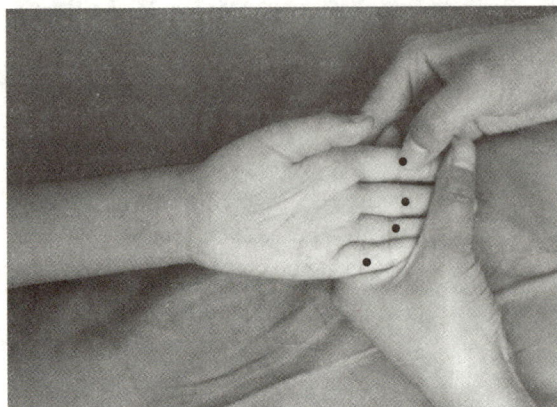

图 3-1-29　掐四横纹

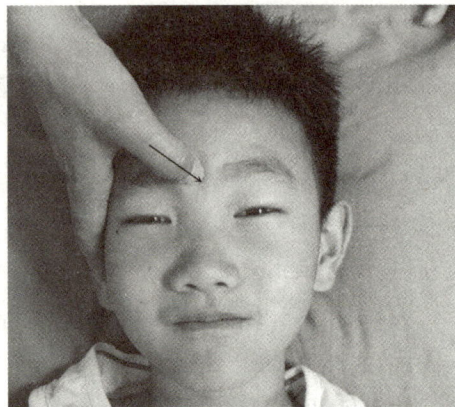

图 3-1-30　掐山根

【实训要领】

（一）推法

1. 推法力度轻，速度快，操作柔和。

2. 直推法操作时，若用拇指着力做直推法时，腕部带动拇指做手法，动作要轻快连续，一拂而过，如帚拂尘状，以推后皮肤不发红为佳；若用食、中指着力做直推法时，主要依靠肘部做适当的屈伸活动。操作时必须直线进行，不可歪斜。

3. 旋推法操作时运用拇指做小幅度的旋转推动，操作者身体其他部位放松，动作要轻快连续。

4. 分（合）推法操作时，双手用力要均匀，动作要柔和而协调，节奏要轻快而平稳，以直线操作为主。

（二）揉法

1. 揉法轻揉和缓，操作幅度小，力量由轻到重。

2. 揉法操作时要吸定治疗部位或穴位，并带动该处的皮下组织一起揉动。

3. 着力部分不能与患儿皮肤发生摩擦运动，不能用力下压。

（三）按法

1. 着力固定，深透有力。

2. 按压的力量要由轻到重，逐渐增加，平稳而持续。

3. 按压时着力部分要紧贴患儿体表的部位或穴位上，不能移动。

4. 按胸廓时与受术者呼吸节奏保持一致。

（四）摩法

1. 摩法的特点是轻柔和缓，轻而不浮。
2. 术者充分放松，特别是肩、肘、腕均要放松。
3. 操作时，前臂要主动运动，通过放松的腕关节使着力部分形成摩动。

（五）掐法

操作时用力方向应垂直用力切掐，可持续用力，也可间歇性用力，控制力度，避免掐破皮肤。

【实训练习】

1. 将学生分为两组，互相操作。
2. 选择相应体位，手部操作取坐位或仰卧位，头面部操作取仰卧位。
3. 手法实训时，首先练习动作协调，均匀柔和；然后逐渐增加操作速度，当速度可以达到手法操作要求后，练习保持操作节奏，节奏轻快而平稳。

实训二　小儿推拿单式手法及复式手法

【实训目的】

掌握小儿推拿手法中捏法、运法、捣法、擦法、刮法的操作规范。掌握黄蜂入洞、按弦搓摩、揉脐龟尾及七节骨、打马过天河、水底捞月、总收法的操作及主治。

【实训学时】

2 学时。

【实训体位】

手部穴位选坐位或仰卧位，头面部操作选择仰卧位。

【实训备品】

介质，按摩床，或按摩椅。

【实训示范】

单式手法

（一）捏法

以单手或双手的拇指与食、中两指或拇指与四指的指面做对称性着力，夹持住患儿的肌肤或肢体，相对用力挤压，并一紧一松逐渐移动于脊柱穴，称为捏法或捏脊法。

1. 三指捏脊法

患儿俯卧位，背部裸露，术者双手呈半握拳状，拳心向下，拳眼相对，用两拇指指面的前三分之一处，或指面的桡侧缘着力，吸定并顶住患儿龟尾穴旁的肌肤，食、中两指的指面前按，拇、食、中三指同时用力将该处的皮肤夹持住并稍提起，然后双手交替用力，自下而上，推动向前，一紧一松挤压向前移动至大椎穴处。见图 3-2-1。

2. 二指捏脊法

患儿俯卧位，背部裸露，术者双手呈半握拳状，拳心相对，拳眼向上，食指半屈曲，用其中节的桡侧缘及背侧着力，吸定并顶住患儿龟尾穴处的肌肤，拇指端前按，拇、食两指同时用力将该处的皮肤夹持住并稍提起，然后双手交替用力，自下而上，推动向前，一紧一松挤压向前移动至大椎穴处，见图 3-2-2。

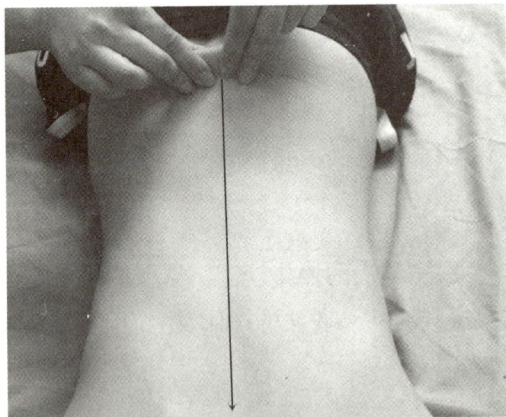

图 3-2-1　三指捏脊法

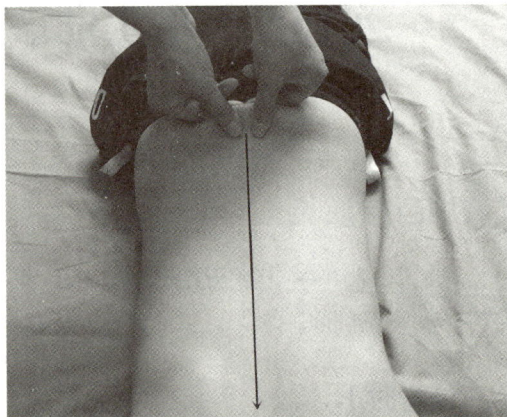

图 3-2-2　二指捏脊法

（二）运法

以拇指螺纹面或食、中指的螺纹面在患儿体表做环形或弧形移动，称为运法。

患儿坐位，术者托握住患儿手臂，使被操作的部位或穴位平坦向上，术者以拇指螺纹面着力，轻附着在治疗部位或穴位上，做由此穴向彼穴的弧形运动；或在穴周做周而复始的环形运动，每分钟操作 60 ～ 120 次。

穴位操作练习：运内八卦、运土入水。见图 3-2-3、图 3-2-4。

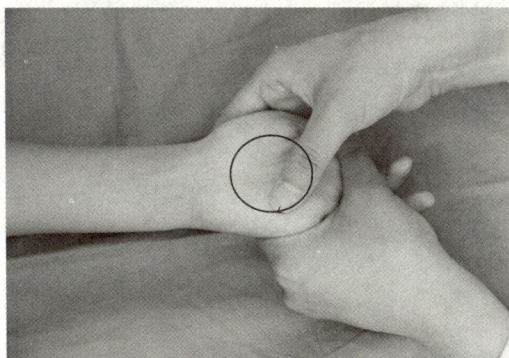

图 3-2-3　运内八卦

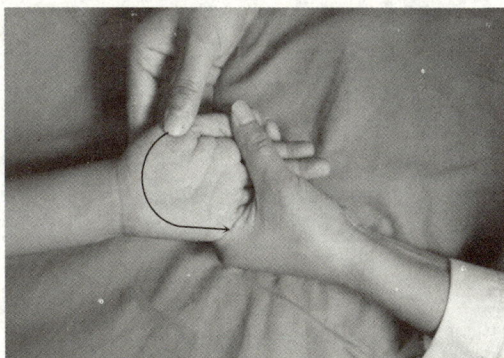

图 3-2-4　运土入水

（三）捣法

以中指指端，或食、中指屈曲的指间关节着力，做有节奏的叩击穴位的方法，称为捣法。实为"指击法"或"叩点法"。

患儿坐位，术者以中指指端或食指、中指屈曲后的第一指间关节凸起部着力，其他手指屈曲相握，以腕关节做主动屈伸运动来发力，有节奏的叩击穴位 5～20 次。

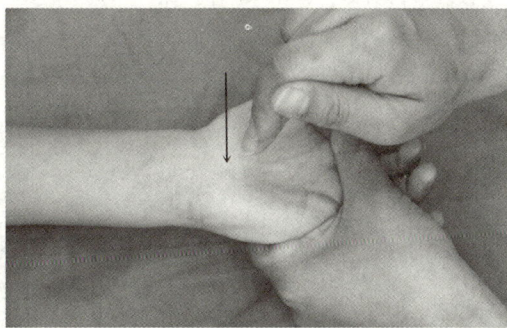

图 3-2-5　捣小天心

穴位操作练习：捣小天心。见图 3-2-5。

（四）擦法

以手在患儿体表做直线往返摩擦运动，称为擦法。分为掌擦法、大鱼际擦法（也称鱼际擦法）、小鱼际擦法（也称侧擦法）、指擦法等。

以拇指或食、中、无名指的指面、手掌面、大鱼际、小鱼际部分着力，紧贴在患儿体表一定的部位上，稍用力下压，肩肘关节放松，以肩关节为支点，上臂前后摆动，肘关节做屈伸运动，带动前臂使着力部分在患儿体表做上下或左右方向的直线往返摩擦运动，使之产生一定的热量。

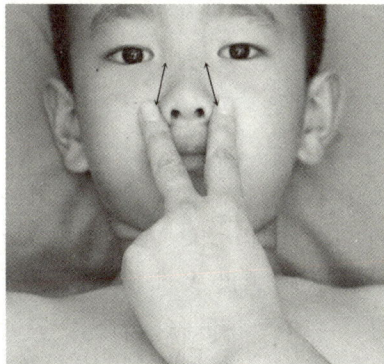

图 3-2-6　指擦洗皂

穴位操作练习：指擦洗皂、小鱼际擦肺俞、掌擦七节骨。见图 3-2-6、3-2-7、3-2-8。

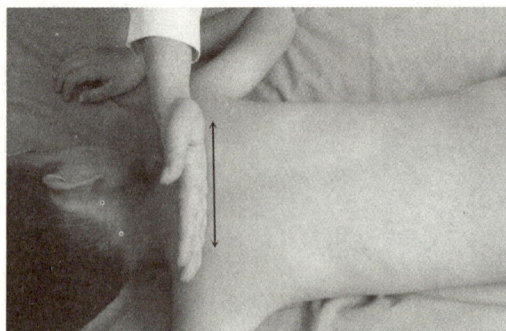

图 3-2-7　小鱼际擦肺俞

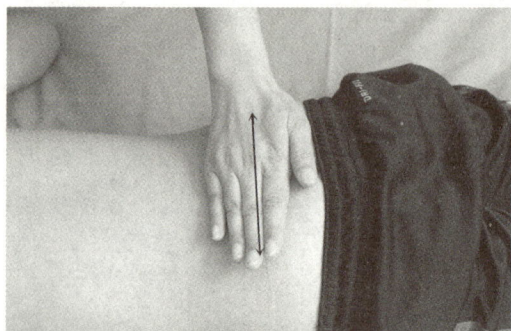

图 3-2-8　掌擦七节骨

（五）刮法

以手指或器具的光滑边缘蘸液体润滑剂后直接在患儿一定部位的皮肤上做单方向的直线快速刮动，称为刮法。

患儿坐位或卧位，以拇指桡侧缘或食指第二指节背侧尺侧缘着力，在患儿一定部位或穴位的皮肤上，适当用力做由上往下或由内向外的直线、单方向的快速刮动。也可用汤匙、铜钱、刮痧板等器具，用其光滑的边缘着力，蘸清水、麻油、药水等液体润滑剂后，做直线、单方向的快速刮动。

穴位操作练习：刮天柱骨、后背部刮痧，见图 3-2-9、3-2-10。

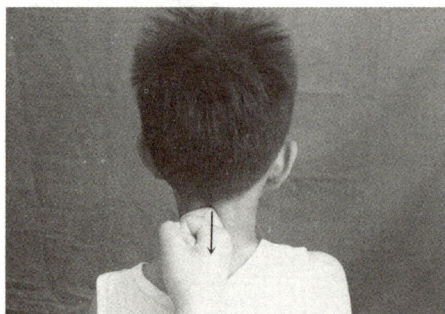

图 3-2-9　刮天柱骨

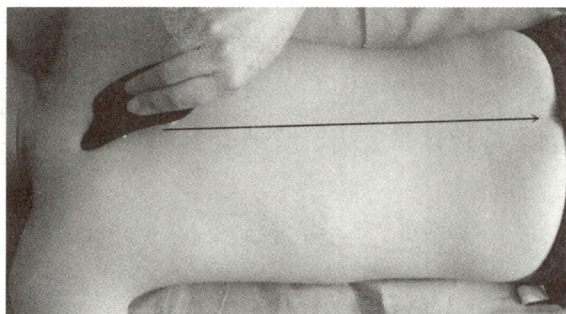

图 3-2-10　后背部刮痧

复式手法

（一）黄蜂入洞

患儿仰卧位。以一手轻扶患儿头部，使患儿头部相对固定，另一手食、中两指的指端着力，紧贴在患儿两鼻孔下缘处，以腕关节为主动，带动着力部分做反复、不间断揉动 50～100 次。见图 3-2-11。

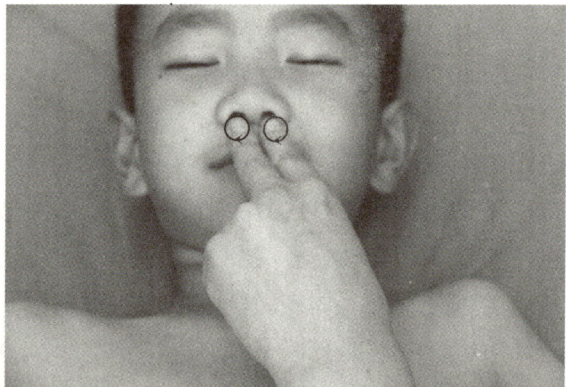

图 3-2-11　黄蜂入洞

（二）按弦搓摩

患儿取坐位，双手指交叉置于脑后。术者站于患儿身后，用两手掌面着力，轻贴在患儿两侧胁肋部，呈对称性地搓摩，并自上而下搓摩至肚角处，50～500次。见图3-2-12。

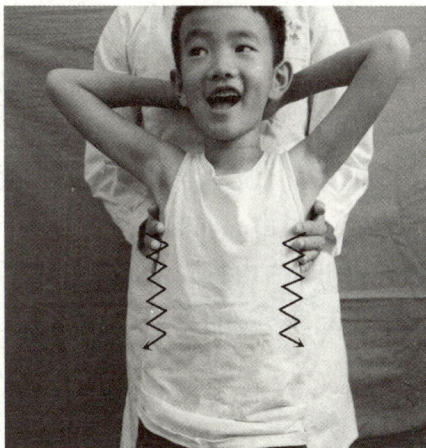

图3-2-12 按弦搓摩

（三）揉脐及龟尾并擦七节骨法

患儿仰卧位。术者坐其身旁，用一手中指或食、中、无名三指螺纹面着力揉脐（图3-2-13）；患儿俯卧位，术者再用中指或拇指螺纹面揉龟尾穴（图3-2-14）；最后再用指螺纹面自龟尾穴向上推至命门穴为补，或自命门穴向下推至龟尾穴为泻（图3-2-15）。操作100～300次。

（四）水底捞月

患儿坐位或仰卧位。术者坐其身前一侧，用一手握捏住患儿四指，将掌面向上，用冷水滴入患儿掌心，用另一手拇指螺纹面着力，紧贴患儿掌心并做旋推法，边推边用口对着掌心吹凉气，反复操作3～5分钟，见图3-2-16。

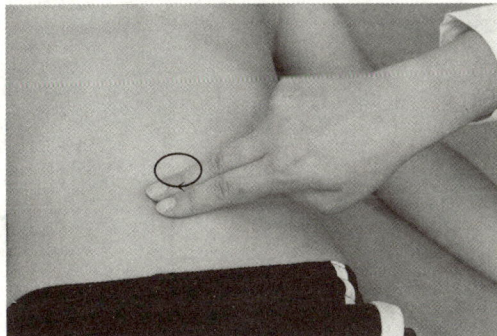

图3-2-13 揉脐

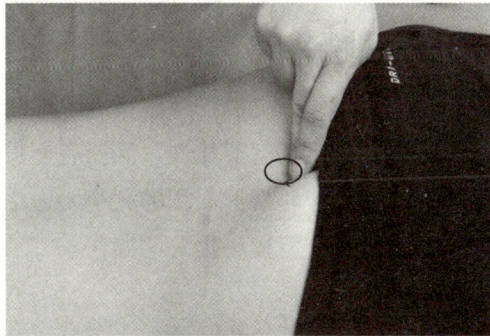

图3-2-14 揉龟尾

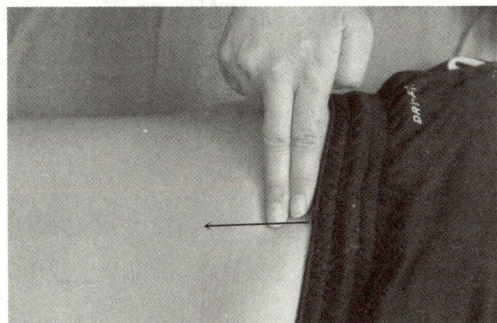

图3-2-15 擦七节骨

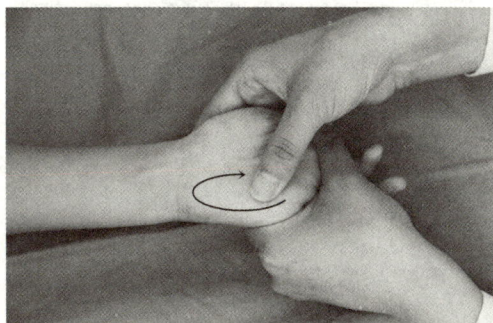

图3-2-16 水底捞月

（五）打马过天河

患儿坐位或仰卧位。术者坐其前旁，用一手捏住患儿四指，将掌心向上，用另一手的中指面运内劳宫后，再用食、中、无名指三指由总筋起沿天河水打至洪池穴，或用食、中两指沿天河水弹击至肘弯处，弹击 20 ～ 30 遍。见图 3-2-17。

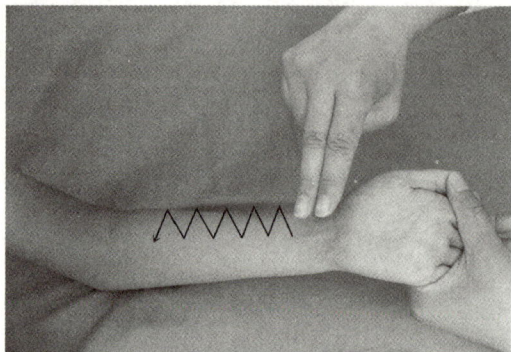

图 3-2-17　打马过天河

（六）总收法

患儿坐位。术者坐其身前一侧，用一手食指或中指螺纹面着力，先掐后按揉患儿肩井穴，见图 3-2-18；用另一手拇、食、中三指拿捏住患儿食指和无名指，屈伸患儿上肢并摇动其上肢 20 ～ 30 次。

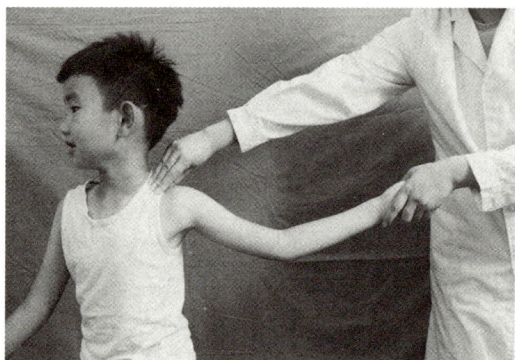

图 3-2-18　总收法

【实训要领】

单式手法

（一）捏法

1. 肩、肘关节要放松，腕指关节的活动要灵活、协调。
2. 操作时既要有节律性，又要有连贯性。
3. 注意操作时挤捏面积的大小要适中，用力要均匀。
4. 可进行"三捏一提"的操作。

（二）运法

1. 操作时，术者着力部分要轻贴体表。
2. 用力宜轻不宜重，频率宜缓不宜急，作用力仅达皮表，只在皮肤表面运动，不带动皮下组织。
3. 运法是小儿推拿中特有的操作方法，在准确定位操作穴位的基础上，轻柔和缓进行操作。
4. 操作时可配合介质。

（三）捣法

1. 前臂为动力源，腕关节放松。

2.捣击时取穴要准确，发力要稳，而且要有弹性。

（四）擦法

操作时注意直线往返运动，局部透热为度，幼儿皮肤娇嫩可配合使用介质。

（五）刮法

1.用手指进行操作时，压力要轻重适宜，宜使用介质。
2.术者以肘关节为支点，腕关节要放松灵活，动作要轻快，用力要均匀。
3.以皮肤出现紫红色瘀斑为度。
4.较小患儿皮肤柔嫩，可在被刮部位垫一轻薄的丝织品，做间接刮法。

复式手法

（一）黄蜂入洞

选取正确姿势，遵循操作规范，反复练习，使手法熟练、灵活。

（二）按弦搓摩

双手配合，速度与力度一致，反复练习，使手法熟练、灵活。

（三）揉脐及龟尾并擦七节骨法

选取正确姿势，遵循操作规范，反复练习，使手法熟练、灵活。

（四）水底捞月

选取正确姿势，操作走线正确，推动时力量平稳协调。

（五）打马过天河

选取正确姿势，弹打用力轻巧有弹性，操作走线不歪斜。

（六）总收法

手法注意轻柔和缓，以患儿能耐受为度。常为结束手法。

【实训练习】

1.将学生分为两组，互相操作。
2.选择相应体位，手部穴位选坐位，或仰卧位；胸腹部操作选择仰卧位。

3.单式手法实训时，着重练习动作协调，均匀柔和，并练习保持操作节奏，节奏应轻快而平稳。

4.复式手法实训时，着重练习手法准确性。

【随堂考核】

用抽签方式选取考核内容，两人一组互相操作，并口述手法的操作要领。

实训三　小儿推拿特定穴
——头面部、胸腹部、背腰骶部

【实训目的】

掌握小儿推拿特定穴天门、百会、坎宫、太阳、迎香、天柱、桥弓、高骨、山根、眉心、准头的定位、主治与操作。

【实训体位】

头面部操作选择仰卧位或坐位，胸腹部穴位选择仰卧位，背腰骶部穴位选俯卧位。

【实训备品】

介质，按摩床，或按摩椅。

【实训示范】

（一）头面部

1.天门

定位于两眉中间至前发际，呈一直线。操作时，两拇指自下而上交替直推 30 ～ 50 次，称开天门。有疏风解表、开窍醒脑、镇静安神的功效。见图 3-3-1。

2.百会

定位于两耳尖连线与头顶正中线的交点处。操作时，术者用拇指端按或揉，按 30 ～ 50 次，揉 100 ～ 200 次，称按百会或揉百会，具有安神镇惊、升阳举陷的功效。见图 3-3-2。

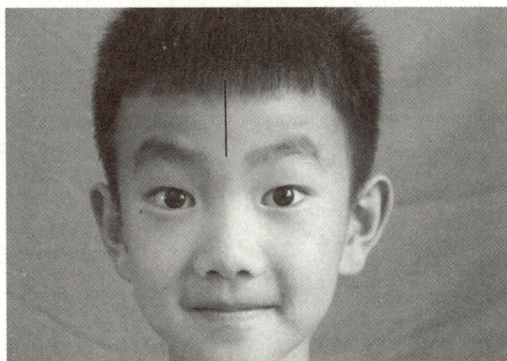

图 3-3-1　天门

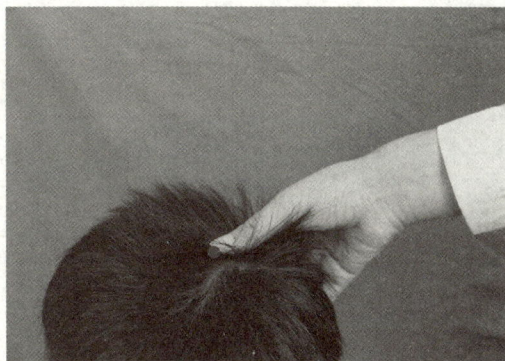

图 3-3-2　按百会

3. 高骨

定位于耳后入发际，乳突后缘高骨下凹陷中。操作时，术者用拇指或中指端揉30～50次，称揉高骨；或用两拇指运推，运30～50次，称运高骨，具有疏风解表、安神除烦的功效。见图3-3-3。

4. 坎宫

自眉心起至眉梢，呈一横线。操作时，术者用两拇指自眉心向两侧眉梢做分推30～50次，称推坎宫，具有疏风解表、醒脑明目、止头痛的功效。见图3-3-4。

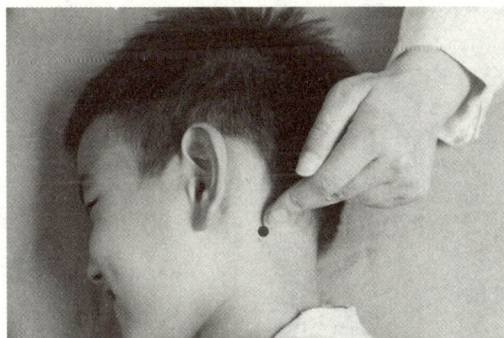

图 3-3-3　揉高骨

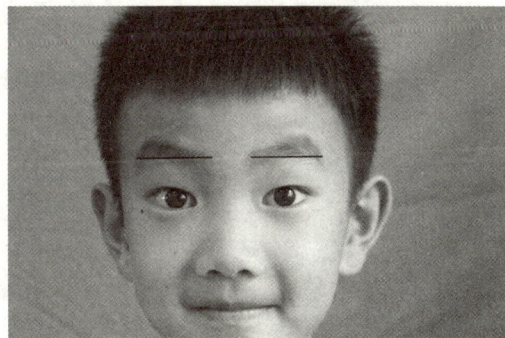

图 3-3-4　推坎宫

5. 天庭

定位于头正中线，入前发际0.5寸。操作时，术者用掐法或捣法自天庭掐（捣）至承浆；或揉约30次，称掐捣天庭，或揉天庭。具有祛风通络，镇惊安神的功效。见图3-3-5。

6. 眉心

定位于两眉内侧端连线中点处。操作时，术者用拇指甲在眉心处掐3～5次，称掐眉心；或用拇指端揉20～30次，称揉眉心。具有祛风通窍、醒脑安神的功效。见

图 3-3-6。

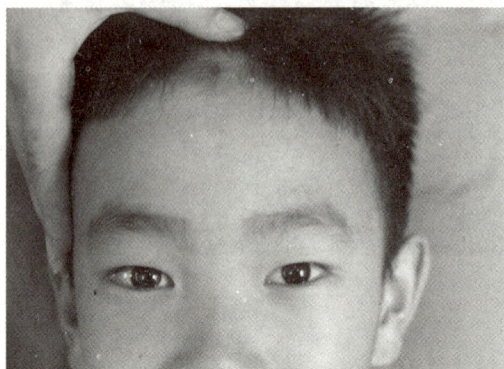

图 3-3-5 天庭

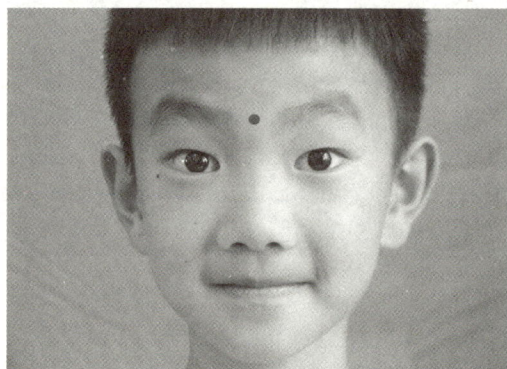

图 3-3-6 眉心

7. 山根

定位于两目内眦中间，鼻梁上低凹处。操作时，术者用拇指甲掐 3 ～ 5 次，称掐山根。具有开关窍、醒目定神的功效。见图 3-3-7。

8. 准头

定位于鼻尖端。操作时，术者用拇指甲掐 3 ～ 5 次，称掐准头。具有祛风镇惊的功效。见图 3-3-8。

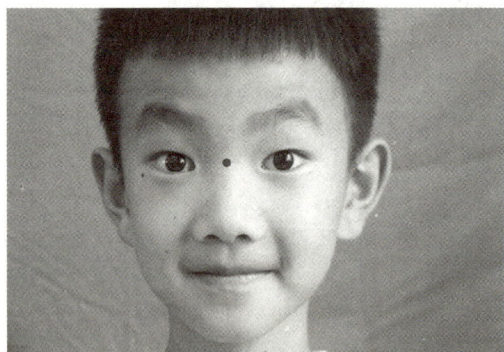

图 3-3-7 山根

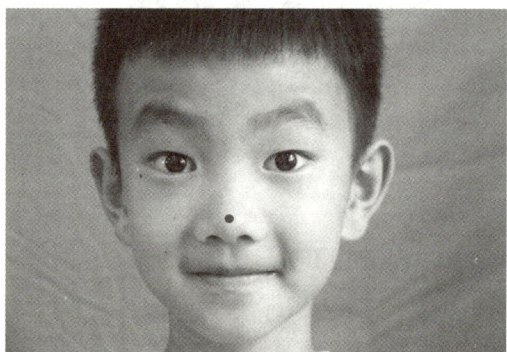

图 3-3-8 准头

9. 太阳

定位于眉后凹陷处。操作时，术者两拇指桡侧自前向后直推 30 ～ 50 次，称推太阳；或用中指端揉该穴，揉 30 ～ 50 次，称揉太阳，或运太阳，向眼方向运为补，向耳方向运为泻。具有疏风解表，清热，明目止头痛的功效。见图 3-3-9。

10. 迎香

定位于鼻翼旁开 0.5 寸，鼻唇沟中。操作时，术者用食、中二指按揉 20 ～ 30 次，称揉迎香。具有宣肺气，通鼻窍的功效。见图 3-3-10。

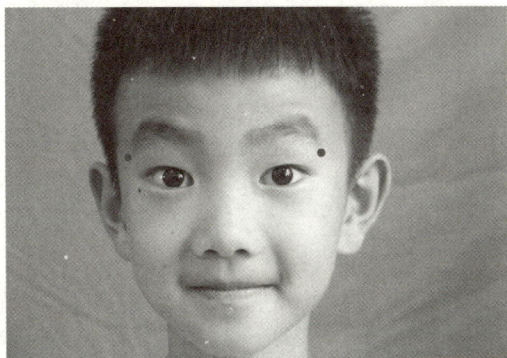

图 3-3-9　太阳

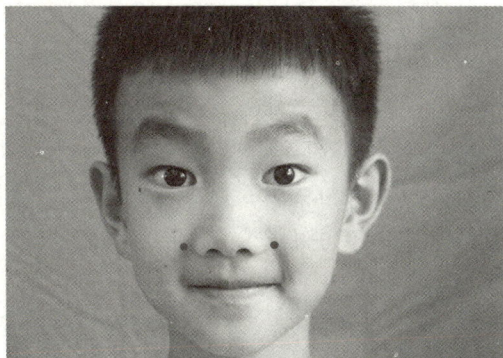

图 3-3-10　迎香

11. 天柱

项后发际正中至大椎穴，呈一直线。操作时，术者用拇指或食、中指指面自上向下直推 100 ～ 300 次，称推天柱；或用汤匙边蘸水自上向下刮，刮至皮下轻度瘀血即可，称刮天柱。具有降逆止呕，祛风散寒的功效。见图 3-3-11。

12. 桥弓

定位于在颈部两侧，耳后乳突沿胸锁乳突肌至缺盆，呈一直线。操作时术者在两侧胸锁乳突肌处揉、抹、拿，揉 30 次，抹 50 次，拿 3 ～ 5 次。具有活血化瘀消肿的功效。见图 3-3-12。

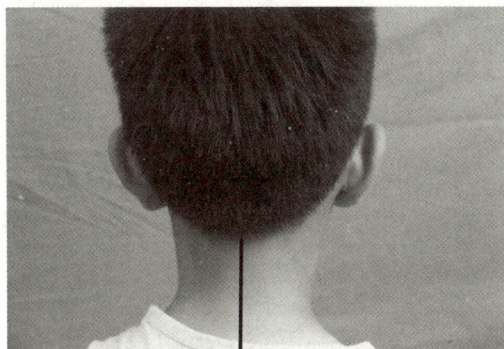

图 3-3-11　天柱

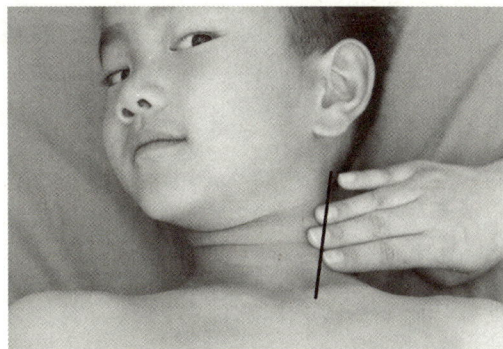

图 3-3-12　桥弓

（二）胸腹部

1. 天突

定位于胸骨上窝正中，正坐或仰头取穴。操作时，术者一手扶小儿头侧部，另一手中指端按或揉该穴 10 ～ 30 次，称按天突或揉天突；以食指或中指端微屈，向下用力点 3 ～ 5 次，称点天突；若用两手拇、食指相对捏挤天突穴，以皮下瘀血呈红紫色为度，称捏挤天突。具有理气化痰，降逆平喘，止呕的功效。见图 3-3-13。

2. 膻中

定位于两乳头连线中点，胸骨中线上，平第四肋间隙。操作时小儿仰卧，术者以中指端揉该穴 50 ～ 100 次，称揉膻中；术者以两拇指指端自穴中向两侧分推至乳头 50 ～ 100 次，称为分推膻中；用食、中指自胸骨切迹向下推至剑突 50 ～ 100 次，称为推膻中。具有宽胸理气，止咳化痰的功效。见图 3-3-14。

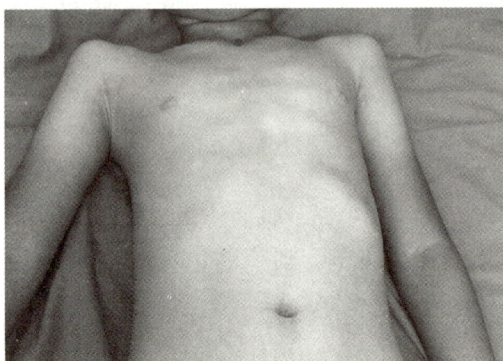

图 3-3-13　天突

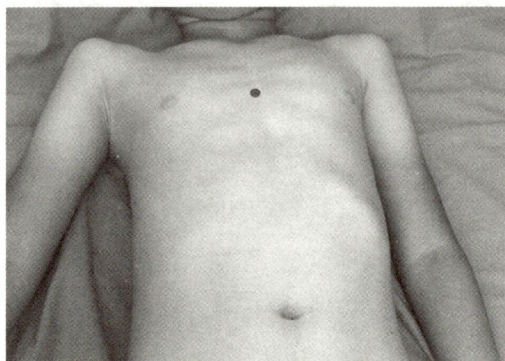

图 3-3-14　膻中

3. 乳根

定位于乳头直下 0.2 寸，平第五肋间隙。操作时术者以两手四指扶小儿两胁，再以两拇指于穴位处揉 30 ～ 50 次，称揉乳根。具有宣肺理气，止咳化痰的功效。见图 3-3-15。

4. 乳旁

定位于乳头外旁开 0.2 寸。操作时者以两手四指扶小儿两胁，再以两拇指于穴位处揉 30 ～ 50 次，称揉乳旁。具有宽胸理气，止咳化痰的功效。见图 3-3-16。

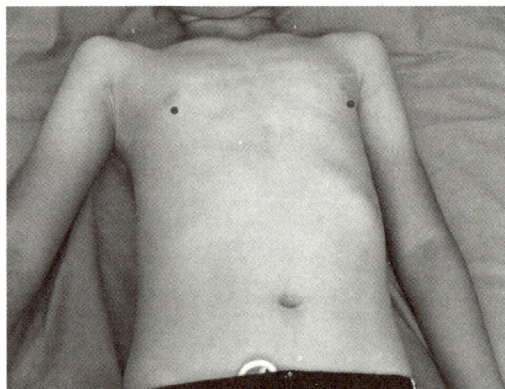

图 3-3-15　乳根

5. 胸胁

从腋下两胁至天枢穴水平处。操作时小儿正坐，术者两手掌自小儿两胁腋下搓摩至天枢穴水平处，称搓摩胁肋，又称按弦走搓摩。具有顺气化痰，除胸闷，开积聚的功效。见图 3-3-17。

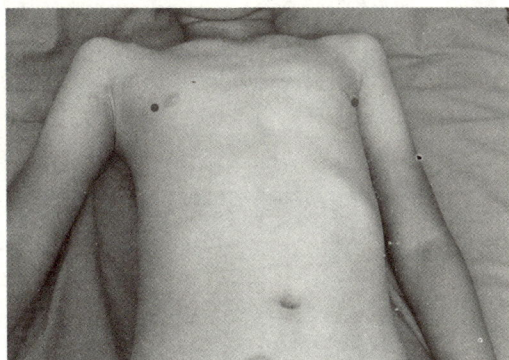

图 3-3-16 乳旁

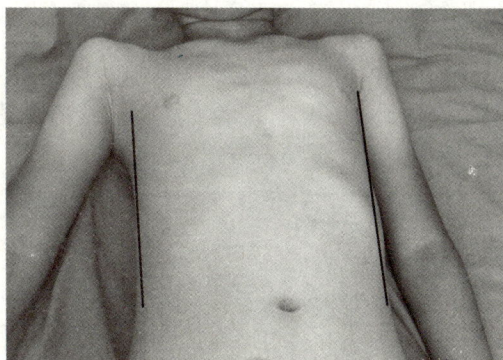

图 3-3-17 胸胁

6. 中脘

定位于前正中线，脐上 4 寸处。操作时患儿仰卧，术者用指端或掌根按揉中脘 100～300 次，称揉中脘；术者用掌心或四指摩中脘 5 分钟，称摩中脘；术者用食、中指端自中脘向上直推至喉下或自喉向下推至中脘 100～300 次，称推中脘，又称推胃脘。具有健脾和胃、消食和中的功效。见图 3-3-18。

7. 腹

定位于腹部。操作时患儿仰卧，术者用两拇指指端沿肋弓角边缘，或自中脘至脐，向两旁分推 100～200 次，称分推腹阴阳；术者用掌面或四指摩腹 5 分钟，称摩腹，逆时针摩为补，顺时针摩为泻，往返摩之为平补平泻。具有消食、理气、降气的功效。见图 3-3-19。

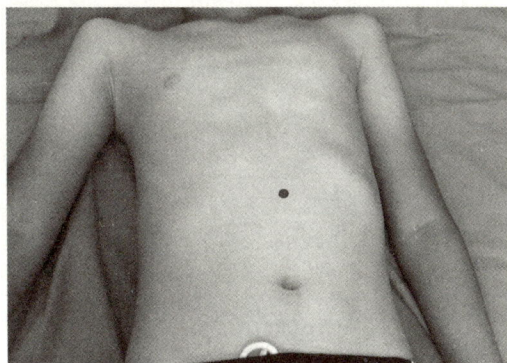

图 3-3-18 中脘

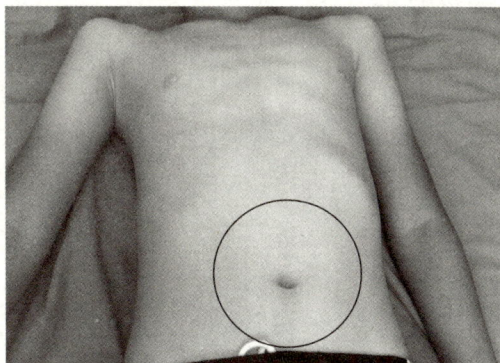

图 3-3-19 腹

8. 脐

定位于肚脐中。操作时患儿仰卧，术者用中指端或掌根揉 100～300 次，用拇指和食、中二指抓住肚脐抖揉 100～300 次，均称为揉脐；术者用掌或指摩，称摩脐。具有温阳散寒、补益气血、健脾和胃、消食导滞的功效。见图 3-3-20。

9. 天枢

定位于脐旁 2 寸。操作时患儿仰卧位，术者用食、中指端按揉左右二穴 50 ～ 100 次，称揉天枢。具有疏调大肠、理气消滞的功效。见图 3-3-21。

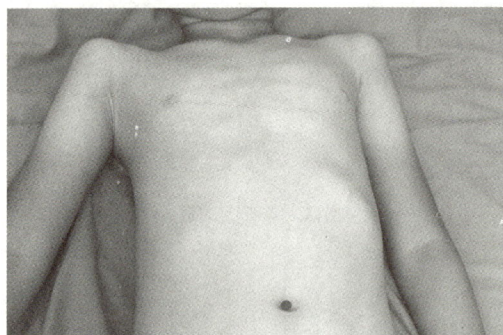
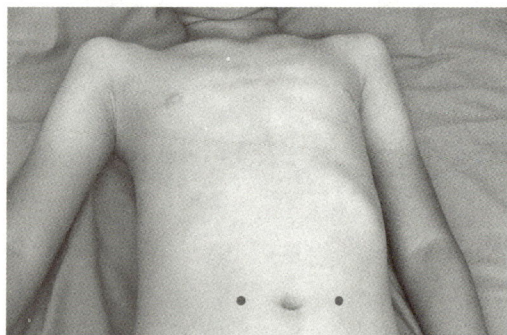

图 3-3-20　脐　　　　　　　　　　　图 3-3-21　天枢

10. 丹田

定位于小腹部，脐下 2 ～ 3 寸。操作时患儿仰卧，以掌摩该穴处 2 ～ 3 分钟，称摩丹田；用拇指或中指端揉 100 ～ 300 次，称揉丹田。具有培肾固本、温补下元、泌别清浊的功效。见图 3-3-22。

11. 肚角

定位于脐下 2 寸（石门）旁开 2 寸之大筋。操作时患儿仰卧，术者用拇、食、中三指深拿 3 ～ 5 次，称拿肚角；术者用中指端按穴处 3 ～ 5 次，称按肚角。具有健脾和胃，理气消滞的功效。见图 3-3-23。

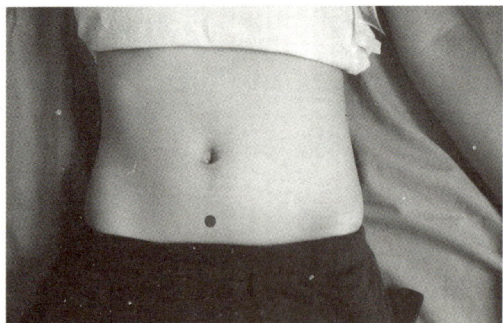
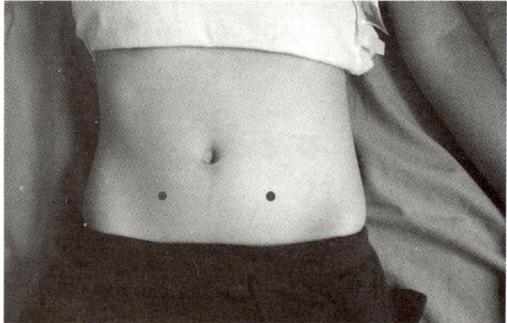

图 3-3-22　丹田　　　　　　　　　　图 3-3-23　肚角

（三）背腰骶部

1. 肩井

在肩上，督脉大椎穴与肩峰连线中点的筋肉处。操作时患儿取坐位，术者双手拇指与食、中两指相对着力，稍用力，做一紧一松交替提拿该处筋肉3～5次，称为拿肩井；以拇指指端或中指指端着力，稍用力按压该处10～30次，称按肩井；以拇指螺纹面或中指螺纹面着力，揉动10～30次，称揉肩井。若一边揉肩井，一边屈伸其上肢，即为复式操作法中的总收法。具有宣通气血、解表发汗、通窍行气的功效。见图3-3-24。

2. 大椎

在后正中线，当第七颈椎棘突与第一胸椎棘突之间凹陷处。操作时，用拇指或中指指端按压大椎30～50次，称按大椎；用拇指、中指指端或螺纹面，或掌根着力，揉动大椎30～50次，称揉大椎；用双手拇指与食指对称着力，用力将大椎穴周围的皮肤捏起，进行挤捏，至局部皮肤出现紫红瘀斑为度，称捏挤大椎；用汤匙或钱币之光滑边缘蘸水或油，在大椎穴上下刮之，以局部皮肤出现紫红瘀斑为度，称刮大椎。具有清热解表，通经活络的功效。见图3-3-25。

3. 风门

在第二胸椎棘突下，督脉旁开1.5寸处。属足太阳膀胱经。操作时用拇指端或螺纹面，或食、中两指的指端与螺纹面着力，在一侧或两侧风门穴上做按法或揉法20～50次，称按风门、揉风门。具有解表通络的功效。见图3-3-26。

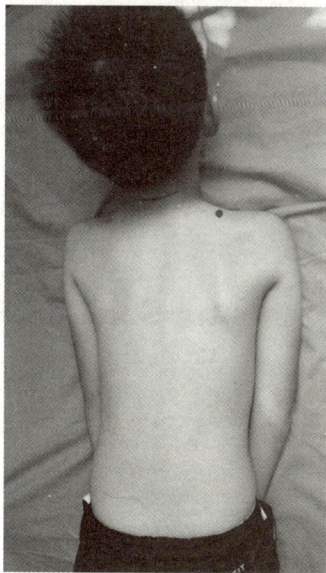

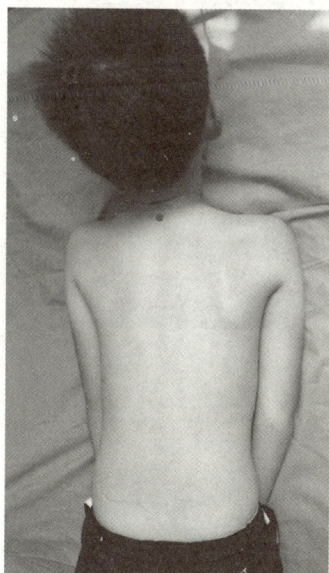

图3-3-24　肩井　　　　　图3-3-25　刮大椎　　　　　图3-3-26　风门

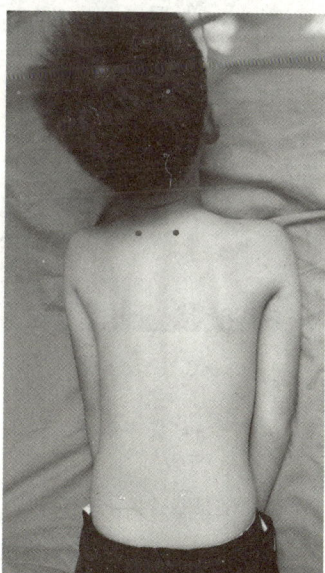

4. 肺俞

在第三胸椎棘突下，督脉旁开1.5寸处，属足太阳膀胱经。操作时，以两手拇指或一手之食、中两指的指端或螺纹面着力，同时在两侧肺俞穴上揉动50～100次，称揉肺俞；以两手拇指螺纹面着力，同时从两侧肩胛骨内上缘自上而下推动 100 ～ 300 次，称推肺俞或称分推肩胛骨；以食指、中指、无名指三指指面着力，擦肺俞部至局部发热，称擦肺俞。具有益气补肺、止咳化的功效。见图 3-3-27。

5. 脾俞

在第十一胸椎棘突下，督脉旁开 1.5 寸处，属足太阳膀胱经。操作时，以拇指螺纹面着力，在一侧或两侧脾俞穴上揉动 50 ～ 100 次，称揉脾俞。具有健脾和胃、消食祛湿的功效。见图 3-3-28。

6. 肾俞

在第二腰椎棘突下，督脉旁开 1.5 寸处，属足太阳膀胱经。操作时，以拇指螺纹面着力，在肾俞穴上揉动 50 ～ 100 次，称揉肾俞。具有滋阴壮阳、补益肾元的功效。见图 3-3-29。

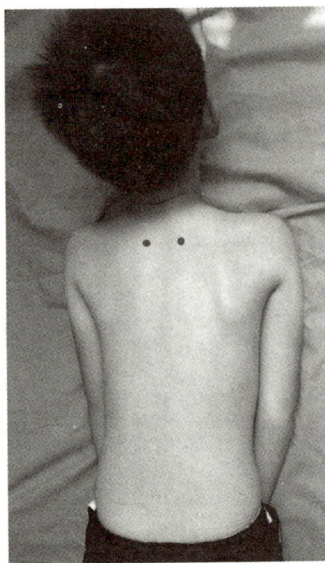

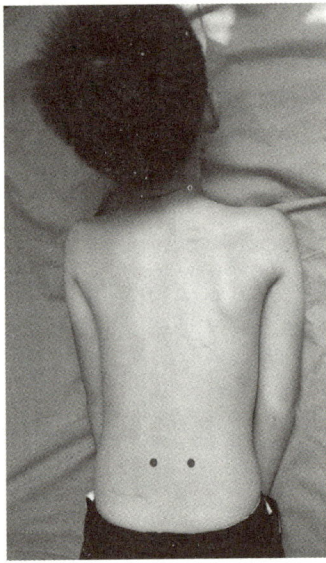

图 3-3-27　肺俞　　　　　　图 3-3-28　揉脾俞　　　　　　图 3-3-29　肾俞

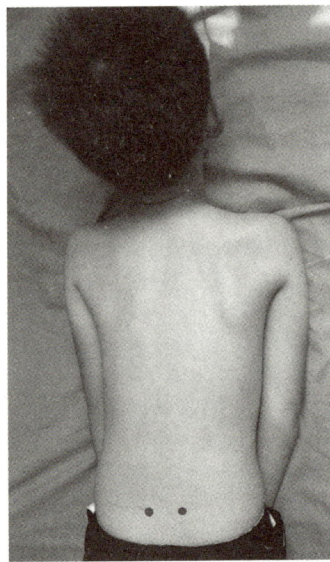

7. 七节骨

从第四腰椎至尾椎骨端，呈一直线。操作时有推上七节骨与推下七节骨之分。以拇指螺纹面桡侧或食指、中指两指螺纹面着力，自下向上做直推法 100 ～ 300 次，称推上七节骨；若自上向下做直推法 100 ～ 300 次，称推下七节骨。具有温阳止泻、泻热通便的功效。见图 3-3-30。

8. 龟尾

在尾椎骨端。操作时以拇指端或中指端着力，在龟尾穴上揉动 100 ～ 300 次，称揉龟尾；用拇指爪甲掐 3 ～ 5 次，称掐龟尾。具有通调督脉、调理大肠的功效。

见图 3-3-31。

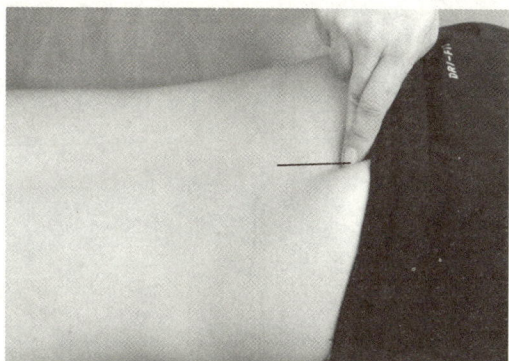

图 3-3-30　七节骨

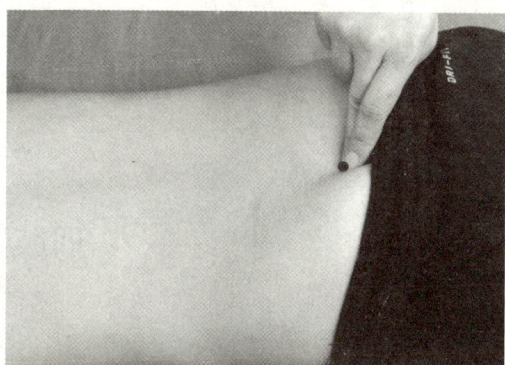

图 3-3-31　龟尾

9. 脊柱

在后正中线上，自第一胸椎至尾椎端，呈一直线。操作时以食指、中指两指螺纹面着力，自上而下在脊柱穴上做直推法 100～300 次，称推脊；以拇指与食、中两指呈对称着力，自龟尾开始，双手一紧一松交替向上挤捏推进至第一胸椎处，反复操作 3～7 遍，称捏脊；以拇指螺纹面着力，自第一胸椎向下依次按揉脊柱骨至尾椎端 3～5 遍，称按脊。具有调阴阳、和脏腑、理气血、通经络的功效。见图 3-3-32。

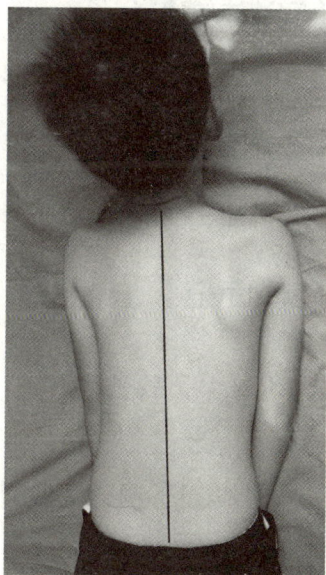

图 3-3-32　脊柱

【实训练习】

1. 教师示教

教师演示穴位操作，学生仔细观察、模仿，提出问题，教师解答。

2. 人体练习

将学生分为两组，将穴位分为五个一组，共六组。学生互相操作，边操作边口述定位及主治。每组练习 10 分钟，教师从旁指导，纠正错误，达到动作标准而熟练。

3. 注意事项

穴位实训时，首先确定定位，再配合手法练习。练习要保持操作节奏，使节奏轻快而平稳。

【随堂考核】

抽签进行，回答定位主治，并进行操作。

实训四　小儿推拿特定穴

四肢部（一）

【实训目的】

掌握小儿推拿上肢部特定穴的定位、主治与操作。

【实训体位】

上肢部穴位选坐位或仰卧位、下肢部操作选择仰卧位。

【实训备品】

介质，按摩床，或按摩椅。

【实训示范】

（一）上肢部穴位

1. 脾经

定位于拇指末节螺纹面或拇指桡侧缘，由指尖至指根，呈一直线。操作分为补脾经与清脾经两种，每种操作又可分为旋推法与直推法两种方式。见图3-4-1。

（1）补脾经：旋推法——术者一手持小儿拇指以固定，另一手以拇指螺纹面旋推小儿拇指螺纹面；直推法——将小儿拇指屈曲，以拇指端自小儿拇指桡侧缘由指尖向指根方向直推100～500次。

（2）清脾经：旋推法——术者一手持小儿拇指以固定，另一手以拇指从指尖向指根方向直推小儿拇指螺纹面；直推法——术者一手持小儿拇指，使其伸直以固定，另一手以拇指指端自小儿拇指桡侧

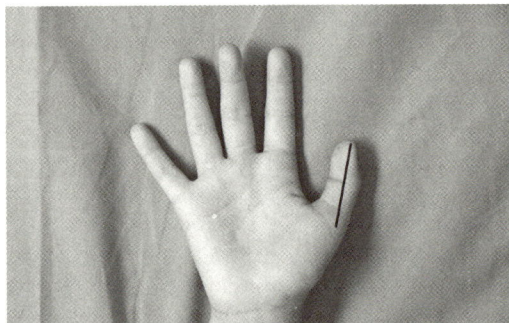

图3-4-1　脾经

缘由指根向指尖方向直推 100 ～ 500 次。

（3）清补脾经：往返推为平补平泻。

补脾经、清脾经、清补脾经统称为推脾经。补脾经：健脾胃，补气血；清脾经：清热利湿，化痰止呕；清补脾经：和胃消食，增进食欲。

2. 胃经

在拇指掌面近掌端第一节或大鱼际桡侧缘赤白肉际处，由掌根至拇指根，呈一直线。见图 3-4-2。

（1）补胃经：术者一手持小儿拇指以固定，另一手以拇指螺纹面或拇指端自小儿大鱼际桡侧缘从指根向掌根方向直推 100 ～ 500 次。

（2）清胃经：术者一手持小儿拇指以固定，另一手以拇指螺纹面或拇指端自小儿近掌端第一节从指间关节向指根方向直推；或另一手以拇指端自小儿大鱼际桡侧缘从掌根向拇指根方向直推 100 ～ 500 次。

补胃经和清胃经统称推胃经。补胃经可健脾胃，助运化；清胃经可清热化湿，和胃降逆，除烦止渴。

3. 少商

拇指桡侧指甲角旁约 0.1 寸，属手太阴肺经。操作时术者一手持小儿拇指以固定，另一手以拇指甲掐穴位处，掐 3 ～ 5 次，称掐少商，具有清热利咽，开窍的功效。见图 3-4-3。

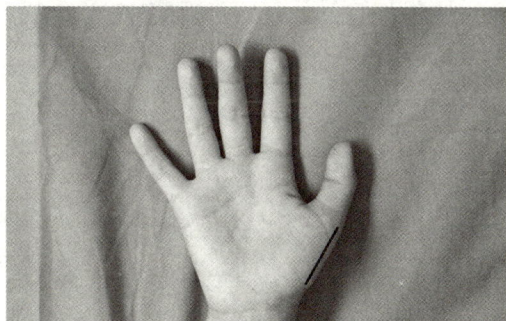

图 3-4-2　胃经

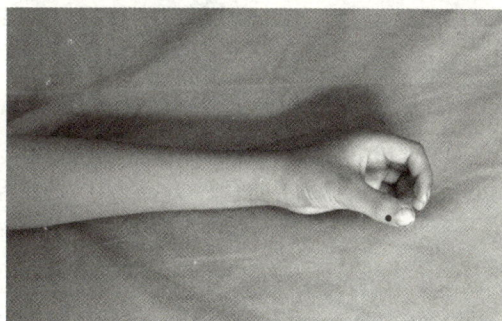

图 3-4-3　少商

4. 肝经

定位于食指末节螺纹面或食指掌面，由指尖至指根，呈一直线。操作分为补肝经与清肝经两种，每种操作又可分为旋推法与直推法两种方式。见图 3-4-4。

（1）补肝经：旋推法——术者以一手持小儿食指以固定，另一手以拇指螺纹面旋推小儿食指螺纹面；直推法——沿整个食指掌面自指尖推向指根 100 ～ 500 次。

（2）清肝经：旋推法——术者一手持小儿食指以固定，另一手以拇指端自食指尖向指根方向直推食指螺纹面；直推法——沿整个食指掌面自指根推向指尖100～500次。

补肝经和清肝经统称为推肝经，具有平肝泻火，息风镇惊，解郁除烦的功效。

5. 心经

定位于中指末节螺纹面或中指掌面，由指尖至指根，呈一直线。操作分为补心经与清心经两种，每种操作又可分为旋推法与直推法两种方式。见图 3-4-5。

（1）补心经：旋推法——术者以一手持小儿中指以固定，另一手以拇指螺纹面旋推小儿中指螺纹面；直推法——沿整个中指掌面自指尖推向指根 100～500 次。

（2）清心经：旋推法——术者一手持小儿中指以固定，另一手以拇指指端自中指尖向指根方向直推中指螺纹面；直推法——沿整个中指掌面自指根推向指尖 100～500 次。

补心经和清心经统称为推心经，具有清热退心火的功效。

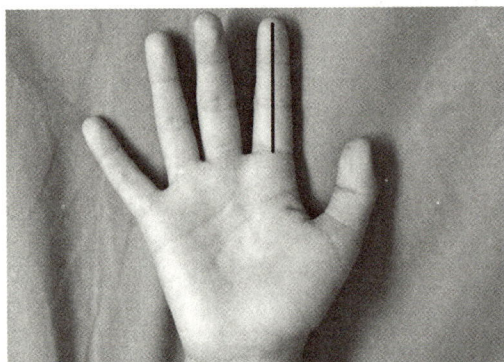
图 3-4-4　肝经

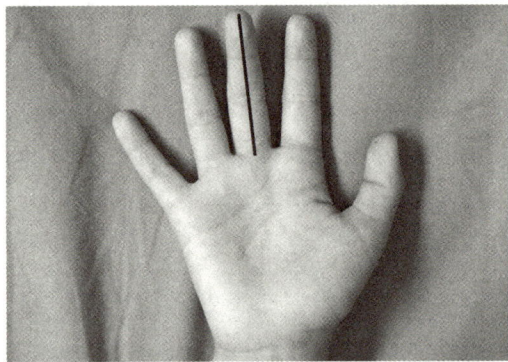
图 3-4-5　心经

6. 肺经

无名指末节螺纹面或无名指掌面，由指尖至指根，呈一直线。操作分为补肺经与清肺经两种，每种操作又可分为旋推法与直推法两种方式。见图 3-4-6。

（1）补肺经：旋推法——术者一手持小儿无名指以固定，另一手以拇指螺纹面旋推小儿无名指末节螺纹面；直推法——沿整个无名指掌面自指尖推向指根 100～500 次。

（2）清肺经：旋推法——术者一手持小儿无名指以固定，另一手以拇指指端自无名指尖向指根方向直推无名指螺纹面；直推法——沿整个无名指掌面自指根推向指尖100～500 次。

补肺经和清肺经统称为推肺经。补肺经可补肺气。清肺经可宣肺清热，疏风解表，止咳化痰。

7. 肾经

小指末节螺纹面或小指掌面稍偏尺侧，由指尖至指根，呈一直线。操作分为补心经与清心经两种，每种操作又可分为旋推法与直推法两种方式。见图 3-4-7。

（1）补肾经：旋推法——术者以一手持小儿小指以固定，另一手以拇指螺纹面旋推小儿小指末节螺纹面；直推法——沿整个小指掌面自指根直推向指尖100～500次。

（2）清肾经：旋推法——术者一手持小儿小指以固定，另一手以拇指指端自小指指尖向指根方向直推小指螺纹面；直推法——沿整个小指掌面自指尖直推向指根100～500次。

补肾经和清肾经统称为推肾经。补肾经可补肾益脑，温养下元。清肾经可清利下焦湿热。

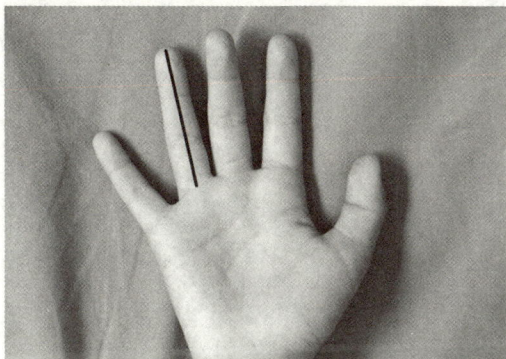

图 3-4-6　肺经

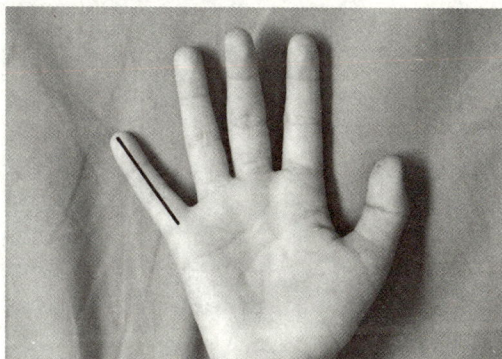

图 3-4-7　肾经

8. 五经

拇指、食指、中指、无名指、小指末节螺纹面，即脾、肝、心、肺、肾五经。操作时术者一手夹持小儿五指以固定，另一手以拇指或中指端自小儿拇指尖至小指尖做运法，或用拇指甲逐一掐揉，运50～100次，掐揉各3～5次，称运五经和掐揉五经。具有健脾、疏肝、宁心、润肺、温肾的作用。见图3-4-8。

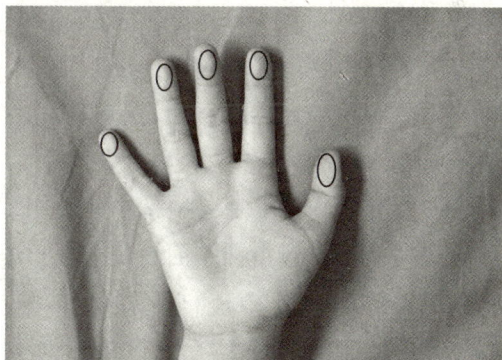

图 3-4-8　五经

9. 四横纹

掌面食指、中指、无名指、小指近侧指间关节横纹处。操作时术者一手持小儿四指以固定，另一手拇指甲自食指横纹至小指横纹依次掐3～5次，称掐四横纹；或一手将患儿四指并拢，用另一手拇指螺纹面从小儿食指横纹处推向小指横纹处，推100～300次，称推四横纹。掐四横纹具有退热除烦，散瘀结的作用。推四横纹具有调中行气、和气血、清胀满的作用。见图3-4-9。

10. 小横纹

掌面食指、中指、无名指、小指掌指关节横纹处。操作时术者一手持小儿四指以固定，另一手拇指甲自食指横纹至小指横纹依次掐 3～5 次，称掐小横纹；或一手将患儿四指并拢以固定，用另一手拇指桡侧从食指横纹处推向小指横纹处，推 100～150 次，称推小横纹。掐小横纹退热，具有消胀散结的作用。推小横纹具有治疗肺部干性啰音的作用。见图 3-4-10。

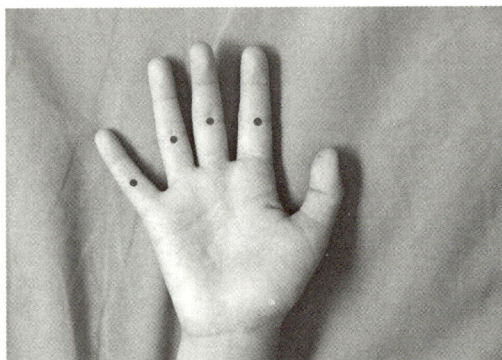

图 3-4-9　四横纹

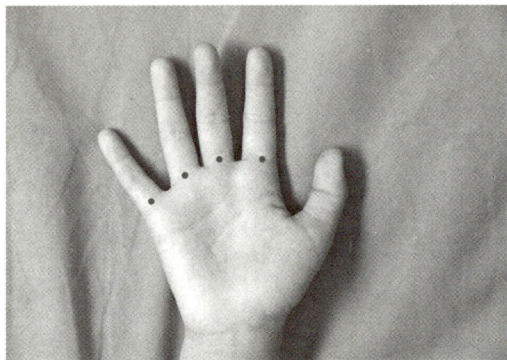

图 3-4-10　小横纹

11. 大肠

食指桡侧缘，自食指尖至虎口，呈一直线。

（1）补大肠：术者一手持小儿食指以固定，另一手以拇指螺纹面自小儿食指尖直推向虎口 100～500 次，称补大肠。

（2）清大肠：术者一手持小儿食指以固定，另一手以拇指螺纹面自小儿虎口推向食指尖 100～500 次，称清大肠。

补大肠和清大肠统称为推大肠。补大肠可涩肠固脱，温中止泄。清大肠可清利肠腑，除湿热，导积滞。见图 3-4-11。

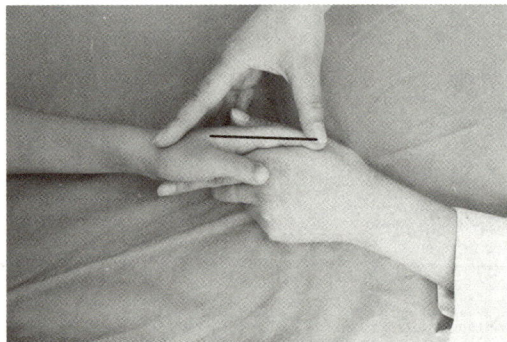

图 3-4-11　大肠

12. 小肠

小指尺侧边缘，自指尖至指根，呈一直线。

（1）补小肠：术者以一手持小儿小指以固定，另一手以拇指螺纹面自小儿指尖推向指根 100～500 次。

（2）清小肠：术者以一手持小儿小指以固定，另一手以拇指螺纹面由小儿指根推向指尖 100～500 次。

补小肠和清小肠统称为推小肠。补小肠可温补下焦。清小肠可清利下焦湿热，泌清别浊。见图 3-4-12。

13. 肾顶

定位于小指顶端。操作时，术者一手持小儿小指以固定，另一手中指或拇指端按揉小儿小指顶端 100 ～ 500 次，称揉肾顶。具有收敛元气，固表止汗的功效。见图 3-4-13。

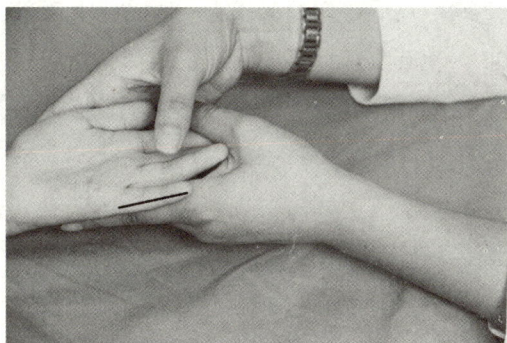

图 3-4-12　小肠

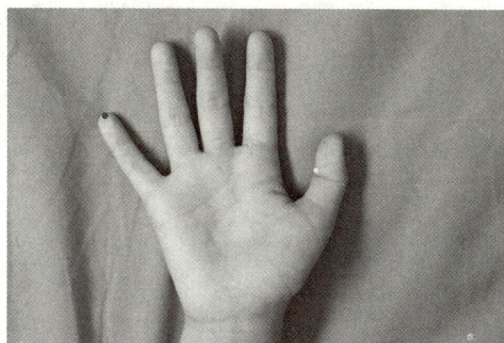

图 3-4-13　肾顶

14. 肾纹

定位于手掌面，小指远侧指间关节横纹处。操作时，术者一手持小儿小指以固定，另一手中指或拇指端按揉小儿小指远侧指间关节横纹处，揉 100 ～ 500 次，称揉肾纹具有祛风明目、散瘀结的功效。见图 3-4-14。

15. 掌小横纹

定位于掌面小指根下，尺侧掌纹头。操作时，术者一手持小儿手掌，另一手中指或拇指端按揉小儿小指根下尺侧掌纹头，揉 100 ～ 500 次，称揉掌小横纹。具有清热散结、宽胸宣肺、化痰止咳的功效。见图 3-4-15。

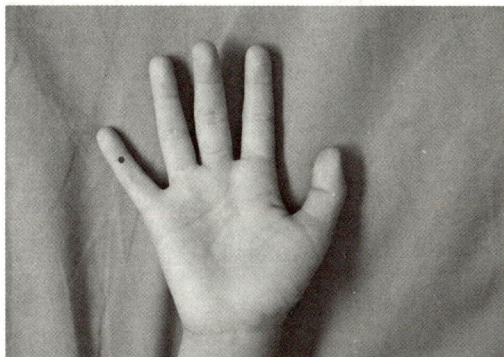

图 3-4-14　肾纹

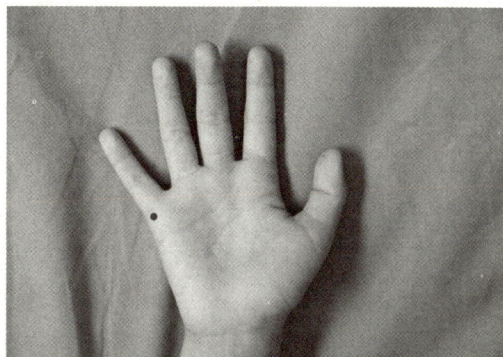

图 3-4-15　掌小横纹

16. 板门

定位于手掌大鱼际平面。操作时，术者以一手持小儿手部以固定，另一手拇指端揉小儿大鱼际平面，揉 50 ~ 100 次，称揉板门或运板门；用推法自指根推向腕横纹 100 ~ 300 次，称板门推向横纹；反向推 100 ~ 300 次，称横纹推向板门。揉板门具有健脾和胃、消食化滞的功效；板门推向横纹具有健脾止泻的功效；横纹推向板门具有和胃降逆的功效。见图 3-4-16。

17. 内劳宫

定位于掌心中，屈指时中指端与无名指端之间中点。操作时，术者一手持小儿手部以固定，另一手以拇指端或中指端揉内劳宫 100 ~ 300 次，称揉内劳宫；用拇指指腹自小指根运推，经掌小横纹、小天心至内劳宫止，运 10 ~ 30 次，称运内劳宫。揉内劳宫可清热除烦。运内劳宫可清心肾两经虚热。见图 3-4-17。

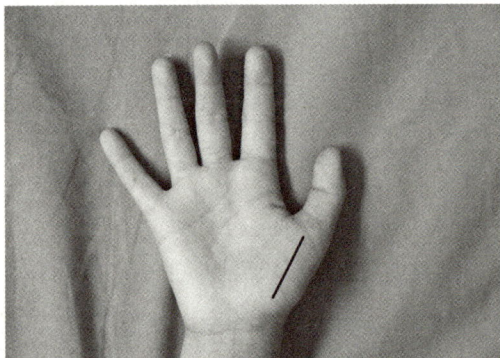

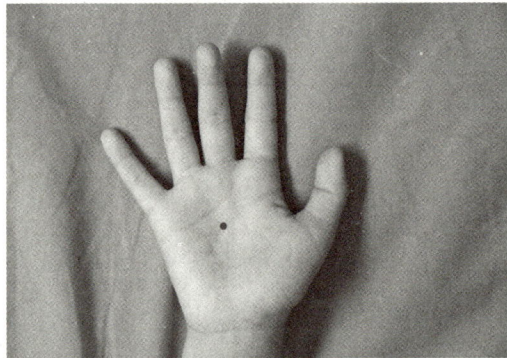

图 3-4-16　板门　　　　　　　　　　　　　图 3-4-17　内劳宫

18. 内八卦

定位于手掌面，以掌心为圆心，从圆心至中指根横纹的 2/3 处为半径做一圆周，八卦穴即在此圆周上。操作时术者一手持小儿四指以固定，掌心向上，拇指按定离卦，另一手食、中二指夹持小儿拇指，拇指自乾卦运至兑卦，运 100 ~ 500 次，称顺运内八卦；若从兑卦运至乾卦，运 100 ~ 500 次，称逆运内八卦（运至离宫时，应从拇指上运过，否则恐动心火）；根据症状，可按方位分运，运 100 ~ 200 次，称分运八卦。顺运内八卦可宽胸理气，止咳化痰。逆运内八卦可降气平喘，行滞消食。见图 3-4-18。

19. 小天心

定位于大小鱼际交接处凹陷中。操作时，术者一手持小儿四指以固定，掌心向上，另一手中指端揉小天心 100 ~ 150 次，称揉小天心；以拇指甲掐小天心 3 ~ 5 次，称掐小天心；用中指尖或屈曲的指间关节捣小天心 10 ~ 30 次，称捣小天心。揉小天心可清热、镇惊、利尿、明目。掐、捣小天心可镇惊安神。见图 3-4-19。

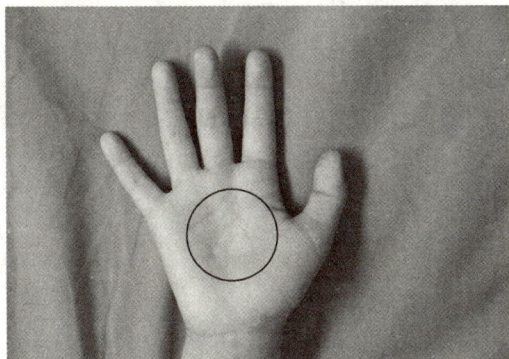

图 3-4-18　内八卦

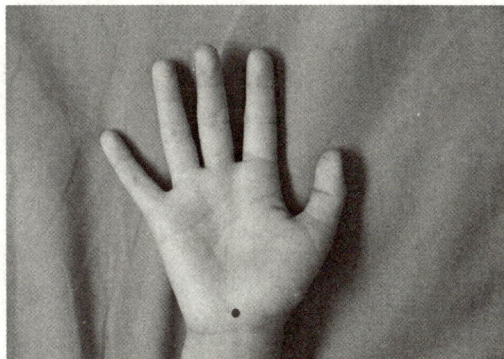

图 3-4-19　小天心

【实训练习】

1. 教师示教

教师演示穴位操作，学生仔细观察、模仿，提出问题，教师解答。

2. 人体练习

将学生分为两组，将穴位分为五个一组，共六组。学生互相操作，边操作边口述定位及主治，每组练习十分钟，教师从旁指导，纠正错误，达到动作标准而熟练。

3. 注意事项

实训时，首先确定穴位的定位，再配合手法练习。练习应保持操作节奏，使节奏轻快而平稳。

【随堂考核】

抽签进行，学生回答定位、主治，并进行操作。

实训五　小儿推拿特定穴

四肢部（二）

【实训目的】

掌握小儿上肢部及下肢部推拿特定穴的定位、主治与操作

【实训体位】

上肢部穴位选坐位或仰卧位、下肢部穴位操作选择仰卧位。

【实训备品】

介质，按摩床，或按摩椅。

【实训示范】

（一）上肢部

1. 大横纹

定位于仰掌，掌后横纹。近拇指端称阳池，近小指端称阴池。操作时术者两手相对挟持小儿手部，两拇指置小儿掌后横纹中央。由总筋向两旁分推，推 30 ～ 50 次，称分推大横纹，亦称分阴阳；自两侧向总筋合推，推 30 ～ 50 次，称合阴阳。具有祛风明目、散瘀结的功效。见图 3-5-1。

2. 总筋

定位于掌后腕横纹中点。操作时术者一手持小儿四指以固定，另一手拇指端按揉掌后腕横纹中点 100 ～ 300 次，称揉总筋；用拇指甲掐 3 ～ 5 次，称掐总筋。揉总筋具有清心经热，散结止痉，通调周身气机的作用。掐总筋具有镇惊止痉的作用。见图 3-5-2。

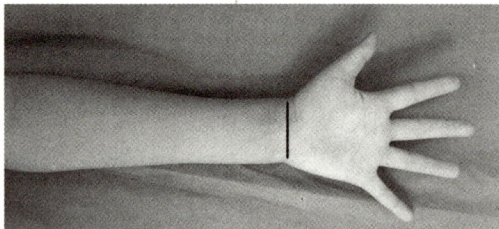 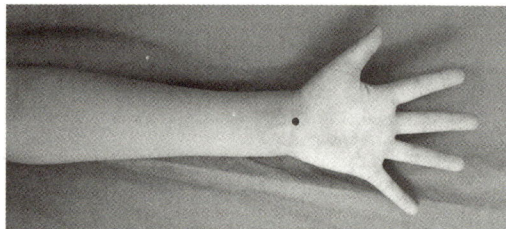

图 3-5-1　大横纹　　　　　　　　　　图 3-5-2　总筋

3. 列缺

定位于在桡骨茎突上方，腕横纹上 1.5 寸。操作时，术者一手持小儿手部，掌背向上，另一手用拇指甲掐穴处；或拇指、食指拿穴处，掐 3 ～ 5 次，拿 5 ～ 10 次，称掐列缺、拿列缺。具有宣肺散邪、醒脑开窍的功效。见图 3-5-3。

4. 三关

定位于前臂桡侧缘，自阳池至曲池，呈一直线。操作时，术者一手握持小儿手部，另一手以拇指桡侧缘或食指、中指指面自腕横纹推向肘横纹，推 100 ～ 500 次，称推三关；屈小儿拇指，自拇指外侧端推向肘横纹称为大推三关。具有温阳散寒、补气行气、发汗解表的功效。见图3-5-4。

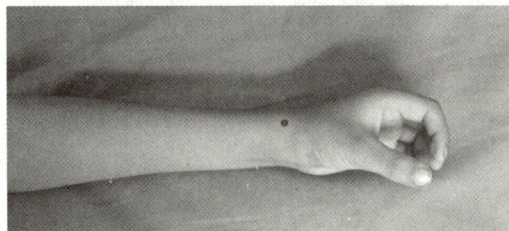

图 3-5-3　列缺

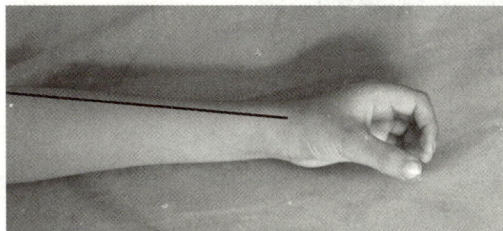

图 3-5-4　三关

5. 天河水

定位于前臂正中，自总筋至洪池，呈一直线。操作时，术者一手持小儿手部，另一手食指、中指指面自腕横纹推向肘横纹 100 ～ 500 次，称清（推）天河水。具有清热解表、泻火除烦的功效。见图3-5-5。

6. 六腑

定位于前臂尺侧，自阴池至肘肘，呈直线。操作时，术者一手持小儿腕部以固定，另一手拇指或食指、中指面自肘横纹推向腕横纹，推 100 ～ 500 次，称退六腑或推六腑。具有清热凉血解毒的功效。见图3-5-6。

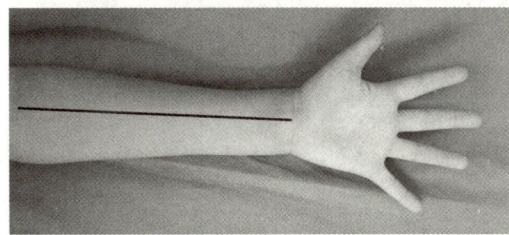

图 3-5-5　天河水

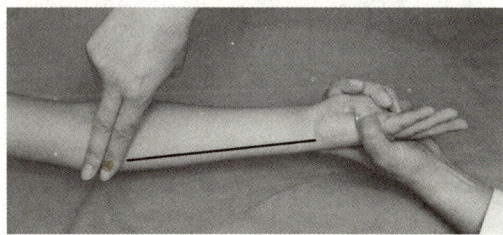

图 3-5-6　六腑

7. 洪池

定位于仰掌，肘部微屈，当肱二头肌腱内侧。操作时，术者一手拇指按穴位上，另一手拿小儿四指摇之，摇 5 ～ 10 次，称按摇洪池。具有调和气血、通调经络的作用。见图3-5-7。

8. 曲池

定位于肘横纹外侧纹头与肱骨外上髁连线的中点。操作时，先使小儿屈肘，术者一手托住其腕部不动，另一手握住小儿之肘部，以拇指甲掐之，继以揉之，掐揉 30 ～ 50 次，称掐揉曲池。具有解表退热利咽的作用。见图3-5-8。

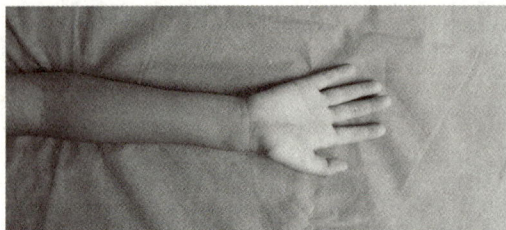

图 3-5-7　洪池

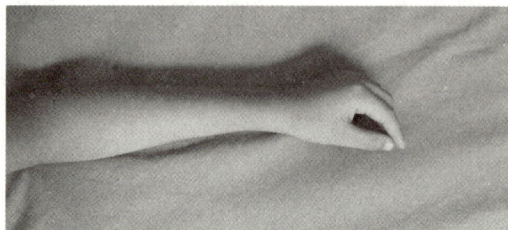

图 3-5-8　曲池

9. 十王

定位于十指尖指甲内赤白肉际处。操作时，术者一手握小儿手部，使手掌向外，手指向上，另一手拇指甲先掐小儿中指，然后逐指掐之，各掐 3 ～ 5 次；或醒后即止，称掐十王。具有清热、醒神、开窍的作用。见图 3-5-9。

10. 老龙

定位于中指甲根后 0.1 寸处。操作时，术者一手握持小儿手部，另一手以拇指甲掐小儿中指甲根后 0.1 寸处，掐 3 ～ 5 次；或醒后即止，称掐老龙。具有醒神开窍的功效。见图 3-5-10。

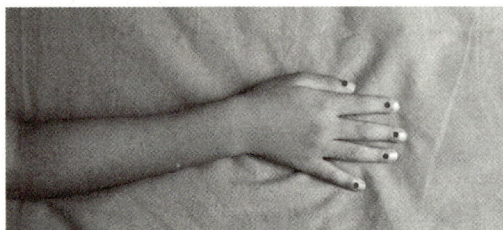

图 3-5-9　掐十王

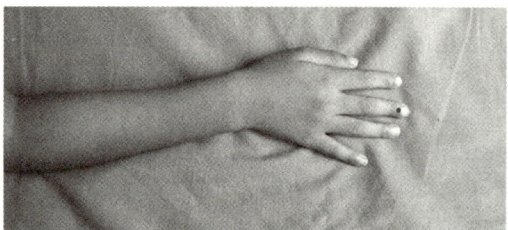

图 3-5-10　掐老龙

11. 端正

定位于中指甲根两侧赤白肉际处。桡侧称左端正，尺侧称右端正。操作时，术者一手握持小儿手部，另一手以拇指甲掐或用拇指螺纹面揉，掐 5 次，揉 50 次，称掐揉端正。揉右端正可降逆止呕。揉左端正可升提中气，止泻。掐端正可醒神开窍，止血。见图 3-5-11。

12. 五指节

定位于掌背五指近侧指间关节。操作时，术者手握小儿手部，使掌面向下，另一手拇指甲由小指或从拇指依次掐之，继以揉之，各掐 3 ～ 5 次，揉 30 ～ 50 次，称掐揉五指节；以拇、食指揉搓 30 ～ 50 次，称揉五指节。具有安神镇惊、祛风痰、通关窍的作用。见图 3-5-12。

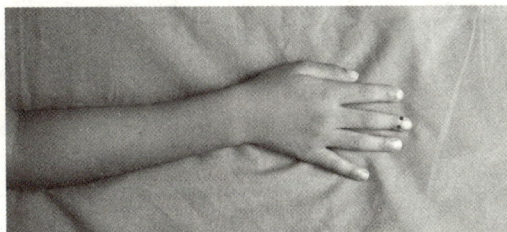

图 3-5-11 端正

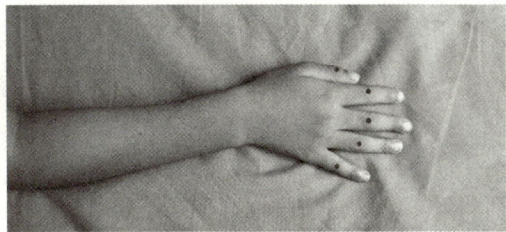

图 3-5-12 五指节

13. 后溪

定位于第五掌指关节尺侧后方横纹头凹陷中。操作时，术者一手持小儿手部，握拳，另一手拇指甲掐揉穴处，掐 3 ～ 5 次，揉 20 ～ 50 次，称掐揉后溪；或上、下直推穴处，推 50 次，称推后溪。具有清热、利小便的作用。见图 3-5-13。

14. 二扇门

定位于掌背中指根本节两侧凹陷处。操作时，术者一手持小儿手部，另一手食、中指端揉穴处，揉 100 ～ 500 次，称揉二扇门；术者两手食、中二指固定小儿腕部，令手掌向下，无名指托其手掌，然后用两拇指甲掐之，继而揉之，掐 3 ～ 5 次，称掐二扇门。具有发汗透表、退热平喘的作用。见图 3-5-14。

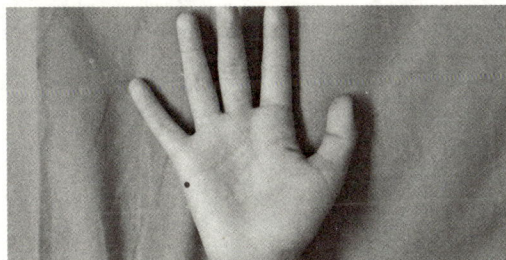

图 3-5-13 后溪

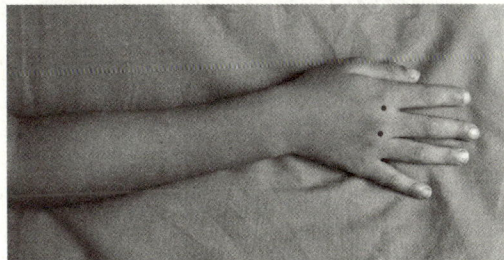

图 3-5-14 二扇门

15. 上马

定位于手背无名指与小指掌指关节后陷中。操作时术者一手握持小儿手部，使手心向下，以另一手拇指甲掐穴处，掐 3 ～ 5 次，称掐上马；以拇指端揉之，揉 100 ～ 500 次，称揉上马，具有滋阴补肾、顺气散结、利水通淋的作用。见图 3-5-15。

16. 威灵

定位于手背第二、三掌骨歧缝间。操作时，术者一手持小儿四指，令掌背向上，另一手拇指甲掐穴处，继以揉之，掐 5 次；或醒后即止，称掐威灵。具有开窍醒神的功效。见图 3-5-16。

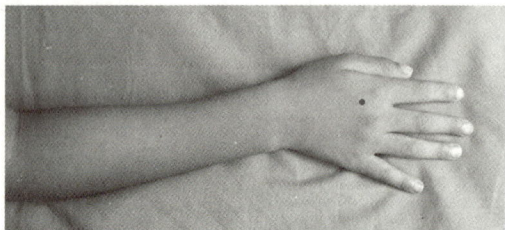

图 3-5-15　上马

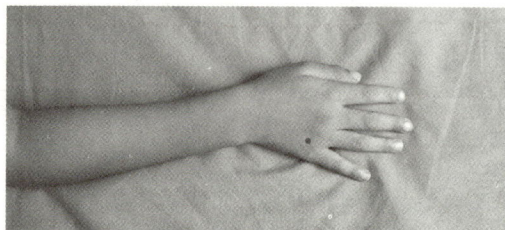

图 3-5-16　威灵

17. 精宁

定位于手背第四、第五掌骨歧缝间。操作时，术者一手持小儿四指，令掌背向上，另一手拇指甲掐穴处，继以揉之，掐 5 次，称掐精宁。具有行气、破结、化痰的作用。见图 3-5-17。

18. 外劳宫

定位于掌背中，与内劳宫相对处。操作时，术者一手持小儿四指，令掌背向上，另一手中指端揉穴处，揉 100～300 次，称揉外劳宫；以拇指甲掐之，掐 3～5 次，称掐外劳宫。具有温阳散寒，升阳举陷，兼能发汗解表的功效。见图 3-5-18。

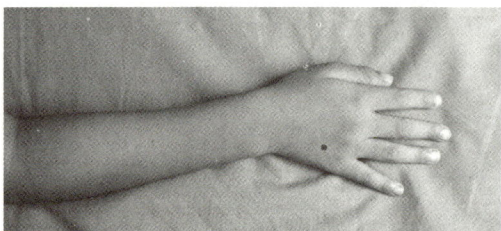

图 3-5-17　精宁

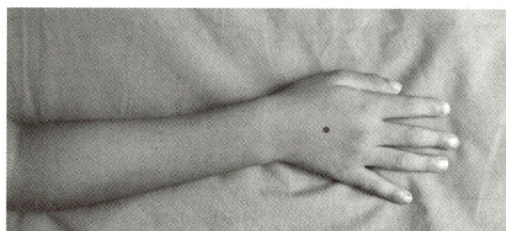

图 3-5-18　外劳宫

19. 一窝风

定位于手背腕横纹正中凹陷处。操作时，术者一手握持小儿手部，另一手以中指或拇指端按揉穴处，揉 100～300 次，称揉一窝风。具有温中行气，止痹痛，利关节的功效。见图 3-5-19。

20. 膊阳池

定位于腕背横纹上三寸，尺桡骨之间。属手少阳三焦经。操作时，术者一手持小儿腕部，另一手拇指甲掐穴处，掐 3～5 次，继而揉之，称掐膊阳池；用拇指端或中指端揉 100～500 次，称揉膊阳池。具有解表清热，通络止痛的功效。见图 3-5-20。

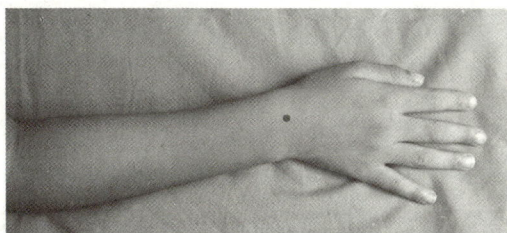

图 3-5-19　一窝风

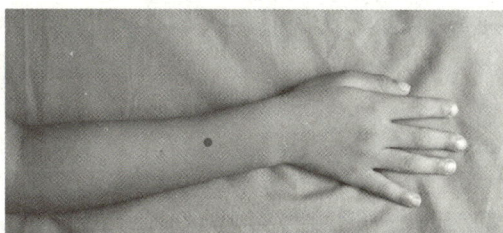

图 3-5-20　膊阳池

（二）下肢部

1. 箕门

定位于大腿内侧，膝盖上缘至腹股沟，呈一直线。操作时，以食、中两指螺纹面着力，自膝盖内侧上缘向上直推至腹股沟处 100 ～ 300 次，称推足膀胱，或称推箕门；以拇指与食、中两指相对着力，提拿该处肌筋 3 ～ 5 次，称拿足膀胱，或称拿箕门。具有利尿、清热的功效。见图 3-5-21。

2. 百虫

定位于膝上内侧肌肉丰厚处，当髌骨内上缘 2.5 寸处。属足太阴脾经。操作时，以拇指指端或螺纹面的前三分之一处着力，稍用力按揉百虫 10 ～ 30 次，称按揉百虫；用拇指与食、中两指指端着力，提拿百虫 3 ～ 5 次，称拿百虫。具有通经活络、平肝息风的功效。见图 3-5-22。

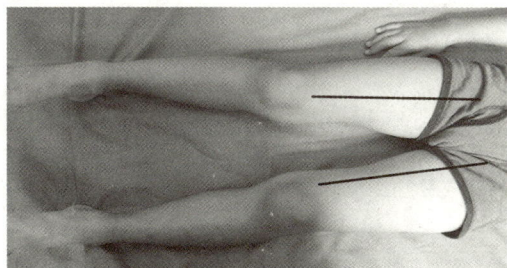

图 3-5-21　箕门

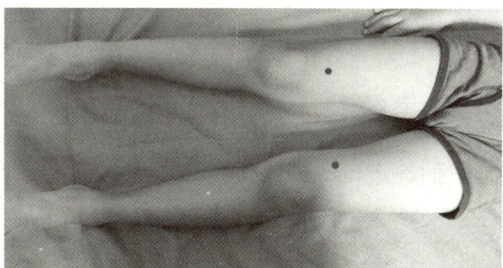

图 3-5-22　百虫

3. 足三里

定位于外膝眼下 3 寸，距胫骨前嵴约一横指处，当胫骨前肌上。属足阳明胃经。操作时以拇指端或螺纹面着力，稍用力按揉 20 ～ 100 次，称按揉足三里。具有健脾和胃、调中理气、导滞通络、强壮身体的功效。见图 3-5-23。

4. 涌泉

定位于足掌心前三分之一与后三分之二交界处的凹陷中。属足少阴肾经，操作时以拇指螺纹面着力，向足趾方向作直推法 100 ～ 400 次左右，称推涌泉；以拇指螺纹面着力，稍用力在涌泉穴上揉 30 ～ 50 次，称揉涌泉；以拇指爪甲着力，稍用力在涌泉穴上掐 3 ～ 5 次，称掐涌泉。具有滋阴、退热的功效。见图 3-5-24。

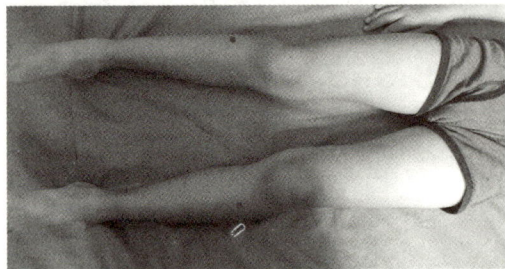

图 3-5-23　足三里

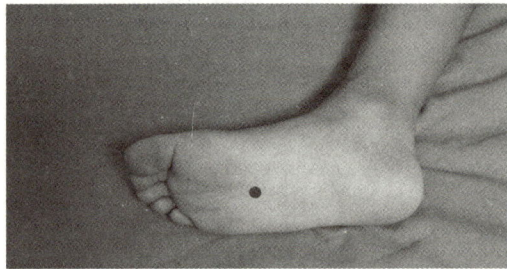

图 3-5-24　涌泉

【实训练习】

1. 教师示教

教师演示穴位操作，学生仔细观察、模仿，提出问题，教师解答。

2. 人体练习

将学生分为两组，将穴位分为五个一组，共六组。学生互相操作，边操作边口述定位及主治，每组练习十分钟。教师从旁指导，纠正错误，达到动作标准而熟练。

3. 注意事项

穴位实训时，首先明确定位，再配合手法练习。练习要保持操作节奏，使节奏轻快而平稳。

【随堂考核】

抽签进行，回答定位、主治，并进行操作。

实训六　常见病治疗

——感冒、咳嗽

【实训目的】

掌握感冒、咳嗽的推拿常规治疗操作。

【实训体位】

手部穴位操作选坐位，或仰卧位；头面部及胸腹部穴位操作选择仰卧位。

【实训备品】

介质，按摩床，或按摩椅。

【实训示范】

（一）感冒

感冒是以发热、头痛、喷嚏、鼻塞、流涕、咳嗽为主要特征的小儿常见外感疾病。一年四季均可发生，以冬、春两季气候骤变时多见。本病一般预后良好，但婴幼儿、体弱年长儿感冒时容易出现夹滞、夹痰，或夹惊等证候。临床以风寒和风热感冒多见。感冒可分为两种：普通感冒为外感风邪所致，一般病邪轻浅，以肺系症状为主，不具有流行性；时行感冒为感触时邪病毒所致，病邪较重，具有流行、群发的特征。

1.基础方

解表三法：开天门、推坎宫、揉太阳，以开通经络，疏风解表；黄蜂入洞以祛风寒，通鼻窍；清肺经以宣肺止咳；配合拿风池，共奏宣散发汗解肌之效。

2.辨证加减

（1）风寒感冒

治则：疏风散寒。

处方：揉外劳宫、掐揉二扇门、推三关各 100 次，运内八卦穴、推膻中各 50 次。

方义：解表三法为治疗外感病证的必做手法。配合揉外劳宫、推三关以加强祛除寒邪之功；掐揉二扇门以发汗解表，使邪从汗解，加之运内八卦、推膻中以行气护卫，宣发肺卫之气。

（2）风热感冒

治则：疏风清热。

处方：揉耳后高骨、揉迎香各 50 次，清天河水 200 次，分推膻中、分推肺俞各 50 次。

方义：在基础方上配合揉耳后高骨，可以疏风清热、镇静安神；揉迎香穴，清通肺卫；清天河水，清热解表除烦；分推膻中、肺俞能肃肺止咳。

（3）暑湿感冒

治则：解表化湿。

处方：扫散头部，补脾经 200 次，运内八卦、推三关、退六腑、清天河水各 100

次，揉中脘 200 次，分腹阴阳 50 次。

方义：在基础方上配合扫散头部以清利头目，祛风醒脑；补脾经、运内八卦、推三关能健脾通络化湿；退六腑、清天河水能清热解暑；泛恶呕吐加揉中脘，分腹阴阳。

（4）时行感冒

治则：清热解毒。

处方：补脾经 300 次，退六腑、清天河水、清胃经 200 次，清大肠、揉板门 100 次，按揉足三里 50 次。

方义：在基础方上配合退六腑清热解毒，清肺经清肺泄热，清天河水辛凉发散。补脾经，清胃经，清大肠，揉板门、足三里健运脾胃。

（5）兼夹证治疗

夹痰：揉乳旁乳根 100 次，揉丰隆 50 次，揉掌小横纹 100 次，按弦走搓摩 50 次。

夹滞：揉板门 100 次，掐揉四横纹 100 次，揉脐及天枢 100 次，捏脊 10 遍。

夹惊：清心经 100 次，清肝经 100 次，掐揉小天心 100 次，分手阴阳 50 次。

3. 推拿操作

（1）开天门

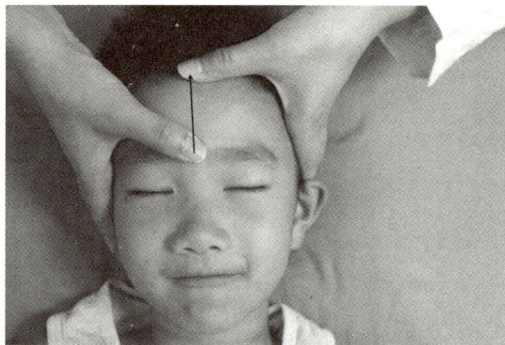

图 3-6-1　开天门

（2）推坎宫

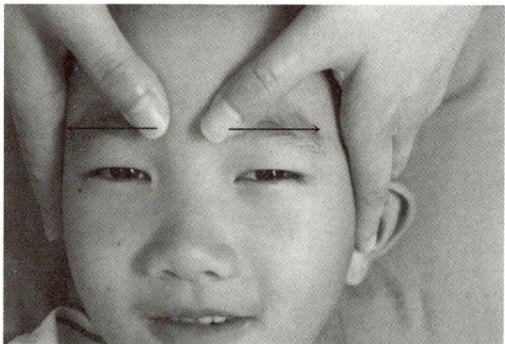

图 3-6-2　推坎宫

（3）揉太阳

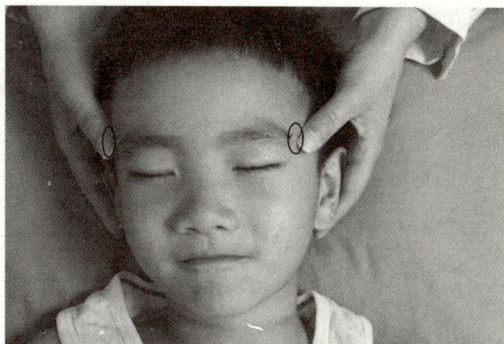

图 3-6-3 揉太阳

（4）清天河水

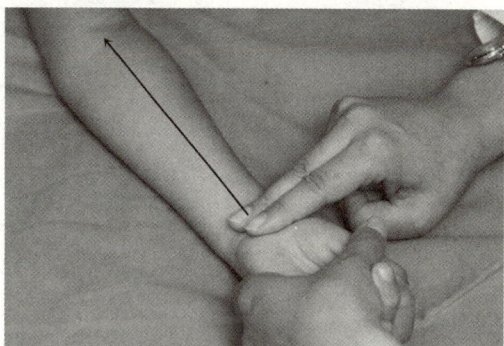

图 3-6-4 清天河水

（5）清肺经

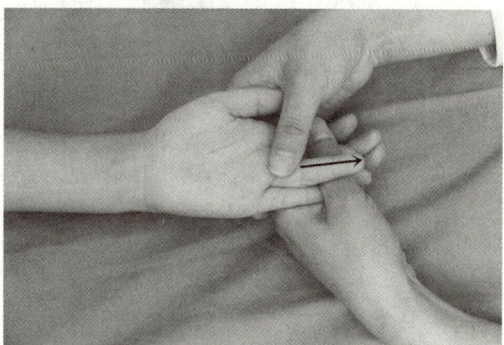

图 3-6-5 清肺经

（6）黄蜂入洞

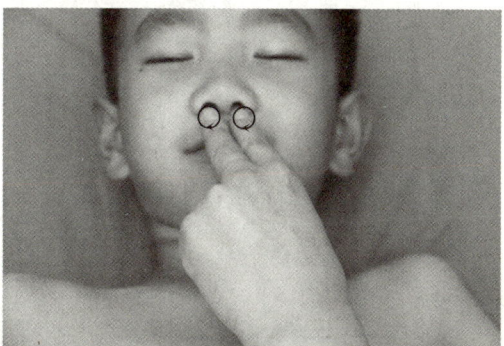

图 3-6-6 黄蜂入洞

（7）拿风池

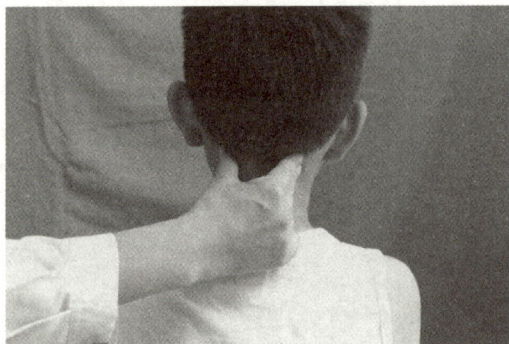

图 3-6-7　拿风池

（二）咳嗽

咳嗽是小儿肺部疾患中的一个常见症候，是呼吸道的一种保护性反射动作。无论外感、内伤所导致的肺失宣降清肃者，都可以发生咳嗽。咳嗽可见于多种呼吸道和肺脏病证中，如感冒、肺炎等均可引起。本病一年四季都可发生，尤以冬、春季节为多。多数预后都良好，有少部分患者反复发作，日久不愈。本病相当于现代医学的急、慢性支气管炎等疾病。

1. 基础方

推肺经、运内八卦、推揉膻中、揉擦肺俞，以疏风解表，清肺化痰顺气而令咳止。

2. 辨证加减

（1）风寒咳嗽

治则：疏风散寒，宣肺止咳。

处方：清肺经、开天门、推坎宫、揉太阳各 200 次，推三关、揉外劳宫、揉掌小横纹各 100 次。

方义：在基础方中用清肺经，配合开天门、推坎宫、揉太阳疏风解表；推揉膻中、运内八卦宽胸理气，化痰止咳；揉擦肺俞、推三关、揉外劳宫温阳散寒，宣肺止咳。

（2）风热咳嗽

治则：疏风清热，化痰止咳。

处方：清肺经、开天门、推坎宫、揉太阳、退六腑、清天河水各 200 次，揉掌小横纹 100 次。

方义：在基础方中用清肺经，配合开天门、推坎宫、揉太阳疏风解表；清天河水、退六腑清热宣肺；推膻中、揉掌小横纹、揉肺俞止咳化痰，宽胸理气。

（3）内伤咳嗽

治则：养阴清肺，润肺止咳，健脾化痰。

处方：补肺经、补脾经各 200 次，揉乳旁乳根、揉中脘、按揉足三里各 100 次。

方义：在基础方中用补肺经，配合补脾经健脾养肺，揉乳旁乳根、揉肺俞宣肺止咳，揉中脘、按揉足三里健脾胃，助运化。

　　加减久咳体虚喘促加补肾经、推三关各 200 次以止咳平喘；阴虚咳嗽加揉上马 200 次以滋阴；痰吐不利加揉丰隆、揉天突各 200 次以止咳化痰。

　　3. 推拿操作

　　（1）推肺经 200 次。

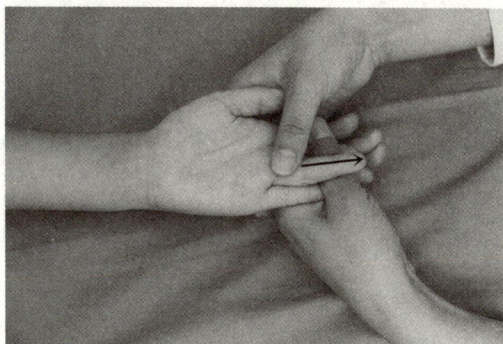

图 3-6-8　推肺经

　　（2）运内八卦 100 次。

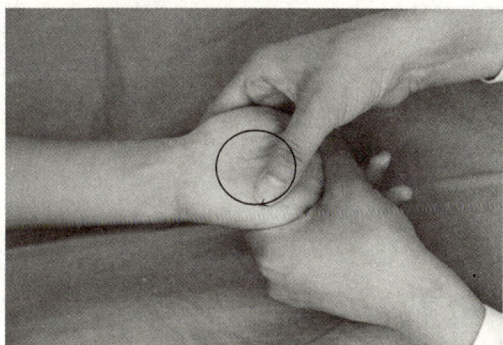

图 3-6-9　运内八卦

　　（3）推揉膻中 100 次。

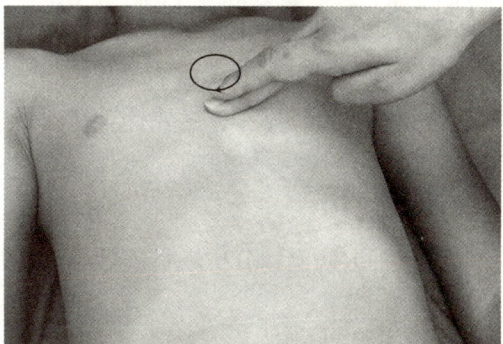

图 3-6-10　推揉膻中

（4）按揉乳旁、乳根 100 次。

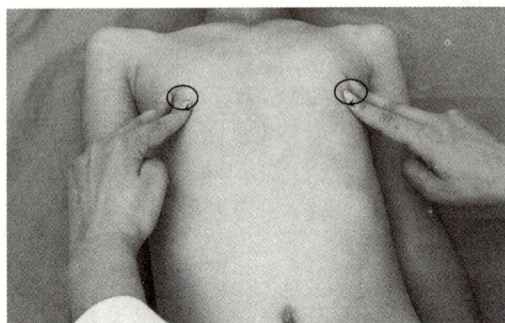

图 3-6-11　按揉乳旁

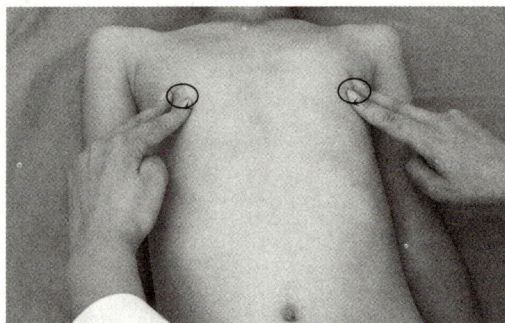

图 3-6-12　按揉乳跟

（5）揉擦肺俞 100 次。

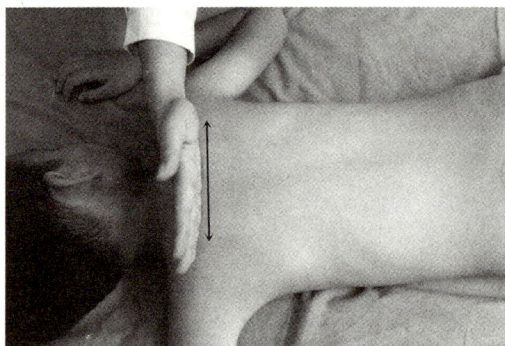

图 3-6-13　揉擦肺俞

【实训练习】

1. 教师示教

教师演示治疗操作，学生模仿操作。

2. 人体练习

分组进行治疗操作，主要针对基础方进行操作练习。

【随堂考核】

随机抽取病例，分析题目进行辨证，并制定取穴处方，分组进行操作。

实训七　常见病治疗

——腹泻、积滞

【实训目的】

掌握腹泻、积滞的推拿常规操作。

【实训体位】

手部穴位操作选坐位，或仰卧位；头面部及胸腹部穴位操作选择仰卧位。

【实训备品】

介质，按摩床，或按摩椅。

【实训示范】

（一）腹泻

腹泻是以大便次数增多，粪质稀薄或如水样为特征的一种小儿常见病。本病一年四季均可发生，尤以夏、秋两季发病为多。发病年龄以婴幼儿为主，其中 6 个月～2 岁以下的小儿发病率高。本病轻者如治疗得当，预后良好；重者下泄过度，易见气阴两伤，甚至阴竭阳脱；久泻迁延不愈者，则可影响小儿的营养和发育。重症患儿还可以产生脱水、酸中毒等一系列严重症状，甚至危及生命，故临诊务必注意。本病相当于现代医学的急、慢性肠炎及胃肠功能紊乱等疾病。

1. 基础方

补脾经、补大肠、摩腹、揉天枢各、推上七节骨、揉龟尾。

2. 辨证加减

（1）寒湿泻

治则：散寒化湿，温中止泻。

处方：推三关、揉外劳宫、摩腹、补脾经、补大肠各 300 次，揉龟尾 100 次。

方义：推三关、揉外劳宫温中散寒；补脾经、补大肠与摩腹能健脾化湿；揉龟尾能理肠止泻。全方共奏散寒化湿、温中止泻之功。

（2）湿热泻

治则：清热利湿，分利止泻。

处方：清大肠、退六腑各 300 次，清补脾经、清胃经各 200 次，推下七节骨、揉龟尾各 100 次。

方义：清大肠、退六腑能清泻肠道湿热；清胃经及清补脾经能泻脾胃湿热；推下七节骨能泻热通便；揉龟尾能理肠止泻。全方共奏清热利湿、分利止泻之功。

（3）伤食泻

治则：消食导滞，助运止泻。

处方：补脾经、运内八卦、摩腹各 300 次，清胃、清大肠、退六腑各 200 次，揉龟尾 100 次。

方义：补脾经能健脾消食；运内八卦能消宿食、降胃逆；摩腹善消宿食；清胃、清大肠、退六腑能清胃热、消食导滞；揉龟尾能理肠止泻。全方共奏消食导滞、助运止泻之功。

（4）脾虚泻

治则：健脾益胃，温阳止泻。

处方：补脾经、补大肠、摩腹各 300 次，揉外劳宫 200 次，推上七节骨、揉龟尾各 100 次，捏脊 20 次。

方义：补脾经与补大肠能健脾益气；揉外劳宫温中健脾；摩腹、捏脊能温阳消食；推上七节骨、揉龟尾能理肠止泻。

3. 推拿操作

（1）补脾经 300 次。

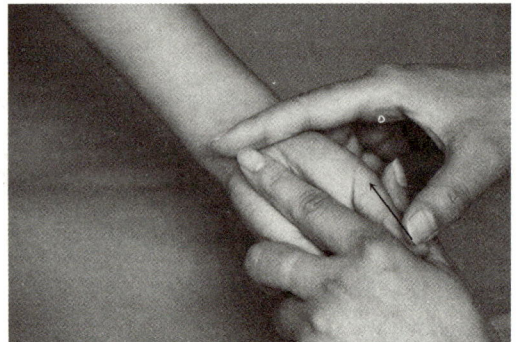

图 3-7-1　补脾经

（2）补大肠 300 次。

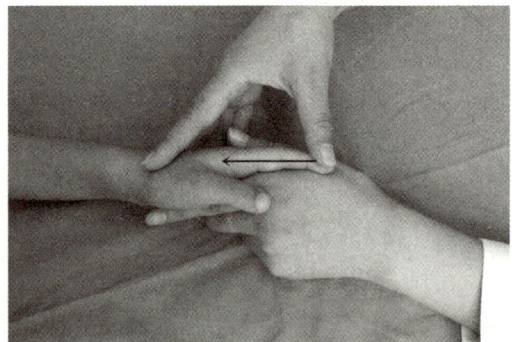

图 3-7-2　补大肠

（3）摩腹 300 次。

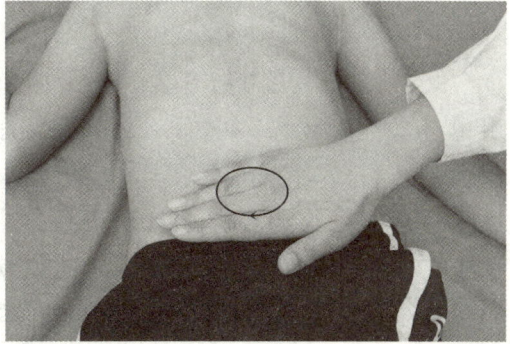

图 3-7-3　摩腹

（4）揉天枢，300 次。

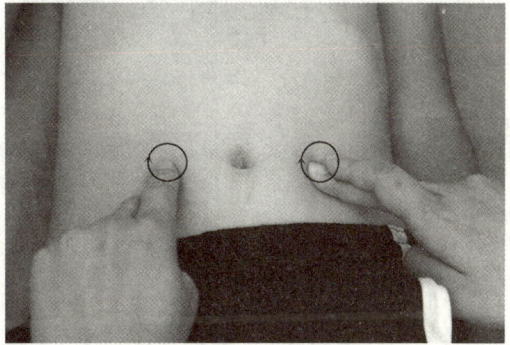

图 3-7-4　揉天枢

（5）推上七节骨 100 次。

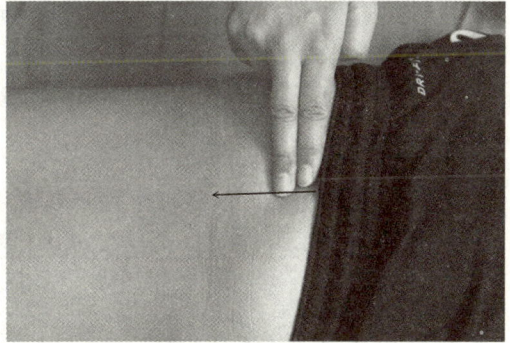

图 3-7-5　推上七节骨

（6）揉龟尾各 100 次。

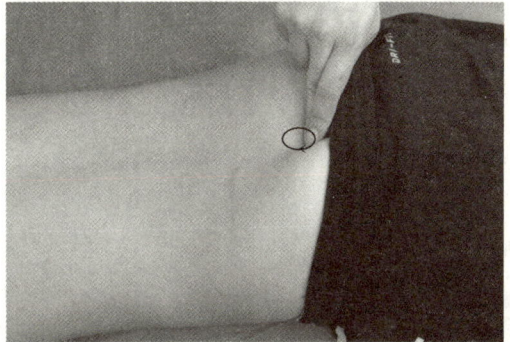

图 3-7-6　揉龟尾

（二）积滞

积滞是指小儿内伤乳食，停聚中脘，积而不化，气滞不行所致的一种胃肠疾患。以不思乳食，食而不化，脘腹胀满，嗳气酸腐，大便酸臭为特征。又名"食积""食滞""乳滞"等。积滞一症，缘于小儿乳食无节，食肥甘生冷和一切难于消化的食物所引起。其病机乃是食积中脘，损伤脾胃。本病一年四季均可发生，以夏秋季节、暑湿当令之时发病率较高。各种年龄均可发病，尤以婴幼儿最为多见。禀赋不足，脾胃素虚，人工喂养、病后失调者更易罹患。本病一般预后良好，少数患儿可因迁延失治，进一步损伤脾胃，致气血生化乏源，营养及生长发育障碍，而转化为疳证，此即前人所言："积为疳之母，有积不治，乃成疳证。"

1. 基础方

补脾经、按揉足三里能健脾助运；顺时针摩腹、揉板门、推四横纹能消食导滞、理气调中。

2. 辨证加减

（1）乳食内积

治则：消积导滞，理气调中。

处方：清胃经、清大肠各 300 次，清脾经 300 次，揉中脘、揉天枢各 300 次。

方义：清胃经、清大肠、揉天枢能消食导滞、疏调肠胃积滞；清脾经能健脾开胃，消食和中。

（2）脾虚夹积

治则：健脾助运，消积导滞。

处方：推三关 300 次，揉中脘 200 次，捏脊 20 次。

方义：推三关、揉中脘、捏脊能温中健脾，补益气血。

3. 操作

（1）补脾经 100 次。

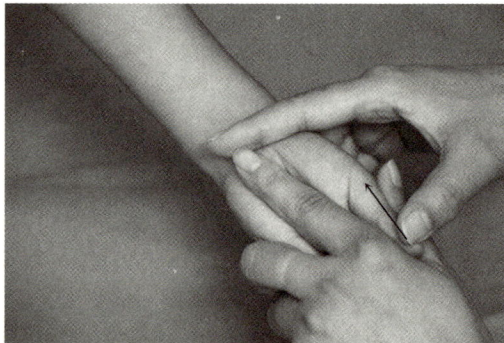

图 3-7-7　补脾经

（2）按揉足三里 100 次。

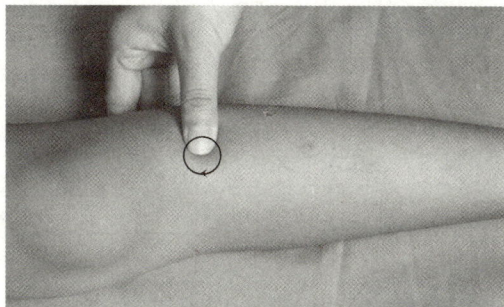

图 3-7-8　按揉足三里

（3）顺时针摩腹 300 次。

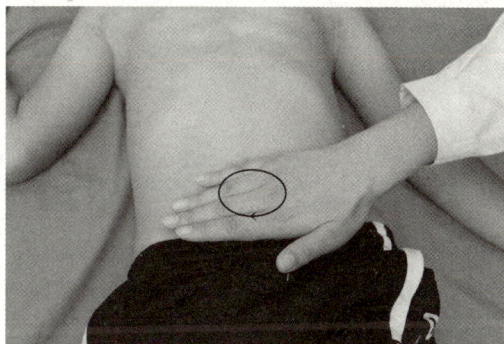

图 3-7-9　顺时针摩腹

（4）揉板门 200 次。

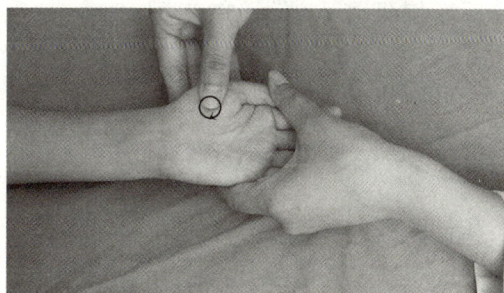

图 3-7-10　揉板门

（5）推四横纹 100 次。

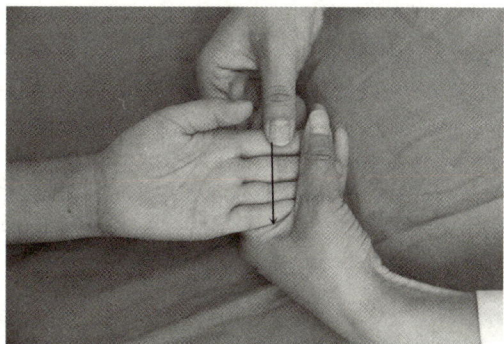

图 3-7-11　推四横纹

【实训练习】

1. 教师示教

教师演示治疗操作，学生模仿操作。

2. 人体练习

分组进行治疗操作，主要针对基础方进行操作练习。

【随堂考核】

随机抽取病例，分析题目进行辨证，并制定取穴处方，分组进行操作。

实训八　常见病治疗

——肌性斜颈

【实训目的】

掌握肌性斜颈的推拿治疗操作。

【实训体位】

头面部及颈项部操作选择仰卧位。

【实训备品】

介质，按摩床，或按摩椅。

【实训示范】

小儿肌性斜颈是指以头向患侧歪斜、前倾，颜面旋向健侧，使颈部活动受到限制的临床常见病。临床上，斜颈除极个别为脊柱畸形引起的骨性斜颈、视力障碍的代偿姿势性斜颈和颈部肌麻痹导致的神经性斜颈外，一般系指一侧胸锁乳突肌挛缩造成的肌性斜颈。此病以先天性为主，多发于出生后两周至 1 个月左右，发病率为 1% ～ 2%。

1. 治则

活血化瘀，消肿散结。

2. 处方

患侧颈部，以及局部阿是穴、风池、耳后高骨等穴位。

3. 操作方法

患儿取仰卧位。术者用拇指或食、中指螺纹面推揉患侧的胸锁乳突肌 2 ～ 3 分钟；拇指与食、中指相对，拿捏患侧胸锁乳突肌 2 ～ 3 分钟；须重点推揉、拿捏局部肿块与条索状挛缩部位。然后术者一手扶住患侧肩部，另一手扶住患儿头顶，使患儿头部渐渐向健侧肩部倾斜，逐渐拉长患侧胸锁乳突肌，反复进行 8 ～ 10 次；接着一手扶住患侧头部，一手托住健侧下颌部，将患儿面部慢慢向患侧旋转、引伸 3 ～ 5 次。然后再次推揉患侧胸锁乳突肌 1 ～ 2 分钟。最后用拇指按揉患侧的耳后高骨、风池、肩井、翳风等穴位 4 ～ 6 分钟。

4. 局部操作

时常配合使用润滑剂。

第四篇　推拿功法学 ▷▷▷▷

实训一　基本步势

【实训目的】

掌握基本步势的操作规范、动作要领。

【实训学时】

2 学时。

【实训备品】

无。

【实训动作示范】

1. 并步

头端正，双目平视，舌抵上腭，下颏微收，定心息气，神情安详，松肩，胸微挺，直腰拔背，蓄腹收臀，两臂自然下垂，两脚贴靠并拢，全脚掌着地，两膝放松，两腿伸直并立。见图 4-1-1。

2. 马步

上身正直，挺胸直腰，收腹提臀，脚尖内扣，足跟外蹬。左足向左平行分开站立，两足之距等宽或宽于两肩，足尖正对前方，脚掌着地，足尖微向内收，屈膝屈髋 45 度左右成半蹲式，或大腿接近 90° 水平状半蹲，膝

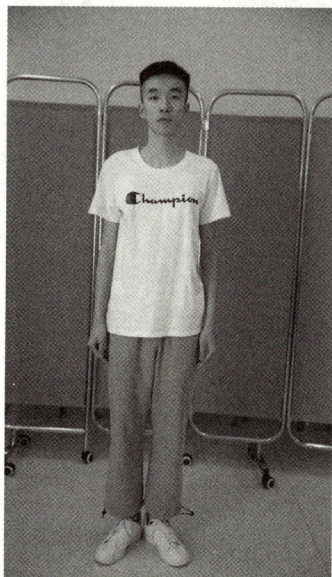

图 4-1-1　并步

稍内扣不超过脚尖，身体重心置于两脚之间，两手叉腰或抱拳于腰间。两脚开立与两肩等宽，屈膝屈髋下蹲，称为小马步（图 4-1-2）。两脚左右平行开立约为本人五、六脚掌长，屈膝半蹲，大腿成 90° 水平状，称为大马步，又称为悬裆。

3. 弓箭步

上身正对前方，挺胸，直腰塌臀，前腿屈似弓，后腿直如箭，眼向前平视，两手抱拳于腰间。基本动作要求两腿前后开立，相距约本人脚长的 4～5 倍。脚掌着地，前腿屈膝半蹲，大腿接近水平，膝部和小腿与脚掌垂直，脚尖稍内扣；膝部与小腿与脚掌垂直；后腿挺膝蹬直，脚尖外展 45°～60°，斜朝前方，前脚尖与后脚跟成一直线，两腿似前弓后箭势（图 4-1-3）。弓右腿为右弓左箭步，弓左腿为左弓右箭步。

4. 八字步

上身正直，挺胸直腰，收腹提臀。动作要求两足左右开立，相距约本人脚掌的 2 倍，脚掌着地，脚跟外展，两脚尖内扣成八字形，两腿直立，身体重心落于两脚之间，称内八字步（图 4-1-4）；两脚跟贴靠并拢，足尖外展 45° 以上，成八字形，两脚直立，身体重心落于两腿之间，称外八字步（图 4-1-5）。

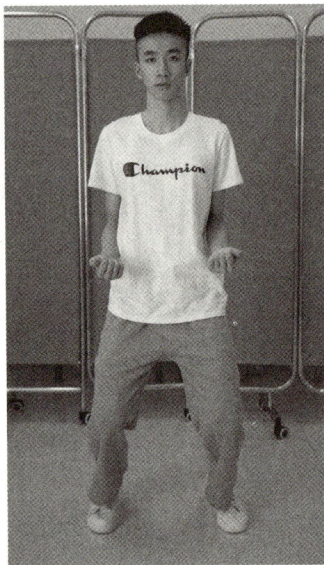

图 4-1-2　马步

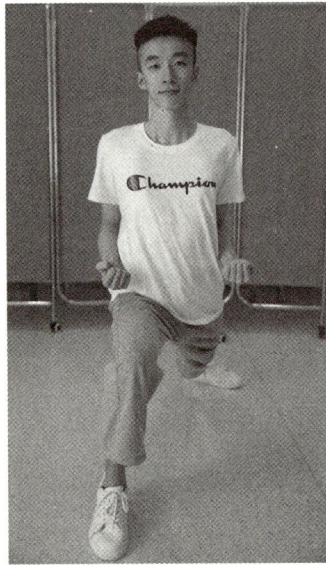

图 4-1-3　弓箭步

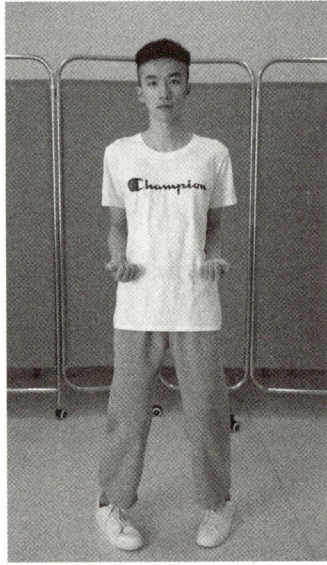

图 4-1-4　内八字步

5. 虚步

上身正直，挺胸直腰，收腹提臀，虚实分明。动作要求两脚前后开立，后腿屈膝屈髋下蹲，全脚掌着地，脚尖略外撇；前腿膝关节微屈向前伸出，脚尖虚点地面，身体重心落于后腿，称为虚步（图 4-1-6）。左脚在前，脚尖虚点地面者称为左虚步；右脚在前，脚尖虚点地面者为右虚步。

6. 丁字步

上身正直，挺胸直腰，收腹提臀，下肢虚实分明。基本动作是两腿直立，一腿在后，脚尖稍外撤；另一腿稍向前方跨出，足跟距站定脚的足弓一拳远，斜面垂直成丁字形。两脚掌均着地，重心落于后腿，称丁字步（图 4-1-7）。

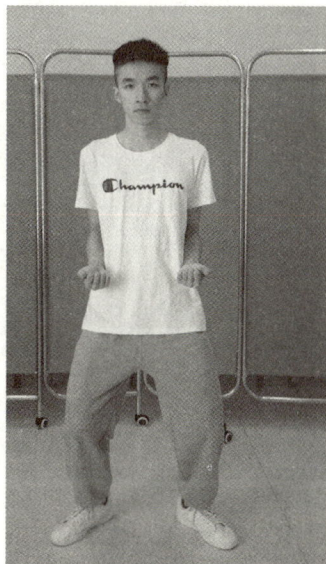 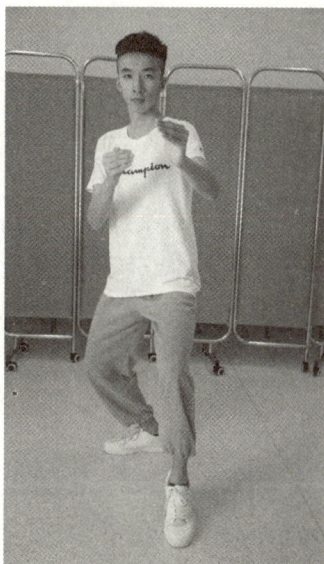 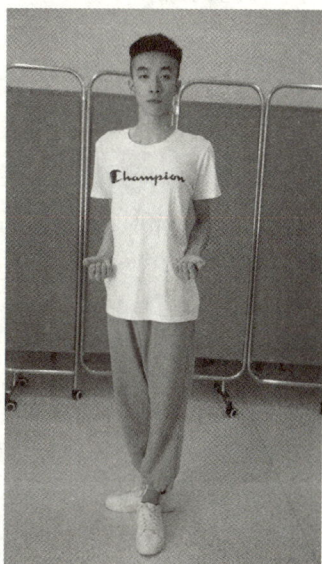

图 4-1-5　外八字步　　　　图 4-1-6　虚步　　　　图 4-1-7　丁字步

7. 仆步

上身正直，挺胸直腰，沉髋。基本动作是两腿左右开弓，一腿在体侧挺直平仆，接近地面，全脚掌着地，脚尖内扣；另一腿屈膝全蹲，大腿与小腿紧靠，臀部接近小腿，膝部与脚尖稍外展，全脚掌着地，两手抱拳于腰间，并稍向仆腿一侧转体，目视仆腿一侧前方。称仆步（图 4-1-8）。仆左腿为左仆步，仆右腿为右仆步。

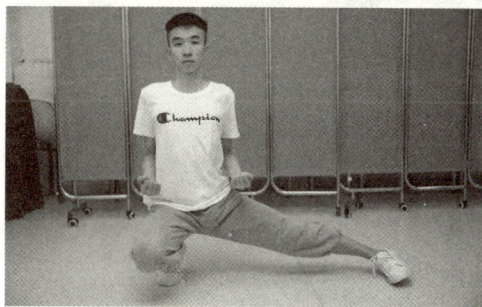

图 4-1-8　仆步

8. 歇步

挺胸，直腰，两腿靠拢并贴紧。基本动作是两腿交叉靠拢全蹲，左脚全脚着地，脚尖外展，右脚脚掌着地，膝部贴近左腿外侧，臀部坐于左腿接近脚跟处，两手抱拳于腰间，眼向左前方平视。左脚在前为左歇步，右脚在前为右歇步（图 4-1-9）。

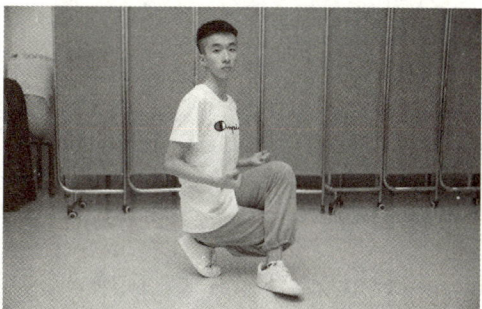

图 4-1-9　歇步

【实训要领】

定心息气，神情安详，三直四平。三直：即臀、腰、腿要直；四平：即头、肩、掌、脚要平。两脚运用霸力，松肩，下垂上肢，挺胸收腹；舌抵上腭，呼吸自然，两目平视。推拿功法锻炼中常用的基本步法经长期反复的锻炼，具有增强下肢肌力、霸力与持久力的功用。

【按语】

本势锻炼重点在四肢末端，四肢末端乃十二经脉之本，练习本动作可通调十二经脉气血，使其循行畅通，外荣四肢百骸，内灌五脏六腑，从而调和阴阳，疏通气血，调整脏腑功能，起到扶正祛邪的作用。本系列动作是推拿练功的预备动作，适当延长步法的练习时间，可以较快地进入练功状态，为推拿练功的其他动作打下基础。

实训二　八段锦

【实训目的】

掌握八段锦功法的操作规范、动作要领和临床应用。

【实训学时】

2 学时。

【实训备品】

无。

【实训动作示范】

第一式　两手托天理三焦

【预备姿势】

松静站立，两足并拢，膝微屈，但肩不超过足尖，五趾抓地，头正颈松，虚灵顶劲，含胸拔背，沉肩，两臂自然松垂，置于身体两侧，松静自然，调神调息，舌抵上鄂，气沉丹田，目视正前方。

【动作】

1. 左足向左横开一步，两足距离与肩同宽，两臂缓缓自左右侧方上至头顶然后两手十指交叉，翻掌，掌心朝上，用力向上托，如同托天状。双臂充分伸展，同时慢慢仰头注视手背；两脚跟随两手上托时顺势渐渐提起离地，即五趾抓地（图4-2-1～图4-2-4）。

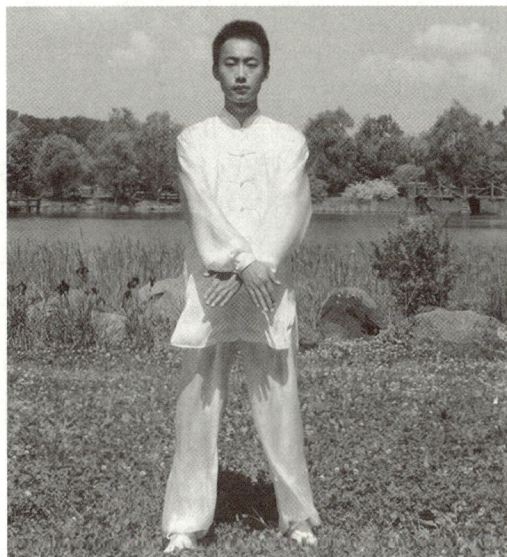

图4-2-1　两手托天理三焦（1）

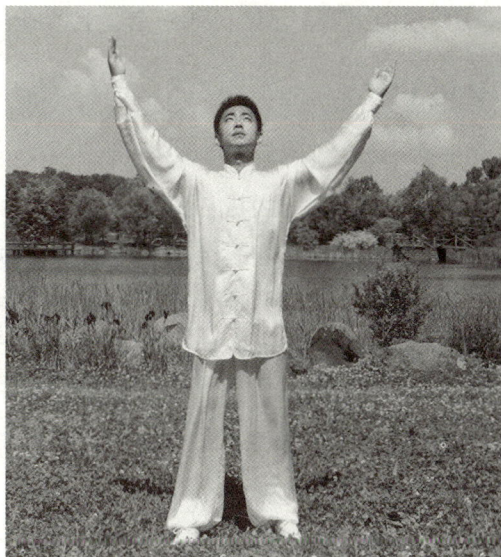

图4-2-2　两手托天理三焦（2）

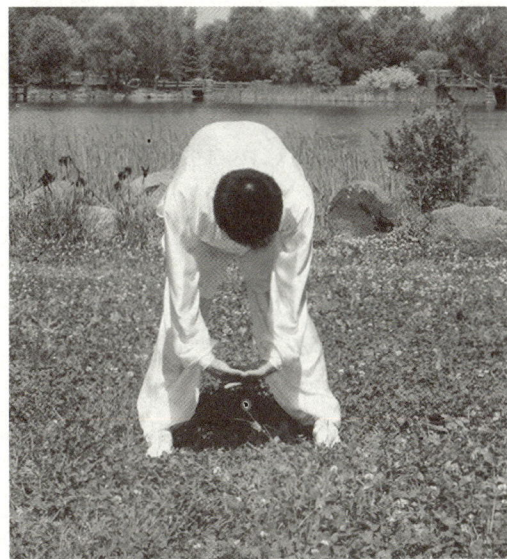

图4-2-3　两手托天理三焦（3）

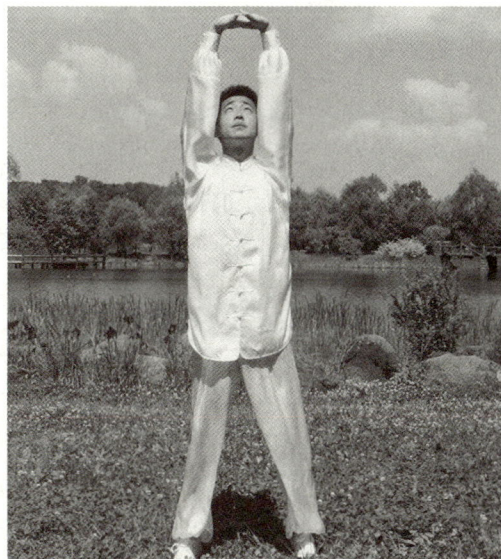

图4-2-4　两手托天理三焦（4）

2. 稍停片刻，松开交叉的双手，两臂顺着原来路线缓缓放下置于体侧，同时两足跟顺势下落着地。

3. 上托时深吸气，复原时深呼气。反复练习 6 ～ 8 遍。

【实训要领】

1. 双手上托时，要力达掌根（掌根用力上顶）腰背充分伸展。

2. 足跟上提时，脚趾抓地，两膝关节伸直、用力内夹。

3. 掌根上顶，足趾抓地，上、下形成一种抻筋拔骨之力。

【按语】

"两手托天理三焦"动作是四肢和躯干的伸展运动，状似伸腰，使颈、腰、背、四肢筋骨得到充分的拔伸舒展，对颈、腰、背退行性疾病具有较好的防治作用，尤其对肩周炎的防治效果突出；同时也可较好地锻炼体内各内脏器官，尤其是对心肺功能和脾胃功能的调理作用非常明显。吸气时，两手上托，充分伸展肢体，增大了肋间肌、膈肌的运动幅度，使胸腔和腹腔容积增大，可起到升举气机、调理三焦的作用：呼气时，两手分开从体侧徐徐落下，有利于气机的下降。一升一降，使气机运动平衡。对脊柱和腰背肌群亦有良好的作用，有助于矫正两肩内收和圆背、驼背等不良姿势。

第二式　左右开弓似射雕

【预备姿势】

松静站立，两足并拢，膝微屈，但肩不超过足尖，五趾抓地，头正颈松，虚灵顶劲，含胸拔背，沉肩，两臂自然松垂，置于身体两侧，松静自然，调神调息，舌抵上鄂，气沉丹田，目视正前方。

【动作】

1. 左足向左横开一大步，两足距离宽于肩，两腿下蹲成马步，两膝蓄劲内扣。上体正直，两臂相平屈肘于胸前，十指尖相对，掌心朝下。左手握拳，食指与拇指上"八"字撑开，并缓缓向左水平推出至手臂完全伸直；与此同时，右手变拳，拳眼朝上，展臂屈肘向右边拉，如拉弓状，头随左臂伸出时向左旋转，目平视左手拇、食指之间。

2. 复原，右足向右迈出一步，两腿屈曲成马步。重复上述动作，唯左右手方向相反（图 4-2-5 ～图 4-2-8）。

3. 左右动作交替进行，每侧各做 3 ～ 5 遍。拉弓时吸气，复原时呼气。

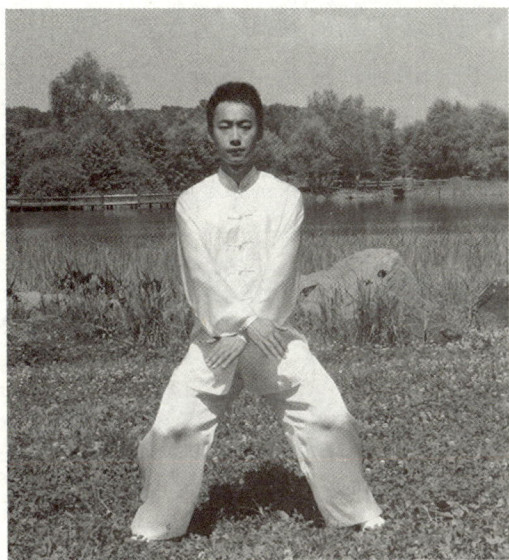

图 4-2-5　左右开弓似射雕（1）

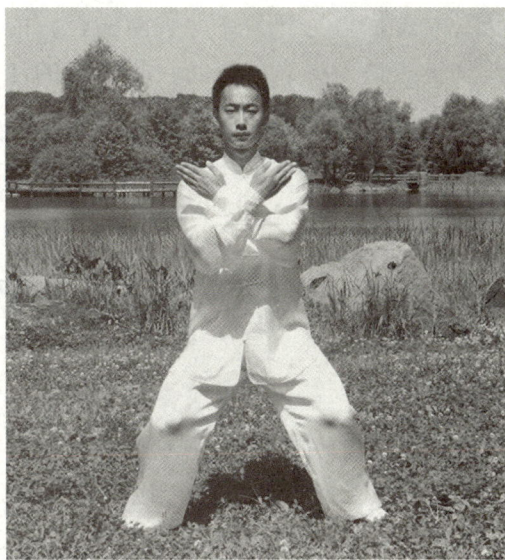

图 4-2-6　左右开弓似射雕（2）

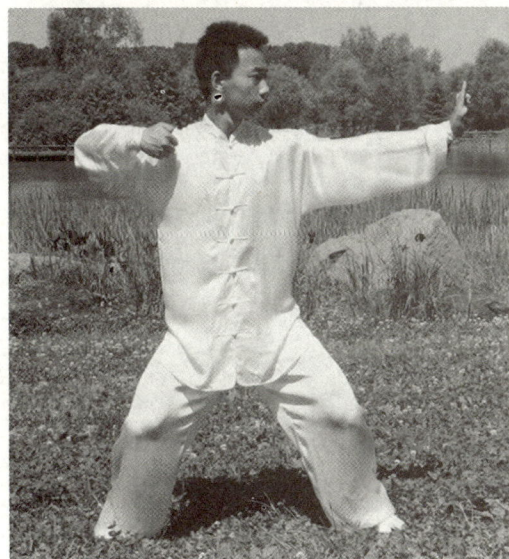

图 4-2-7　左右开弓似射雕（3）

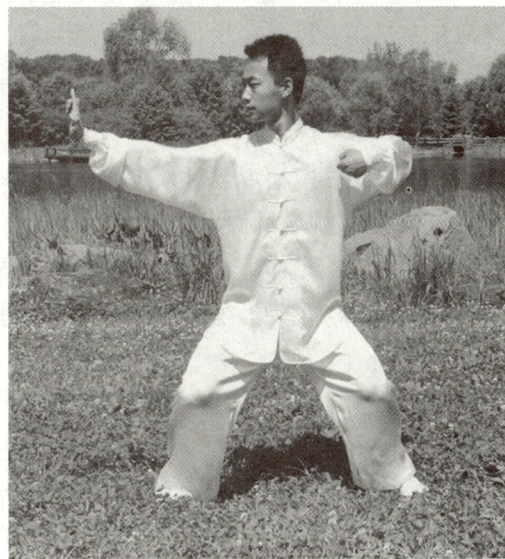

图 4-2-8　左右开弓似射雕（4）

【实训要领】

1. 两臂平拉时，用力要均匀，并尽量展臂扩胸，头项保持正直。

2. 马步时，要挺胸塌腰提臀，两足跟外蹬，上体不能前俯。

【按语】

"左右开弓似射雕"动作主要是扩展胸部，作用于上焦。吸气时，双手开弓状，左右尽力拉开，加大胸廓横径，能够吸进更多的新鲜空气；呼气时，双手向前合拢，挤压胸廓，帮助吐尽残余的浊气。由于两肺的舒张与收缩，对心脏也起到了直接的按摩和挤压作用，加强了心肺功能。同时此动作还可增强胸胁部、肩背部及腿部肌肉力量，有助于保持人体正确姿势，预防和矫正肩内收和驼背等不良姿势。

第三式　调理脾胃需单举

【预备姿势】

松静站立，两足并拢，膝微屈，但肩不超过足尖，五趾抓地，头正颈松，虚灵顶劲，含胸拔背，沉肩，两臂自然松垂，置于身体两侧，松静自然，调神调息，舌抵上腭，气沉丹田，目视正前方。

【动作】

1. 左足向左横开一步，两足距离与肩同宽。左手掌心朝上自左侧前方随左臂缓缓上举，过头后翻掌，掌心朝上，并继续上举至最大限度，五指并拢，指尖朝向右，力达掌根。与此同时，右手下按，指尖向前，掌心朝下。右手掌根向下按，左手掌根上撑，两手配合，上下同时用力，目视正前方。

2. 稍停片刻后，随呼气，左手从头顶自原路线缓缓下落，左右手复原。

3. 此为左式动作，右式动作（图4-2-9～图4-2-12）与左式相同，唯方向相反。

4. 左右式各重复上举下按6～8次。手上举时吸气，复原时呼气。

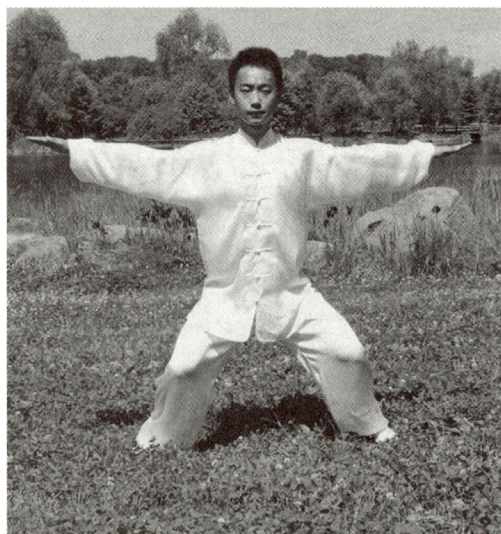

图 4-2-9　调理脾胃需单举（1）　　　　图 4-2-10　调理脾胃需单举（2）

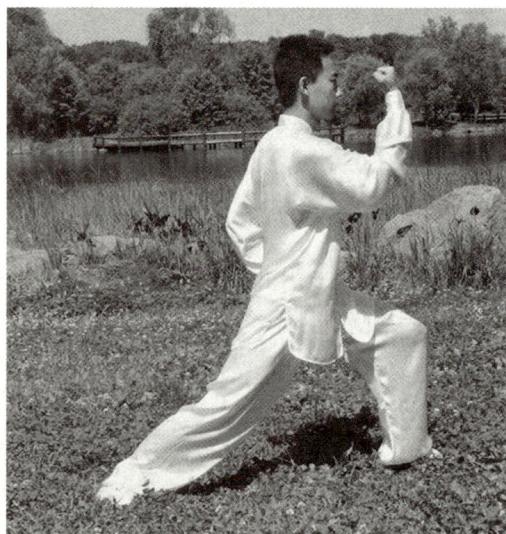

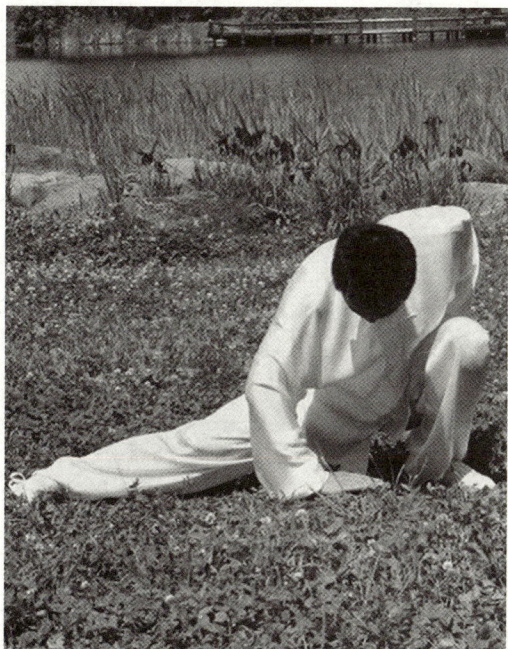

图 4-2-11　调理脾胃需单举（3）

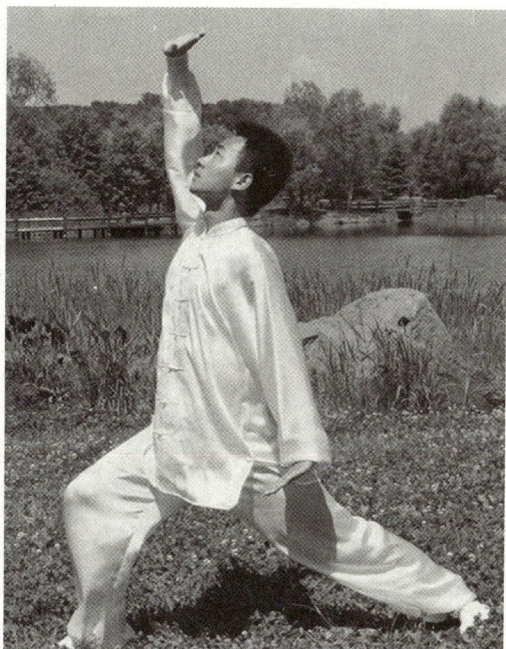

图 4-2-12　调理脾胃需单举（4）

【实训要领】

肢体伸展宜柔宜缓，两手上撑下按，腕关节尽量背伸，手臂伸直，挺胸直腰，拔长脊柱。

【按语】

"调理脾胃须单举"动作主要作用于中焦，两手交替上举下按，上下对拔争力，能使肌肉、经络、内脏器官受到拔伸，特别是肝胆脾胃受到牵拉，能增强胃肠蠕动和消化功能，长期坚持练习有助于防治胃肠疾病。

第四式　五劳七伤往后瞧

【预备姿势】

松静站立，两足并拢，膝微屈，但肩不超过足尖，五趾抓地，头正颈松，虚灵顶劲，含胸拔背，沉肩，两臂自然松垂，置于身体两侧，松静自然，调神调息，舌抵上鄂，气沉丹田，目视正前方。

【动作】

1. 左足向左横开一步，两足距离与肩同宽。两手缓缓自左右体侧上抬，与肩相平时成立掌，掌心分别向左右两侧，然后，身体慢慢向左旋转，头部亦向左尽量旋转至最大限度，目视左侧后方（图 4-2-13 ～图 4-2-16）。

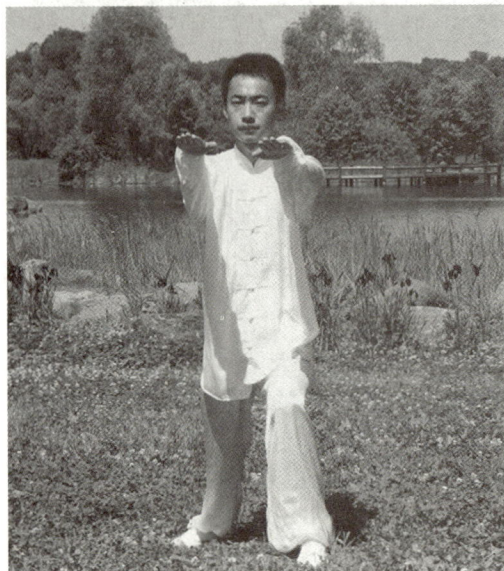

图 4-2-13　五劳七伤往后瞧（1）

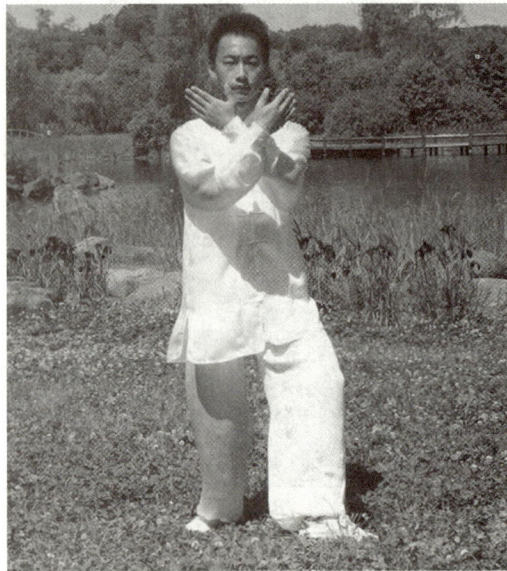

图 4-2-14　五劳七伤往后瞧（2）

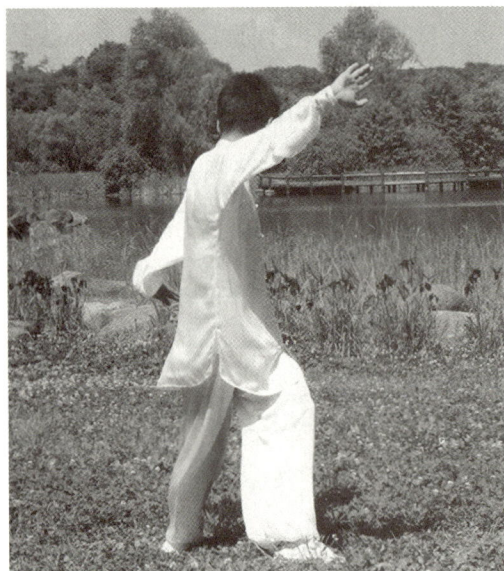

图 4-2-15　五劳七伤往后瞧（3）

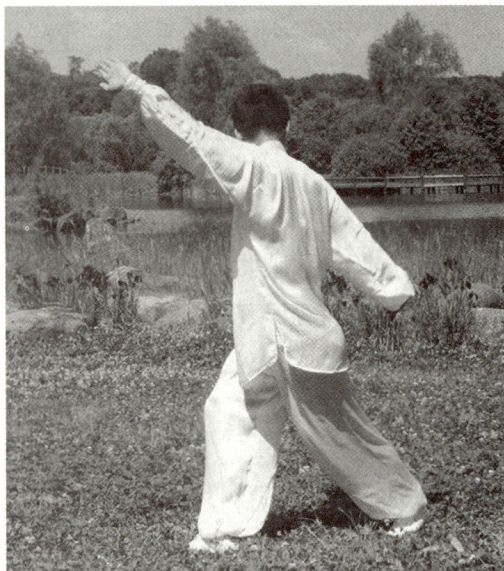

图 4-2-16　五劳七伤往后瞧（4）

2. 稍停片刻，复原，身体慢慢向右尽量旋转，动作与左侧相同，唯方向相反。

3. 如此左右反复练习 6 ～ 8 遍。头向后转动时吸气，还原时呼气。

【实训要领】

动作要与呼吸配合一致，头部转动时，要做到头平项直，两目尽量向后注视。

【按语】

该动作可使整个脊柱尽量旋转扭曲，可增强颈项、腰背部肌肉力量，改善脊椎活动功能，消除大脑疲劳，增大眼球的活动范围，增强眼部肌肉力量。常用于防治脊椎病、高血压、动脉粥样硬化等病证。

第五式　摇头摆尾去心火

【预备姿势】

松静站立，两足并拢，膝微屈，但肩不超过足尖，五趾抓地，头正颈松，虚灵顶劲，含胸拔背，沉肩，两臂自然松垂，置于身体两侧，松静自然，调神调息，舌抵上鄂，气沉丹田，目视正前方。

【动作】

1.左足向左侧横跨一大步，两足距离宽于肩，屈膝下蹲成马步，两手扶住大腿部，虎口朝内，两肘外撑。头和上体前俯，随即向左做弧形摇转，头与左膝、左脚尖呈一直线，同时臀部则相应向右摆动，右腿及右臂适当伸展，以辅助躯干的摇摆动作（图4-2-17～图4-2-20）。

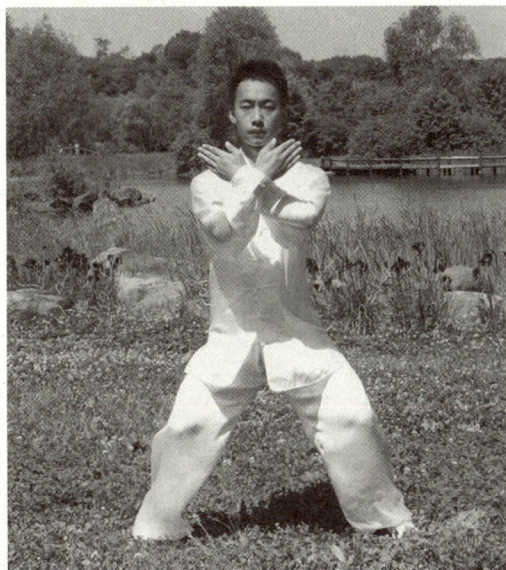

图4-2-17　摇头摆尾去心火（1）　　　图4-2-18　摇头摆尾去心火（2）

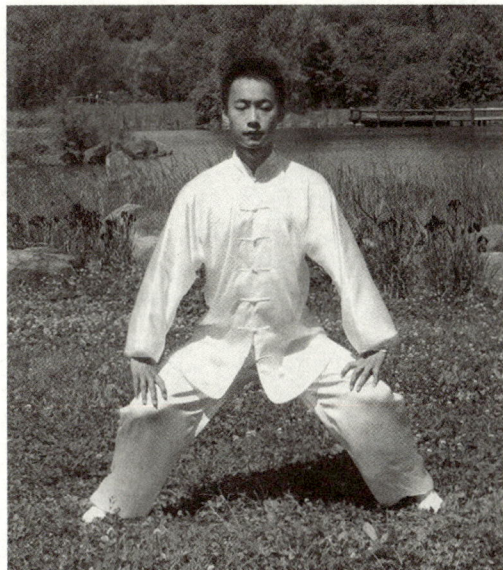

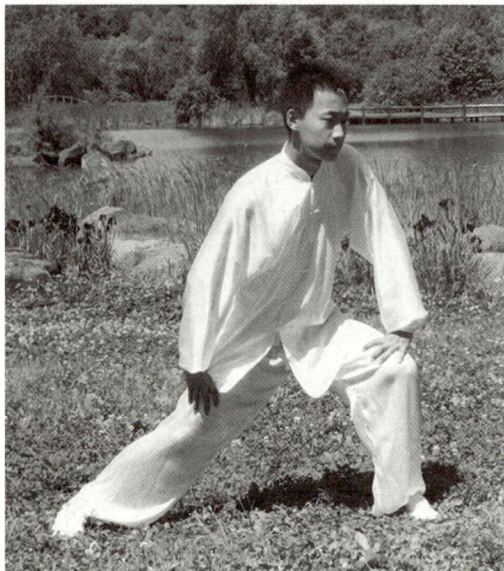

图 4-2-19　摇头摆尾去心火（3）

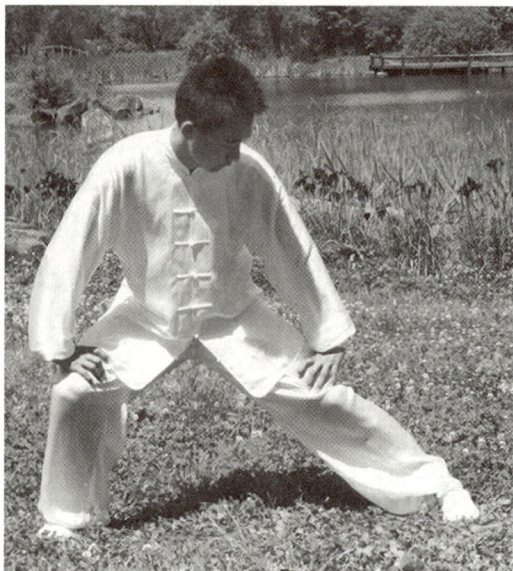

图 4-2-20　摇头摆尾去心火（4）

2.复原，上体前俯，随即向右做弧形摇转，动作与左侧相同，唯方向相反。头和上体做侧向摇转的同时吸气，复原时呼气。

【实训要领】

头和上体左右摇转，要和呼吸配合一致。两手不离膝关节，两足不离地面。

【按语】

1.本动作是全身性动作，摇头摆臀、拧转腰胯牵动全身，对整个身体都具有良好的作用。可清心泻火、宁心安神。同时，运动颈、腰椎关节，有助于任、督、冲三脉经气运行。对颈椎、腰椎疾病，以及心火亢盛所致的心烦、失眠、多梦等有一定的防治作用。

2.下肢弓步、马步变化，能壮腰健步，增强下肢肌肉力量，对腰酸膝软等疾患有较好的防治作用。

第六式　双手攀足固肾腰

【预备姿势】

松静站立，两足并拢，膝微屈，但肩不超过足尖，五趾抓地，头正颈松，虚灵顶劲，含胸拔背，沉肩，两臂自然松垂，置于身体两侧，松静自然，调神调息，舌抵上鄂，气沉丹田，目视正前方。

【动作】

1. 两手腹前交叉，上举至头顶，掌心向上，上体略后仰，仰头（图 4-2-21～图 4-2-22）。稍停片刻，躯干缓缓前俯，两手随上体前俯至足尖，手指攀握住两足尖，两膝关节伸直（图 4-2-23）。

2. 上体慢慢抬起，同时两手沿着足外侧划弧至足跟，沿腿后膀胱经上行至腰部，按压肾俞穴，上体后仰、仰头（图 4-2-24）。

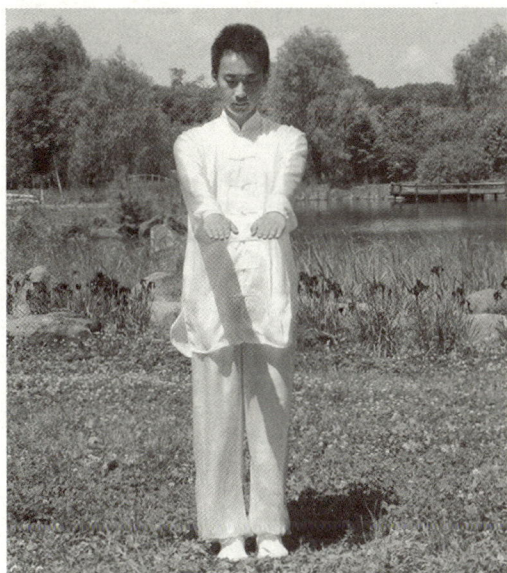

图 4-2-21　双手攀足固肾腰（1）

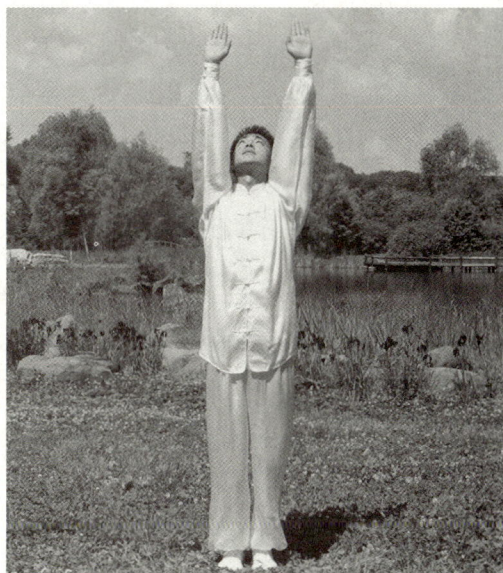

图 4-2-22　双手攀足固肾腰（2）

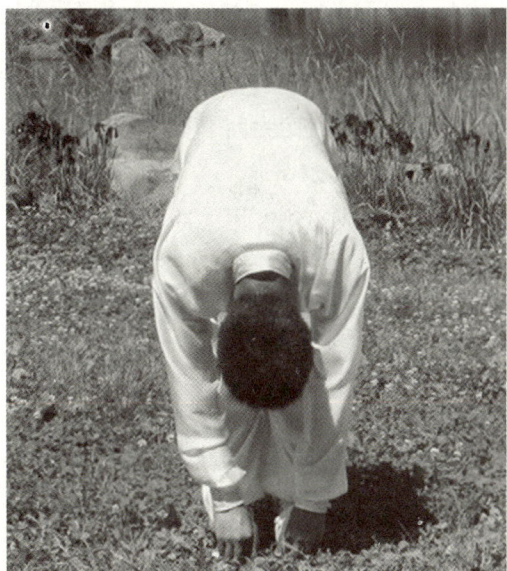

图 4-2-23　双手攀足固肾腰（3）

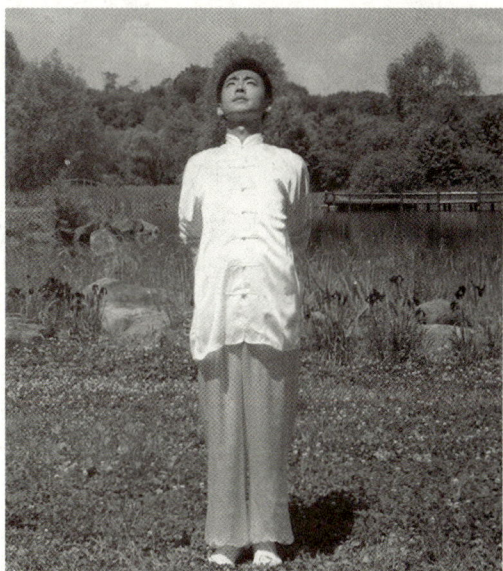

图 4-2-24　双手攀足固肾腰（4）

3.稍停,两手自然下落,成站立姿势。身体后仰时吸气,身体前俯时呼气。

【实训要领】

1.身体前俯、后仰,主要是腰部活动,因此两膝关节要始终伸直,速度应缓慢而均匀,运动幅度要由小到大。

2.后仰时以身体平衡稳固为原则,注意重心,以防摔倒。

【按语】

本动作的练习重点是腰部,腰部前俯后仰,可以充分舒展腰腹肌群;双手攀足,可以牵拉腿部后群肌肉。长期坚持练习本节动作,可疏通带脉、任脉、督脉,壮腰健肾,明目醒脑,且能提高腰腿柔韧性,防止腰肌劳损和坐骨神经痛等。

第七式　攒拳怒目增气力

【预备姿势】

松静站立,两足并拢,膝微屈,但肩不超过足尖,五趾抓地,头正颈松,虚灵顶劲,含胸拔背,沉肩,两臂自然松垂,置于身体两侧,松静自然,调神调息,舌抵上鄂,气沉丹田,目视正前方。

【动作】

1.左足向左横开一大步,两足距离宽于肩,屈膝下蹲成马步。两拳置于两腰际,拳心向上,两目平视前方。左拳向前用力冲击,拳心由向上变为向下;左拳收回至左腰际,右拳向前用力冲出,拳心由向上变为向下(图4-2-25,图4-2-26)。

2.右拳收回至右腰际,左拳向左侧用力冲出,拳心由向上变为向下;左拳收回至左腰际,右拳向右侧用力冲出,拳心由向上变为向下(图4-2-27)。

3.重复以上动作数遍,最后恢复成预备姿势。拳向前或向侧方用力冲出时,先吸气再呼气,收拳复原时缓慢吸气(图4-2-28)。

【实训要领】

1.出拳由慢到快,体现"寸劲"。

2.足趾抓地,气沉丹田,脊柱正直,松腰沉胯,要与呼气、瞪眼怒目配合一致。

【按语】

本动作主要作用是疏泄肝气,使肝气条达、肝血充盈,则经脉得以濡养,筋骨强健。久练攒拳，可气力倍增。

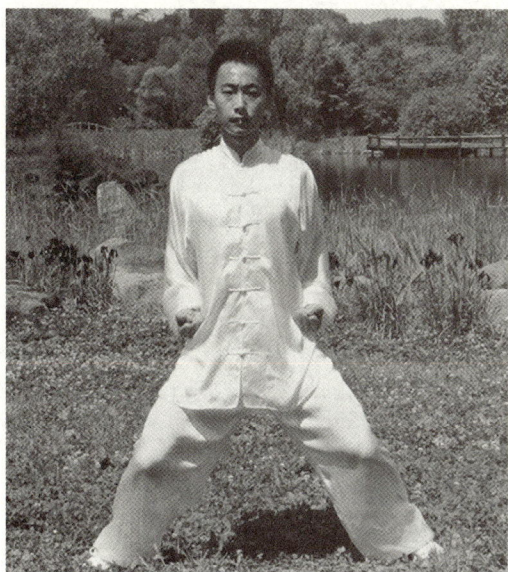

图 4-2-25 攒拳怒目增气力（1）

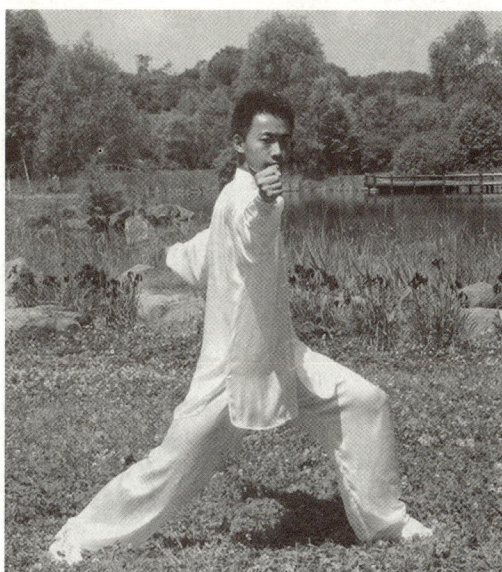

图 4-2-26 攒拳怒目增气力（2）

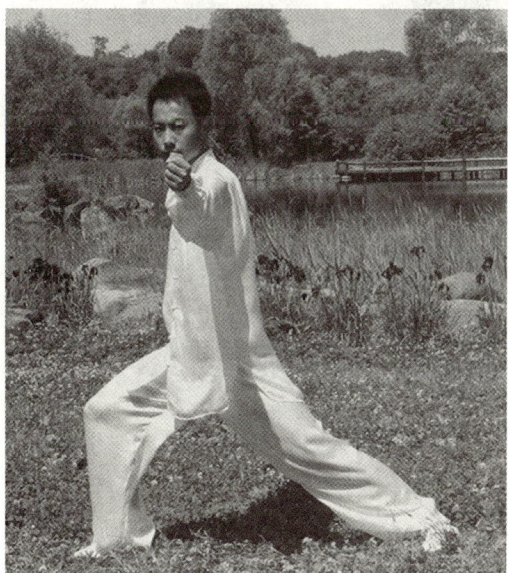

图 4-2-27 攒拳怒目增气力（3）

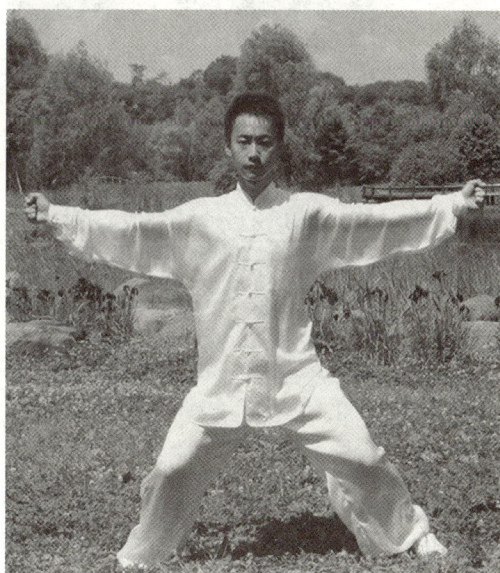

图 4-2-28 攒拳怒目增气力（4）

第八式 背后七颠百病消

【预备姿势】

松静站立，两足并拢，膝微屈，但肩不超过足尖，五趾抓地，头正颈松，虚灵顶劲，含胸拔背，沉肩，两臂自然松垂，置于身体两侧，松静自然，调神调息，舌抵上腭，气沉丹田，目视正前方。

【动作】

1. 两足眼同时提起，离开地面 1～2 寸，然后踮足，足趾抓地，两手掌面按于两侧腰部，上身保持正直，挺胸收腹，头向上顶，似全身向上做提举势，背部肌肉轻度紧张，同时吸气（图 4-2-29）。

2. 背部肌肉放松，足跟轻轻下落，但不能落地，意念随之下落至足跟，同时呼气（图 4-2-30）。

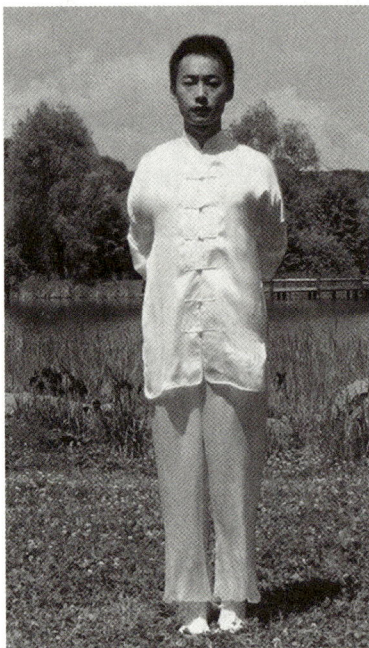

图 4-2-29　背后七颠百病消（1）　　图 4-2-30　背后七颠百病消（2）

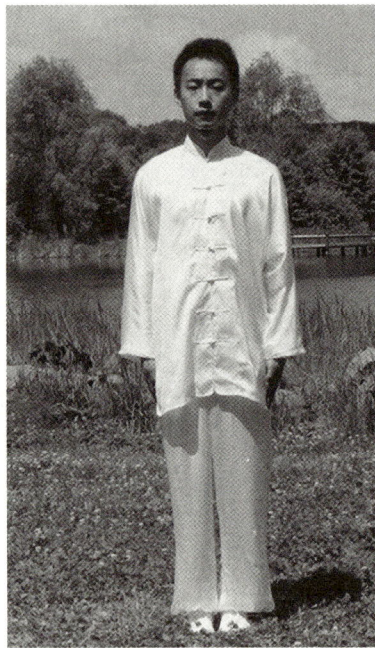

3. 动作反复进行 7～14 次，最后恢复预备姿势。

【实训要领】

1. 身体抖动要放松。

2. 足跟上提时，头要向上顶；足跟下落时意念要下引至涌泉穴。

【按语】

本动作是全套动作的结束动作，通过连续抖动，使肌肉、内脏、脊柱的关节得到放松，并使浊气从脚底涌泉排出。所谓百病消，并非指单做"背后七颠"这一段，而是指长期坚持做整套八段锦动作后，能达到防病祛病、延年益寿的功效。

实训三 易筋经

【实训目的】

掌握易筋经功法的操作规范、动作要领和临床应用。

【实训学时】

2 学时。

【实训备品】

无。

【实训动作示范】

第一式 韦驮献杵势

【动作】

1. 左足向左分开，与肩同宽，两臂自体侧外展与肩相平，掌心向下；转掌心向前，慢慢合拢，屈肘旋臂转腕内收，指尖向上，腕、肘与肩相平。

2. 两臂内旋，使指尖对天突穴，两臂与地面平行，动作稍停。

3. 两手向左右缓缓分开，两臂屈肘，双手在胸前成抱球状，沉肩垂肘，掌心相对，十指微屈，相距约 15cm，身体微前倾。

4. 收势。先深吸气，然后慢慢呼出，两手同时下落于体侧，收左足，并步直立（图4-3-1 ～图 4-3-4）。

【实训要领】

1. 松肩虚腋，脊背舒展，上虚下实，肌肉放松。

2. 两掌合于胸前，应稍停片刻，通过神敛和两掌相合的动作，均衡身体左右气机，以达气定神敛之功效。

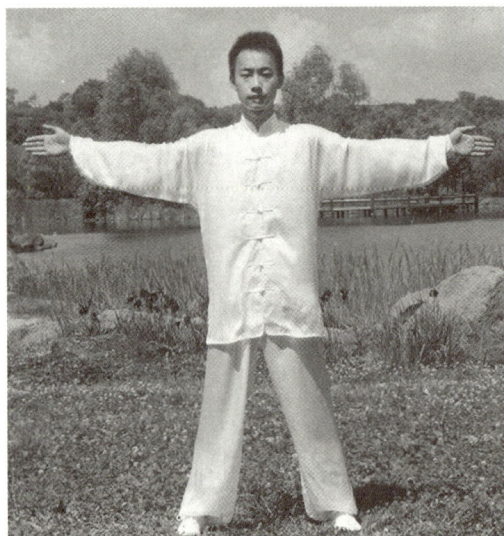

图 4-3-1　韦驮献杵势（1）

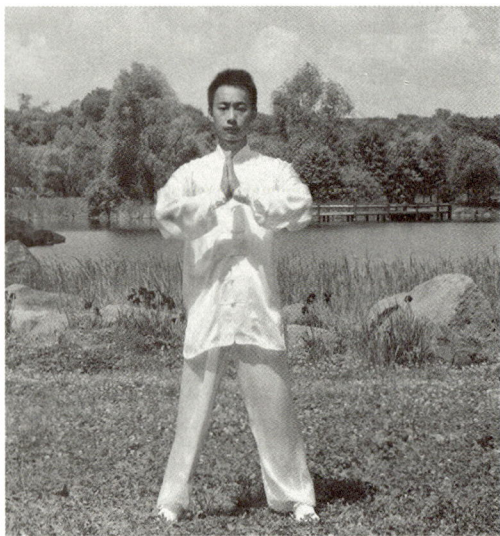

图 4-3-2　韦驮献杵势（2）

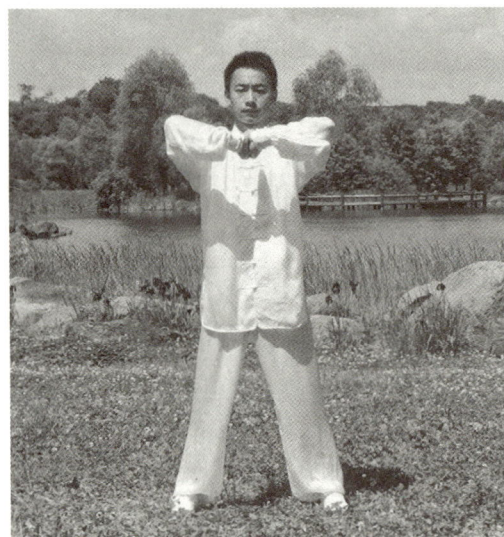

图 4-3-3　韦驮献杵势（3）

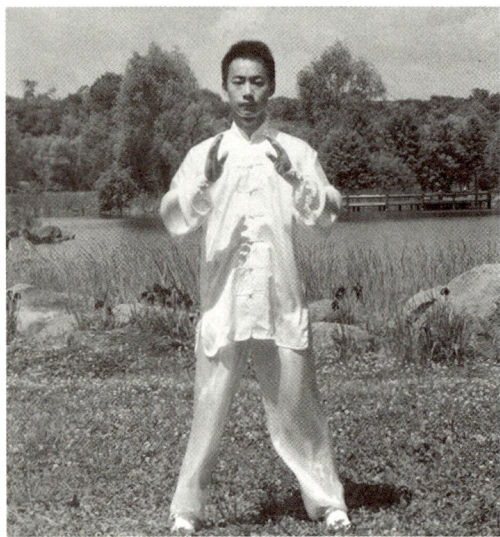

图 4-3-4　韦驮献杵势（4）

【按语】

　　1. 本势是易筋经的基础动作，可平心静气、安神定志、排除杂念、消除焦虑，对神经衰弱、心烦失眠、精神疲劳等有一定疗效。

　　2. 重点是锻炼上肢三角肌、肱二头肌。对增强推拿手法的手腕悬劲和持久力具有重要的作用。

第二式　横胆降魔杵势

【动作】

1. 左足向左分开，与肩同宽。两手下按，五指自然并拢，掌心向下，指尖向前。

2. 两手翻掌向上，上提至胸，向前伸出，掌臂约与肩呈水平；两手左右分开，两臂平直，掌心向上。

3. 翻转掌心向下，两膝伸直，足跟抬起，前脚掌着地，目视前方，身体前倾。

4. 收势。先深吸气，然后慢慢呼出，在呼气时足跟下落，收回左足，并步直立（图4-3-5～图4-3-8）。

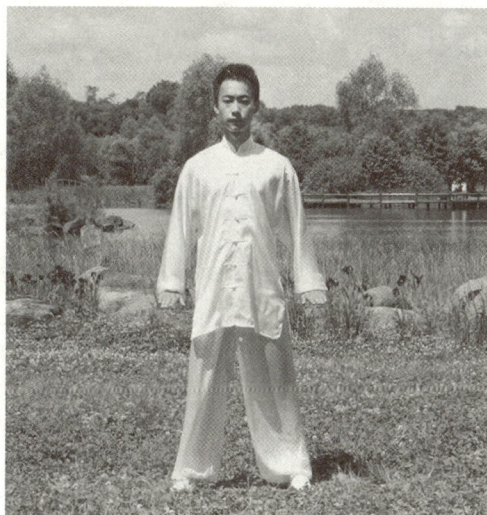

图 4-3-5　横胆降魔杵势（1）

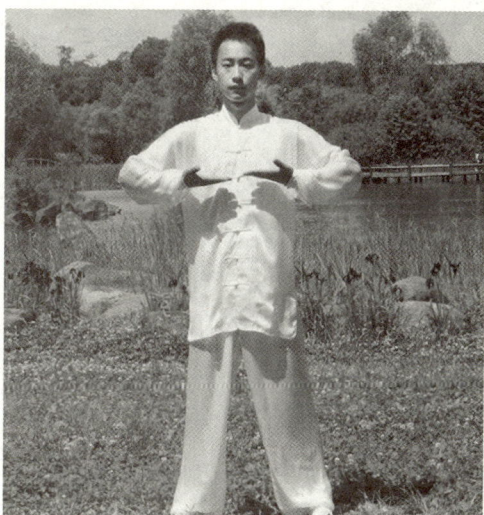

图 4-3-6　横胆降魔杵势（2）

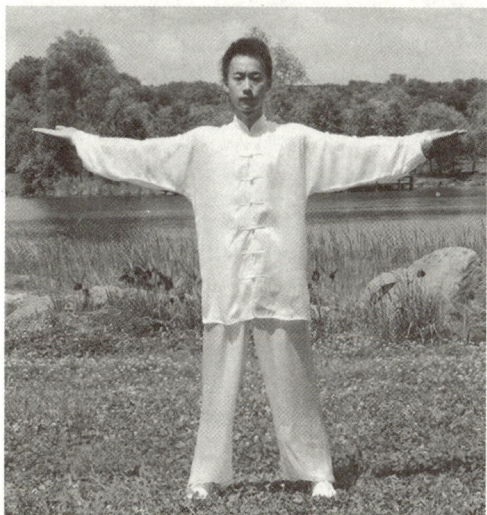

图 4-3-7　横胆降魔杵势（3）

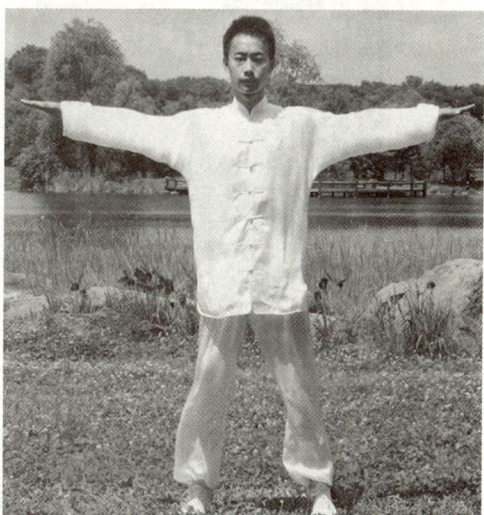

图 4-3-8　横胆降魔杵势（4）

【实训要领】

1. 两手一字平开与肩相平。

2. 两足跟抬起，前足掌着力，脚趾抓地，日久可仅用脚趾着力。

3. 两膝伸直，自然呼吸，气定神敛。

【按语】

1. 本势主要作用是宽胸理气、疏通经络、平衡阴阳、改善心肺功能，对防治肺气肿、肺源性心脏病、共济失调等有一定效果。

2. 重点锻炼上肢三角肌和下肢股四头肌、小腿三头肌，可增强臂力、腿力，是易筋经中锻炼两臂悬劲和耐力的重要动作。

第三式　掌托天门势

【动作】

1. 左足向左分开，与肩同宽。两掌心向上，指端相对，上提至胸前，腕关节内旋，掌心向下，四指并拢，相距约5cm。

2. 两手上举过头，同时翻掌，掌心向上，四指并拢，拇指外展，两虎口相对，指向天门穴（天门穴位于额前正中线，入前发际2寸处）。

3. 身体重心前移至前脚掌支撑，两膝挺直，足跟提起，前足掌着地，头略后仰，目视掌背，静立片刻。

4. 收势。先深吸气，然后慢慢呼出，呼气同时放下两手及落下足跟，收左足，并步直立（图4-3-9～图4-3-12）。

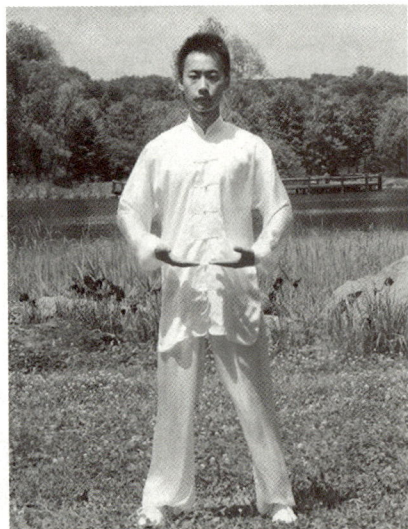

图4-3-9　掌托天门势（1）　　　　图4-3-10　掌托天门势（2）

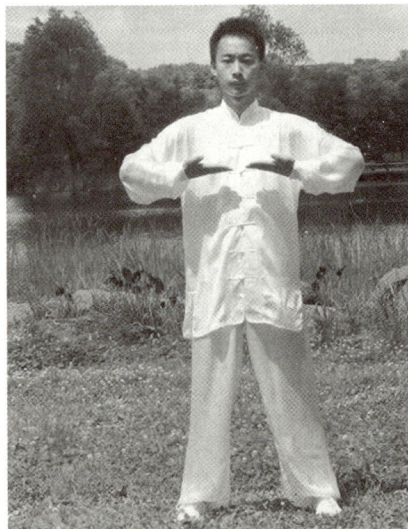

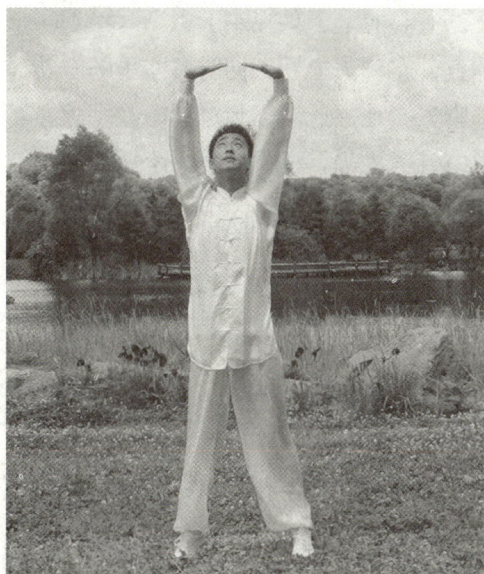

图 4-3-11 掌托天门势（3）

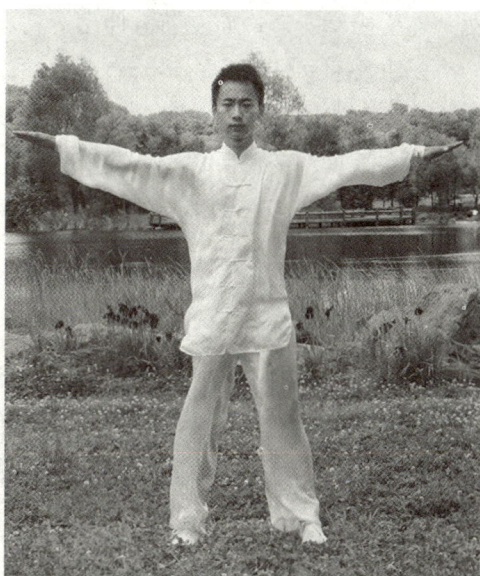

图 4-3-12 掌托天门势（4）

【实训要领】

1.两掌上托时，前脚掌支撑，力达四肢，下沉上托，脊柱竖直，同时身体重心稍前移。

2.平心静气，全身放松，两臂切忌贯力，不需过分仰头。

3.上托时，意想通过"天门"贯注两掌，自然呼吸。

【按语】

1.本势又称为"掌托天门势"，通过上肢撑举和下肢提踵的动作导引可调理上、中、下三焦之气，并且将三焦及手足三阴之气全部发动。

2.可引血上行、增加大脑血流量、促进全身血液循环及改善肩关节活动功能。对心肺疾病、脾胃虚弱、妇科病、脑供血不足、低血压等有一定疗效。

3.重点锻炼上肢各肌群、腰肌、股四头肌、小腿三头肌。可增强臂力、腰力、腿力。

第四式 摘星换斗势

【动作】

1.并步站立。两手握空拳，上提至两腰际，拳心向上。重心移向右腿，上体左转，左腿提起向左前方跨出，屈膝半蹲，成左弓步；同时，右手向后，拳背附在腰后命门穴处，左手由拳变掌，向左前方伸出，高与头相平，掌心向上，目视左手。

2.重心后移，上身右转，右腿屈膝，左腿伸直，左脚尖上翘；同时，左手随右转体向右平摆，眼随左手。上身左转，左足稍收回，脚尖着地，成左虚步；同时左手随左转体而向左平摆，变勾手举于头前上方，指尖对眉中成摘星状，目视钩手，静立片刻。

3.收势。深吸一口气，然后徐徐呼出，随呼气同时左足收回，双手变掌下落于体侧，并步直立（图4-3-13～图4-3-16）。

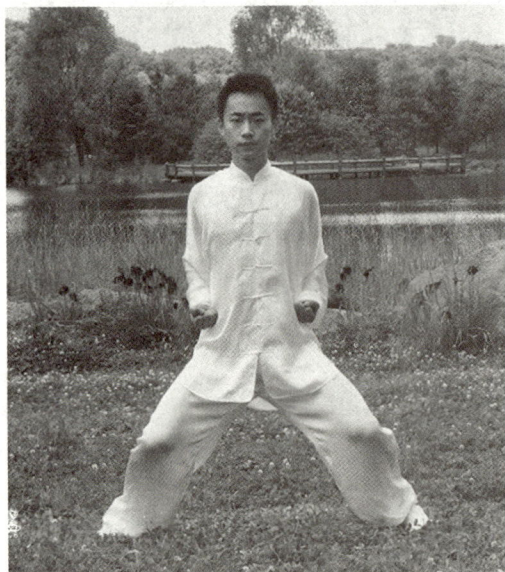

图4-3-13　摘星换斗势（1）

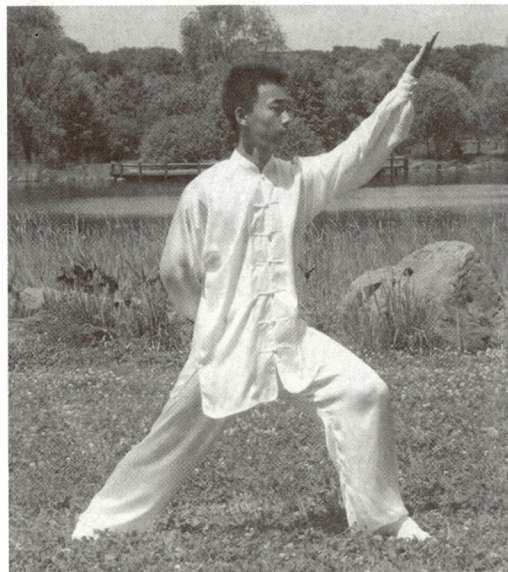

图4-3-14　摘星换斗势（2）

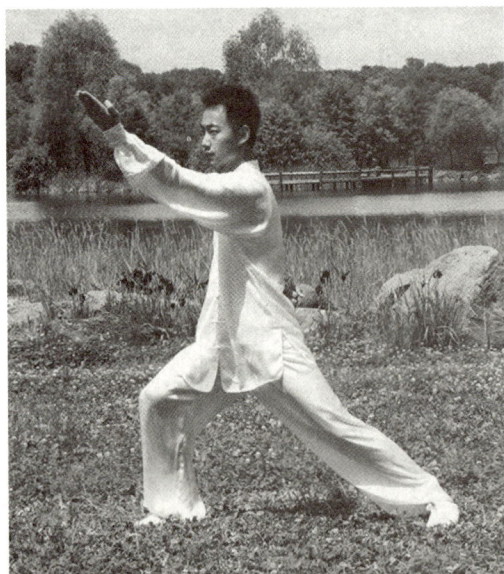

图4-3-15　摘星换斗势（3）

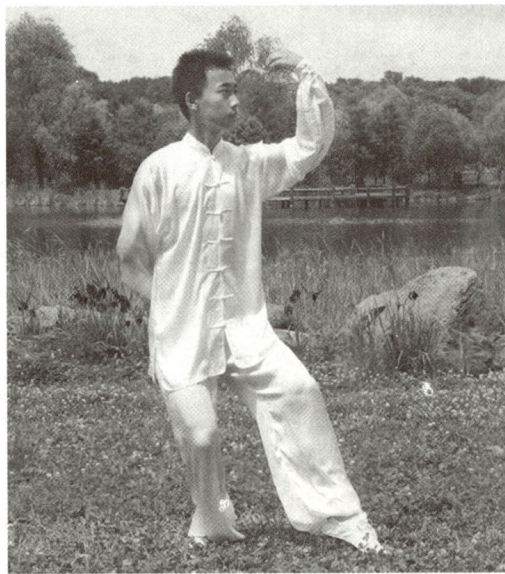

图4-3-16　摘星换斗势（4）

4. 以上为左式动作，右式动作与左式相同，唯左右相反。

【实训要领】

1. 转体时，要用腰来带动肩臂。
2. 五指微微捏挤，屈腕如钩状，距前额约一拳远。

【按语】

1. 本势主要作用于中、下焦，上体转动幅度较大，使肝、胆、脾、胃等脏器受到柔和的自我按摩，促进胃肠蠕动，增强消化功能，可达到健脾和胃、疏肝利胆、壮腰健肾、延缓衰老的功效。常用来预防和治疗胸闷、腹胀、胁胀、胃脘部疼痛不适、中风后遗症等。

2. 本势重点锻炼屈腕肌群、肱三头肌、肱二头肌、腰肌、下肢屈肌群。可增强腕力、臂力、腰力、腿力，改善颈、肩、腰的活动功能。

3. 本势可使推拿术者身体各部分保持充分的潜力，为临床应用推拿手法打下良好的基础，特别是对一指禅推法的疗效提高有一定的帮助。

第五式　倒拽九牛尾势

【动作】

1. 左足向左横开一大步，两臂外展后上举于头上，两掌心相对，双膝下蹲，同时两掌变拳，经体前下落至两腿之间，两臂伸直，两拳背相对。

2. 两拳上提到胸前，拳心向下，变立掌向左右分推，掌心向外，指尖朝上，腕关节背伸，两臂撑直。

3. 重心右移再左移，成左弓步，两掌变拳，腰稍左转，以腰带肩，以肩带臂，左手向下经腹前再向上划弧至面前，拳心朝向面部，拳高不过眉，屈腕外旋后拉；同时右手向前经头上，再向后划弧至身体右侧后方，屈腕内旋后拽，目视左拳。

4. 收势。先深吸一口气，然后慢慢呼出，同时左足收回，双手变掌下落于体侧，并步直立，目视前方（图4-3-17～图4-3-20)。

5. 以上为左式动作，右式动作同左式，唯左右相反。重复2～3遍。

【实训要领】

1. 以腰带肩，以肩带臂。
2. 两腿前弓后箭，两肘屈曲，前不过膝，膝不过足，两臂做螺旋使劲。

【按语】

本势主要作用是舒筋活络，可防治肩、背、腰、腿肌肉的损伤。还可增加两臂旋前、旋后肌群和五指的力量。

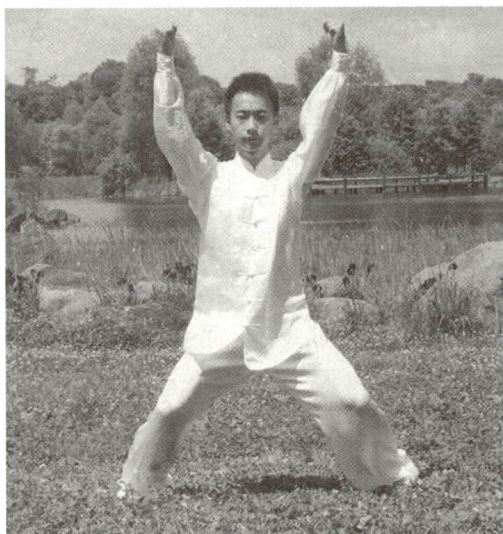

图 4-3-17　倒拽九牛尾势（1）

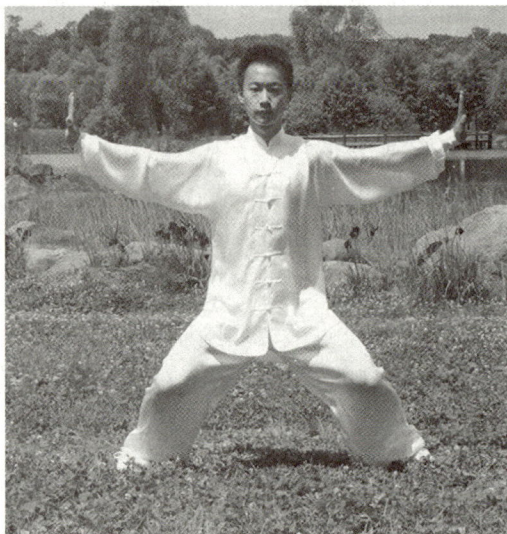

图 4-3-18　倒拽九牛尾势（2）

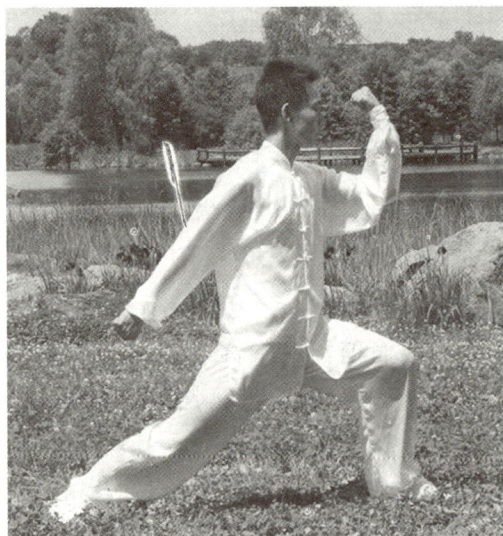

图 4-3-19　倒拽九牛尾势（3）

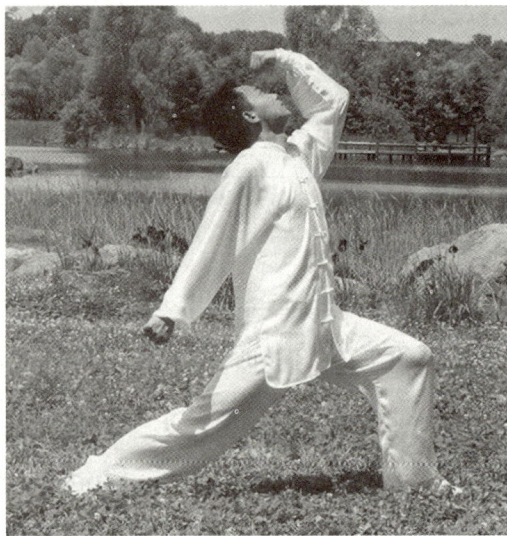

图 4-3-20　倒拽九牛尾势（4）

第六式　出爪亮翅势

【动作】

1.两脚并拢。两手握拳，上提腰侧，拳心朝上。两拳上提至胸前，两手变掌立于胸前，掌心向前，缓缓前推，同时上提足跟，两腿伸直，肘关节伸直，腕关节背伸，十指用力外分，瞪目平视指端。

2. 握拳收回至胸前，同时落踵。

3. 再提踵掌心向前，十指外分前推，共做 7 次收推动作。

4. 收势。先深吸一口气，握拳收回胸前，然后慢慢呼出，同时放下两手落于体侧（图 4-3-21 ～图 4-3-24）。

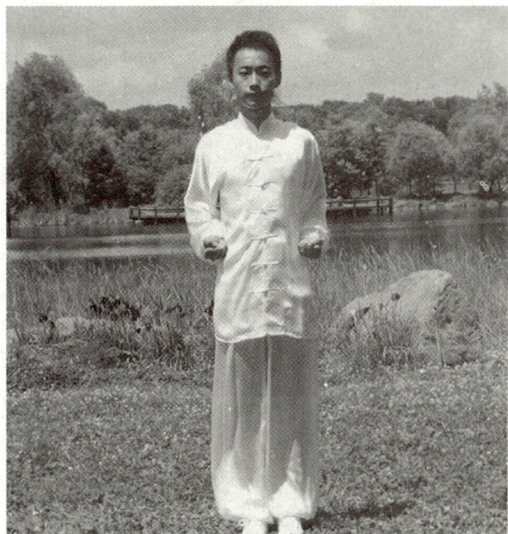

图 4-3-21　出爪亮翅势（1）

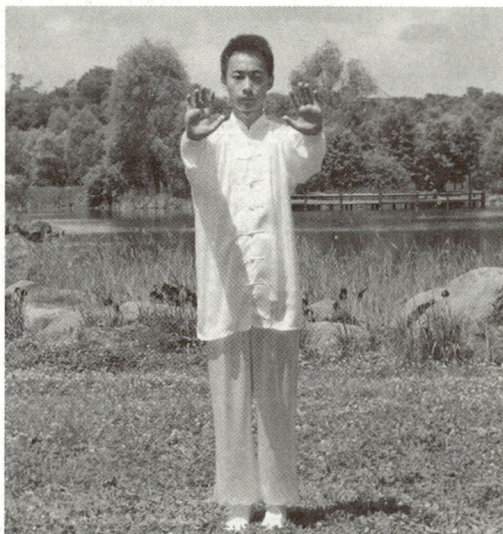

图 4-3-22　出爪亮翅势（2）

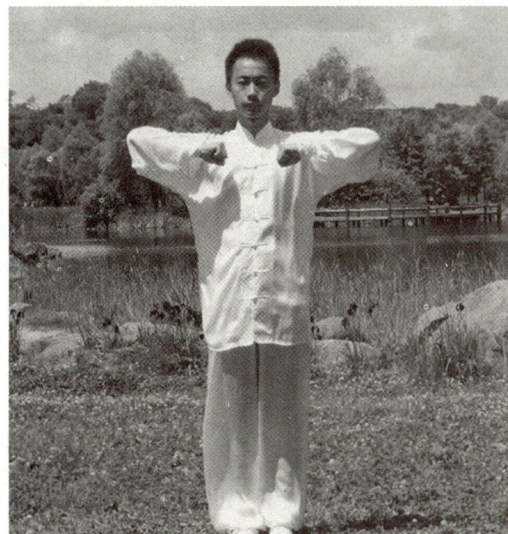

图 4-3-23　出爪亮翅势（3）

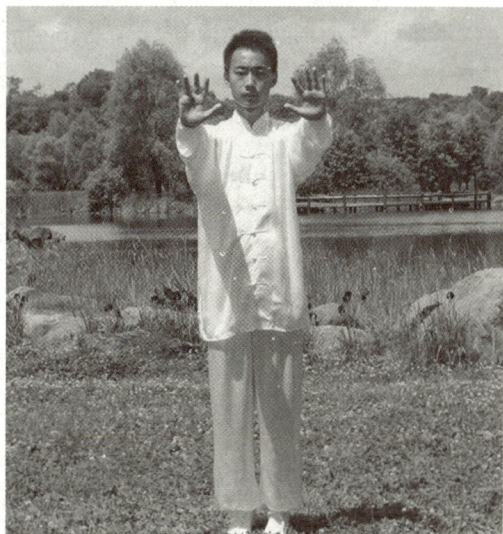

图 4-3-24　出爪亮翅势（4）

【实训要领】

1. 立腕亮翅（腕关节背伸，十指用力外分），脚趾抓地，力由下生，两胁用力，力达指端。

2. 出掌时身体正直，瞪眼怒目，同时两掌运用内劲前推，先轻如推窗，后重如排山；收掌时如海水还潮。

3. 收掌时自然吸气，推掌时自然呼气。

【按语】

1. 本势可疏肝理气、调畅气机；培补肾气，增强肺气，促进气血运行。对肺气肿、肺源性心脏病有一定疗效。

2. 本势重点锻炼上肢前臂屈、伸肌群。增加臂力及指力。

3. 本势通过伸臂推掌、屈臂收掌、展肩扩胸的动作导引，促进自然之清气与人体之真气在胸中交汇融合。久练本势会使劲力贯于指端，从而提高推拿治病的效果。

第七式　九鬼拔马刀势

【动作】

1. 左足向左分开，与肩同宽。两手在腹前交叉，上举到头上，由身体两侧下落于体侧。左手由体侧向前上举到头上，屈肘，左手按在头后枕部，右手向后至左侧背部肩胛骨下方，掌心向内。

2. 左手掌向前按，肘向后摆，项部用力后仰，身体随势充分向左侧扭转，定势后视左后方，动作稍停，双手同时撒力，身体转正，两臂呈侧平举。

3. 收势。深吸一口气，然后徐徐呼出，两手同时下落于体侧，左足收回，并步直立（图4-3-25～图4-3-28）

4. 以上为左式动作，右式与左式动作相同，次数相同，唯方向相反。

【实训要领】

动作对拔拉伸，尽量用力。上体左右扭转，保持中轴正直。两手按压，均用暗劲。

【按语】

1. 本势可增强脊柱及肋骨各关节的活动范围，疏通督脉，改善头部血液循环，对防治颈椎病、肺气肿、脑供血不足、肩周炎等有一定疗效。

2. 本势重点锻炼肱三头肌、腰肌，能增强臂力与腰力。

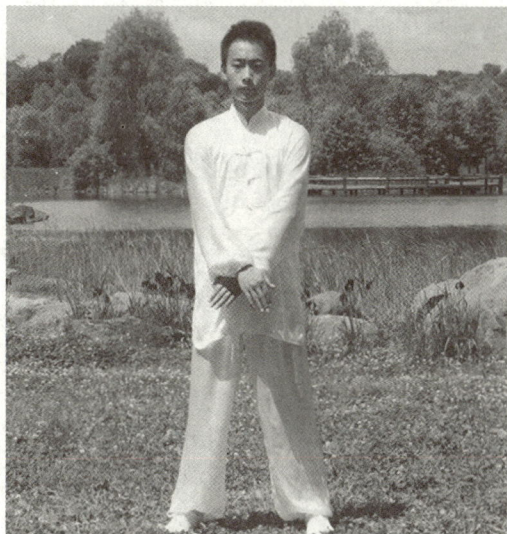

图 4-3-25　九鬼拔马刀势（1）

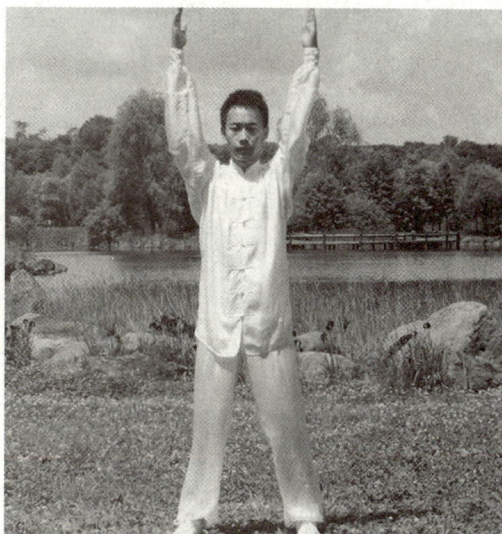

图 4-3-26　九鬼拔马刀势（2）

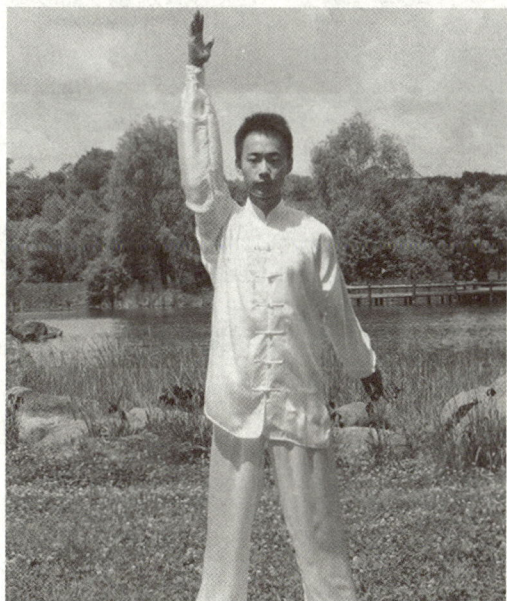

图 4-3-27　九鬼拔马刀势（3）

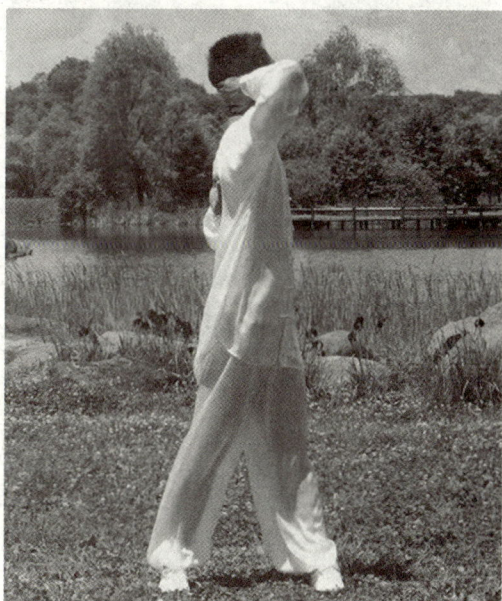

图 4-3-28　九鬼拔马刀势（4）

第八式　三盘落地势

【动作】

1. 左足向左横开一大步，比肩稍宽。两臂由体前仰掌上举，两臂伸直，与肩同宽，上举到与肩同高时，两掌心翻转向下，两手掌内旋，沉肩，肘外展，两掌缓缓用力下按，悬空于膝盖上部，同时两腿屈膝下蹲成马步，目视前方。

2. 两腿缓缓伸直，同时两掌心翻转向上，上托至与肩相平，再缓缓屈膝下蹲，同时两掌心翻转向下，两手掌内旋，沉肩，肘外展，两掌缓缓用力下按，按至膝关节外侧。

3. 两腿缓缓伸直，同时两掌心翻转向上，上托至与肩相平，再缓缓屈膝下蹲，同时两掌心翻转向下，两手掌内旋，沉肩，肘外展，两掌缓缓用力下按，按至两小腿外侧中部，两目平视。第一遍微蹲；第二遍半蹲；第三遍全蹲。

4. 收势。先深吸一口气，然后慢慢呼出，同时两腿缓缓伸直，两掌心翻转向上，上托至与肩相平，再翻转向下，徐徐落于体侧，收回左足，并步直立（图4-3-29～图4-3-32）。

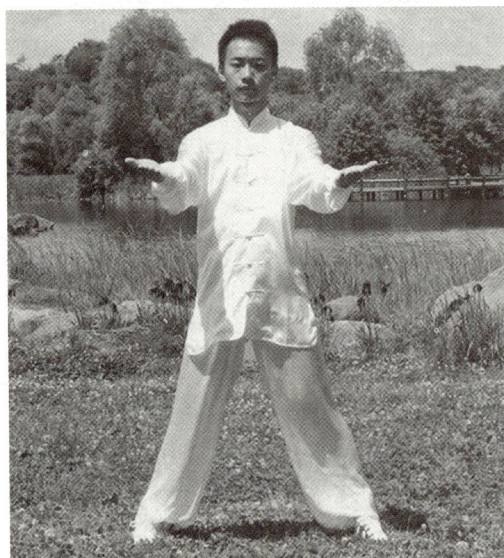

图4-3-29　三盘落地势（1）

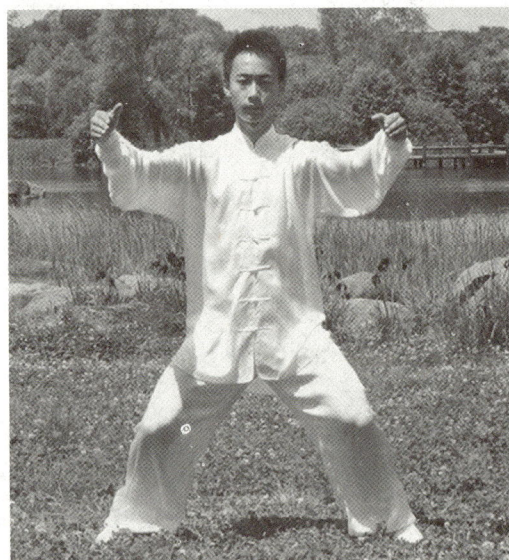

图4-3-30　三盘落地势（2）

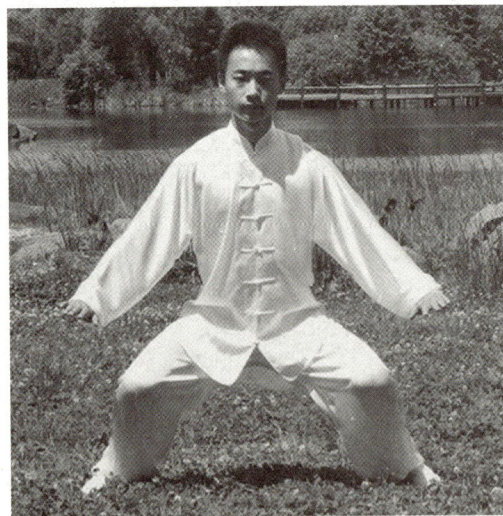

图4-3-31　三盘落地势（3）

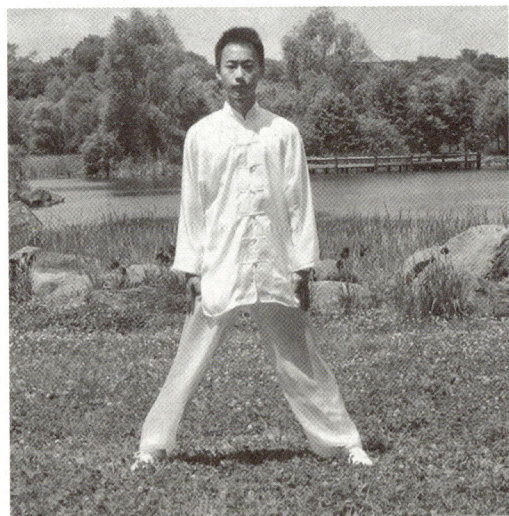

图4-3-32　三盘落地势（4）

【实训要领】

1. 两手向上，如托千斤之物：两手下落，如按水中浮球。

2. 下蹲时，松腰、提臀，两掌如负重物：起身时，两掌如托重物。下蹲与起身时，上体始终保持正直，不应前俯或后仰。下蹲依次增加难度。

【按语】

1. 本势可增强腰腹及下肢力量，起到壮丹田之气、强腰固肾的作用，能促进大腿和腹腔静脉血液的回流，常用于防治腰腿痛、盆腔炎等。

2. 本势重点锻炼下肢股四头肌、腰肌，可增强腿力、腰力。

第九式　青龙探爪势

【动作】

1. 左足向左分开，约与肩同宽。双手握拳上提，抵两侧章门穴处，拳心向上。右拳变掌向前上举至肩上位，掌心向左，上臂靠近头，腰充分向左侧弯，面向前方，右心朝左，目视前方。

2. 向左转体至面部朝下，右手四指并拢，屈拇指按于掌心，掌心朝下，上体向左前下俯，右手掌随势推撑至左足正前方，双膝挺直，足跟不要离地抬起，目随手动。

3. 屈膝下蹲，上体转正渐起，同时右臂随转体由左侧经两小腿前划弧至右腿外侧，掌心朝上，双腿缓缓伸直，右手握拳收至章门穴处，目视前方。

4. 收势。先深吸一口气，然后徐徐呼出，两手变掌落于体侧，收回左足，并步直立（图 4-3-33 ～图 4-3-36）。

5. 以上为左式动作，右式动作与左式相同，唯方向相反。

【实训要领】

1. 伸臂探"爪"，下按划弧，力注肩背，动作自然、协调，一气呵成。

2. 侧腰、转体时，手臂、腰腹要充分伸展；俯身探地时，要求肩松，肘直，掌撑实，膝挺直，足跟勿抬起，并注意呼吸均匀自然。

【按语】

1. 本势可疏肝利胆、宣肺束带、调节五脏气机，对呼吸系统疾病、肝胆疾病、妇科经带疾患有较好防治作用。

2. 本势重点锻炼肋间肌、背阔肌、腹外斜肌、臀大肌、大腿小腿后侧肌群、拇长屈肌，能增强腰力、腿力、指力，可改善腰部及下肢肌肉的活动功能。此势是一指禅推法的入门功法之一。

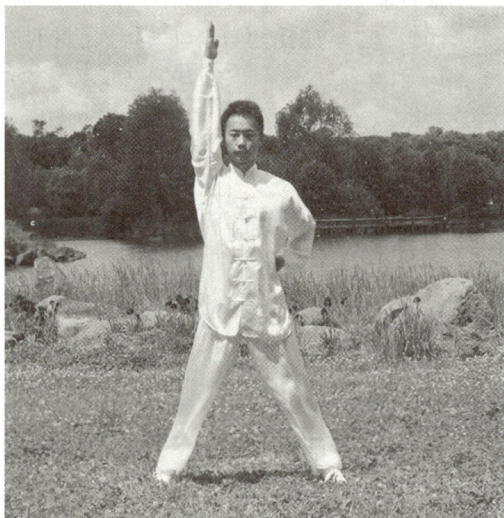

图 4-3-33　青龙探爪势（1）

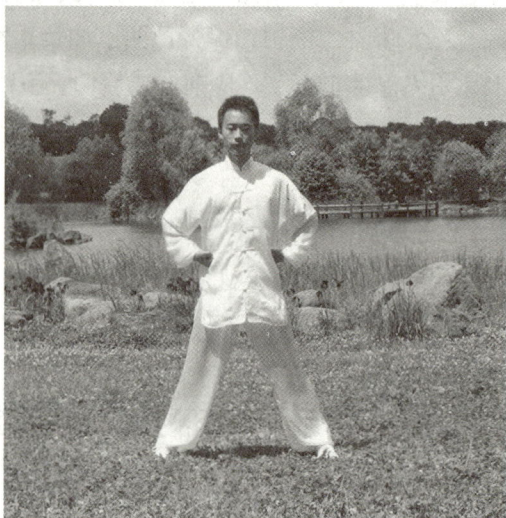

图 4-3-34　青龙探爪势（2）

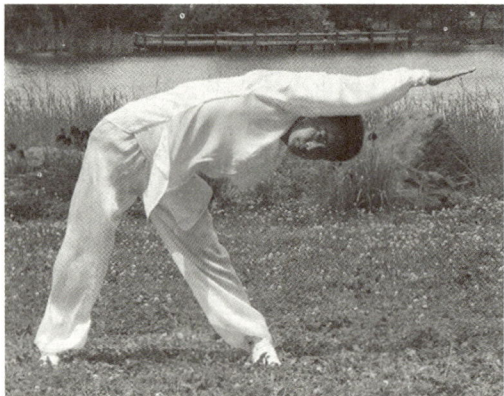

图 4-3-35　青龙探爪势（3）

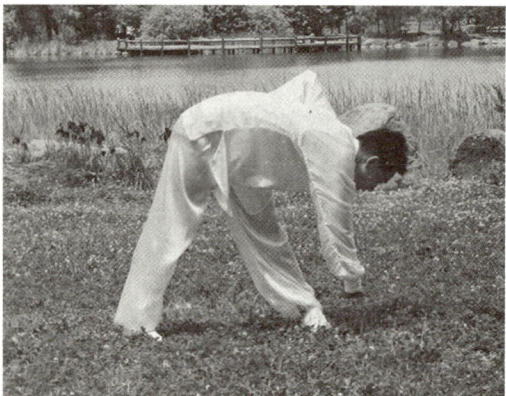

图 4-3-36　青龙探爪势（4）

第十式　卧虎扑食势

【动作】

1. 右足向前迈出一大步，成右弓步，同时，双手握拳由腰侧向前做扑伸，手与肩等高，掌心向前，立腕，手呈虎爪状，前扑动作要刚劲有力。

2. 双手十指撑地，置于右膝两侧，指端向前。后腿屈膝，脚趾着地，前脚跟稍微抬起。挺胸，抬头，瞪目，目视前上方，塌腰。

3. 稍停片刻，缓缓起身，收回右足于左足旁呈并步，双手握拳收回于两腰际。

4. **收势。** 先深吸气，然后慢慢呼出，双手变掌落于体侧（图 4-3-37 ～图 4-3-40）。

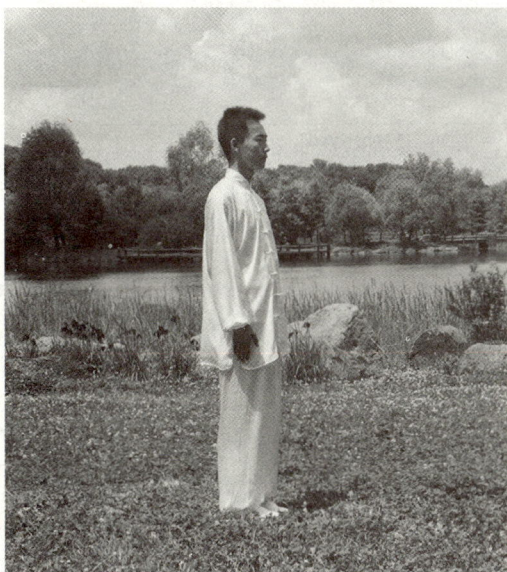

图 4-3-37　卧虎扑食势（1）

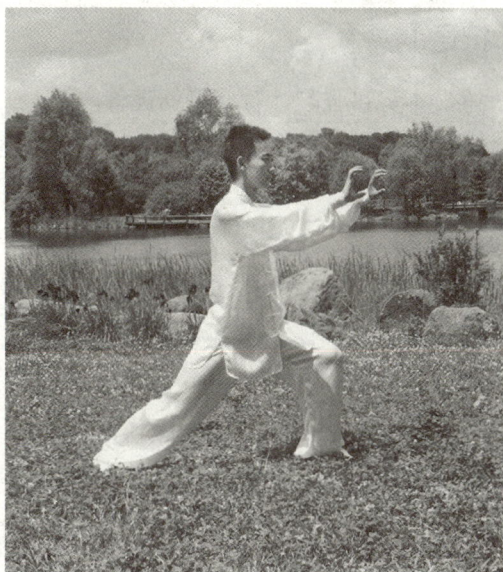

图 4-3-38　卧虎扑食势（2）

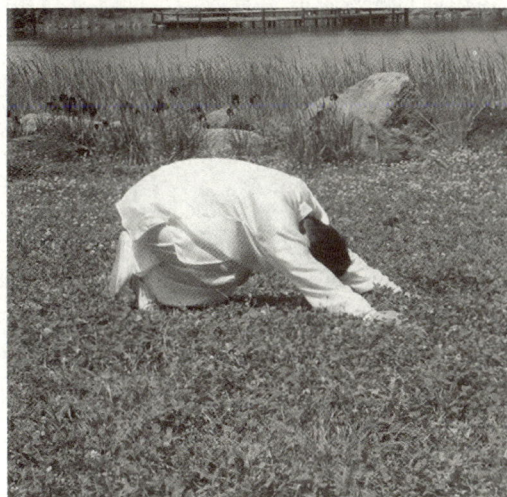

图 4-3-39　卧虎扑食势（3）

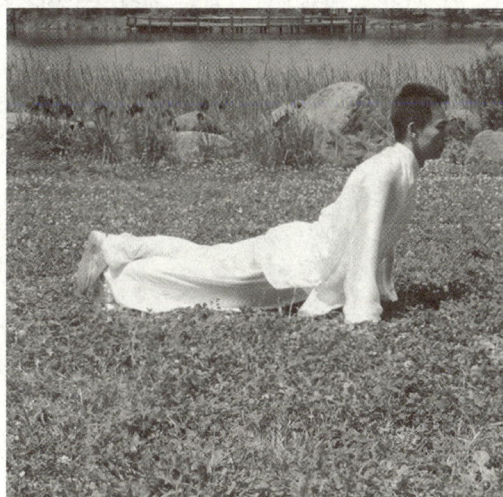

图 4-3-40　卧虎扑食势（4）

5. 以上为右式动作，左式动作与右式相同，唯方向相反。

【要领】

1. 用躯干的蠕动带动双手前扑，手呈虎爪状，掌心向前，立腕，力达指端。

2. 挺胸，抬头，瞪目，目视前上方，塌腰时，脊柱呈反弓形。

3.初练时，五指撑地，在臂力增强的基础上，可再用四指、三指、两指等撑地练习。

【按语】

1.本势可强腰壮肾、舒筋健骨。

2.本势久练可增加指力、臂力和下肢力量，并能锻炼腰腹肌群。

第十一式　打躬击鼓势

【动作】

1.左足向左分开，与肩等宽或宽于肩。双手仰掌外展，上举至头上，掌心相对，十指交叉相握，同时屈膝下蹲成马步。屈肘缓缓下落，双掌合抱于脑后枕骨，与项争力，目视前方。

2.缓缓伸直膝关节，同时向前大幅度弯腰，双手用力将头压向下，关节要挺直，足跟不要抬起，双目后视。双手掌心同时轻掩双耳部，四指按于枕骨，以双手食指从中指上滑落依次弹击枕骨，弹击时耳内有"咚"响声，弹击24次。

3.收势。先深吸一口气，然后缓缓呼气，随势伸直腰部，起身直立后，两手猛然拔离开双耳。双手同时变掌心向下，由两侧落下，收回左足，并步直立，呼吸自然（图4-3-41～图4-3-44）。

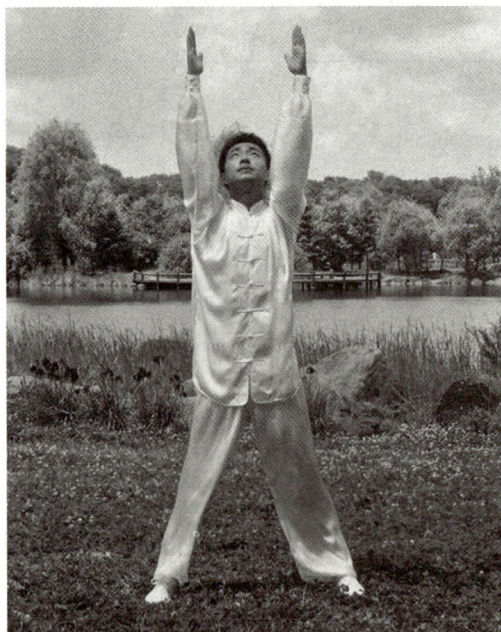

图 4-3-41　打躬击鼓势（1）　　　　图 4-3-42　打躬击鼓势（2）

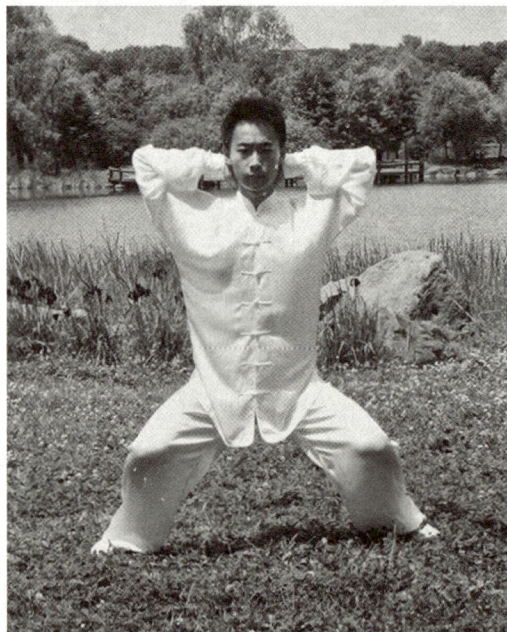

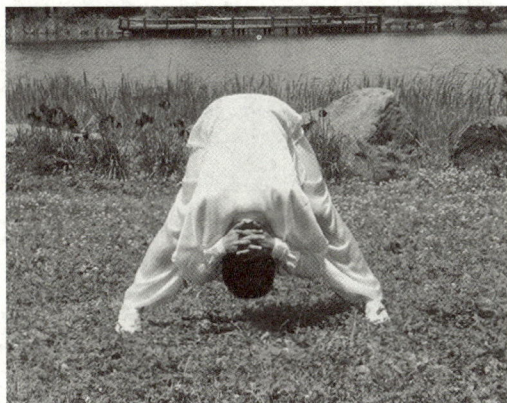

图 4-3-43　打躬击鼓势（3）

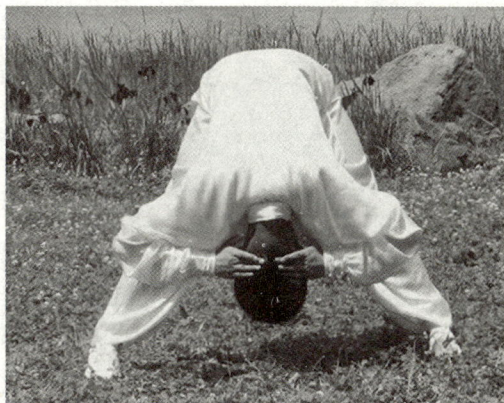

图 4-3-44　打躬击鼓势（4）

【实训要领】

1. 与项争力时，双手掌抱紧枕部，两肘向后充分伸展。

2. 俯腰时，直膝，足跟不要离地，头尽量压向胯下，切勿屏气。

【按语】

1. 本势可醒脑明目、益聪固肾、强健腰腿，可增强头部的血液循环，改善腰背及下肢的活动功能，缓解脊背腰部肌肉的紧张、疲劳，防治耳鸣，增强听力。

2. 本势重点锻炼胸大肌、斜方肌、背阔肌、肱三头肌、下肢后侧肌群，能增强臂力、腰力、腿力。

第十二式　掉尾摇头势

【动作】

1. 并步站立。双手十指交叉相握置于小腹前，掌心向上托于前，于胸骨柄处内旋反掌上托，掌心向天，托至肘部挺直。

2. 双手臂、头、脊背极力后仰，双膝微屈，足跟不要离地，全身尽力紧，犹如拉紧弓箭，两目上视。

3. 俯身向前，随势推掌至双足正前方，抬头，目视双手，挺直，足跟勿离地。

4. 两手交叉不动。头向左后转，同时臀部向左前扭动，目视尾闾。稍停片刻，头向右后转，同时臀部向右前扭动，目视尾闾。稍停片刻，身体转正，抬头，目视双手。

5. 收势。随深吸气时，起身直腰；深呼气时，双手分开，缓缓收回体侧（图 4-3-45 ～图 4-3-48）。

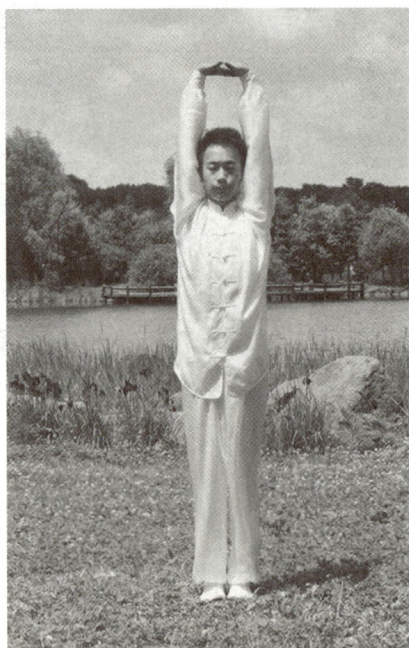

图 4-3-45　掉尾摇头势（1）

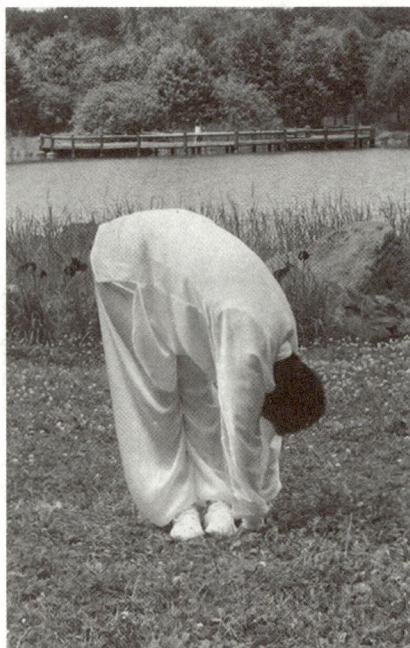

图 4-3-46　掉尾摇头势（2）

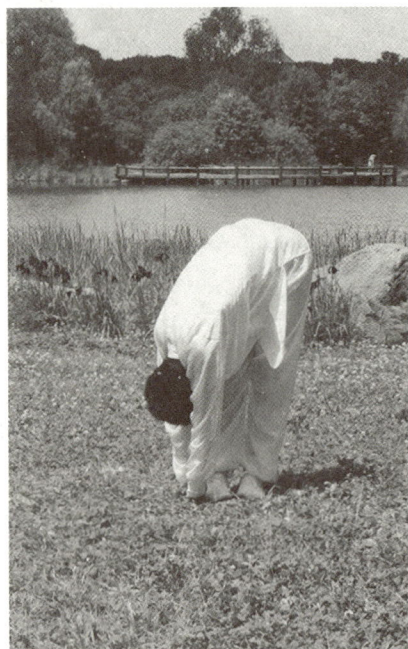

图 4-3-47　掉尾摇头势（3）

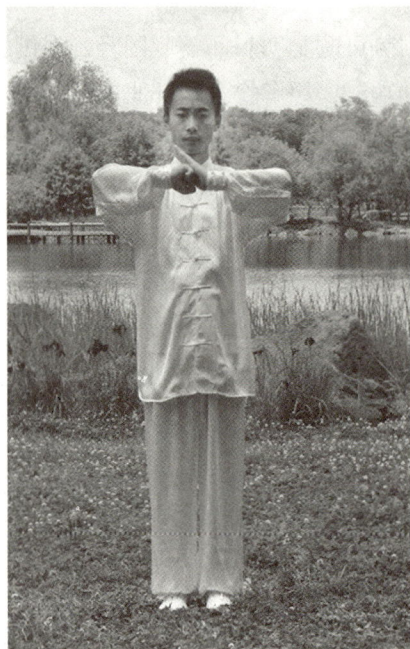

图 4-3-48　掉尾摇头势（4）

【实训要领】

　　1. 十指交叉相握勿松。

　　2. 上举时，肘关节要尽量挺直。

3. 身向前俯、双掌下推时，膝、肘要挺直，呼吸要均匀自然。

4. 转头扭臀时，头与臀部做相向运动。

【按语】

1. 本势可疏通经络、强健筋骨，增强腰、下肢和手臂的力量和柔韧性，改善脊柱各关节的活动功能。练功后全身舒适、轻松。

2. 本势为结束动作，尚能通调十二经脉、奇经八脉，疏通气血。

实训四　少林内功

【实训目的】

掌握少林内功的操作规范、动作要领和临床应用。

【实训学时】

2 学时。

【实训备品】

无。

【实训动作示范】

第一式　前推八匹马势

【动作】

1. 取站裆势，或指定的裆势。屈肘，两拇指尽量外展、伸直，指尖朝上，其他四指尽量伸直，指尖朝前，两掌心相对，直掌护于两胁肋部。

2. 两臂运劲慢慢前推，以肩、肘、掌成一直线，以和地面平行为度。

3. 慢慢屈肘，直掌护于两胁，或边屈肘边握拳回收于两胁，由拳变直掌护于两胁，两掌心相对。由直掌化俯掌下按，两臂后伸，肘关节伸直，腕关节背伸，恢复原裆势。

4. 精神贯注，两目平视，呼吸自然，舌抵上腭（图 4-4-1 ～图 4-4-2）。

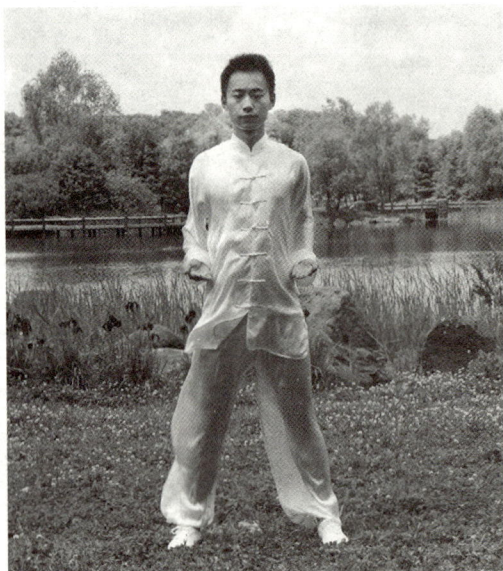

图 4-4-1　前推八匹马势（1）

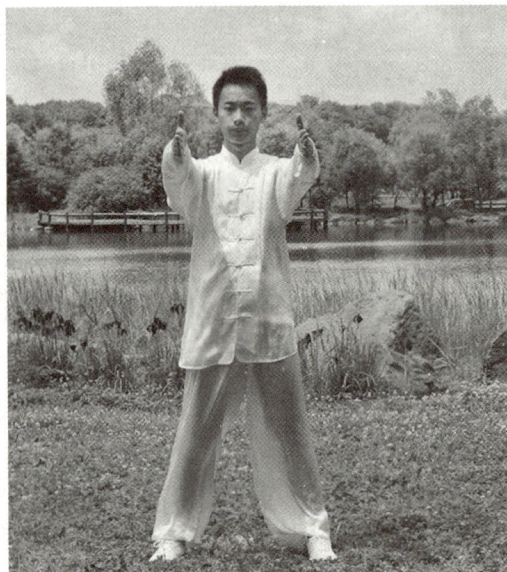

图 4-4-2　前推八匹马势（2）

【实训要领】

力发于腰，蓄劲于肩臂，贯于掌，达于指端。

【按语】

1. 本势可宽胸理气、健脾和胃、强筋壮骨，常用于防治胸闷、嗳气、善太息、腰痛、脘腹胀满、食少纳呆等病证。

2. 本势主要锻炼肱三头肌。可增强指力以及腰部、上肢伸肌的力量。

第二式　倒拉九头牛势

【动作】

1. 取站裆势或指定裆势。屈肘，四指尽量伸直、并拢，拇指尽量伸直、外展，四指朝前，两掌心相对，直掌护于两胁肋部。

2. 两臂运劲慢慢前推，边前推两臂边慢慢旋内，手臂完全伸直时，两手背相对，拇指朝下，肩、肘、掌呈一直线，并与地面相平行。

3. 由掌化为拳，劲注于拳心，同时外旋腕部，使两拳眼朝上。慢慢屈肘后拉，收拳于两胁，两拳化为直掌护于两胁，两掌心相对。由直掌化为俯掌下按，两臂后伸，肘关节伸直，腕关节背伸，恢复原裆势。

4. 精神贯注，两目平视，呼吸自然，舌抵上腭（图 4-4-3 ～图 4-4-4）。

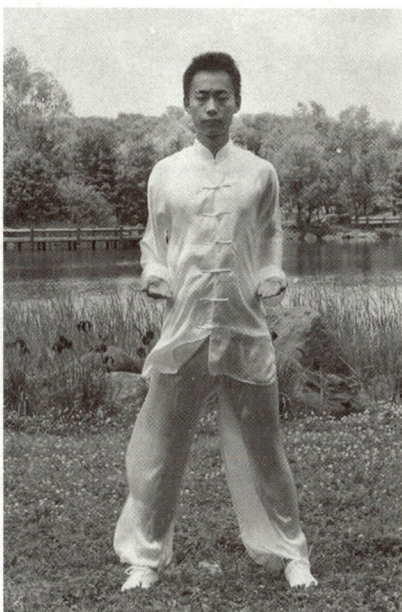

图 4-4-3　前推八匹马势（1）　　　　图 4-4-4　前推八匹马势（2）

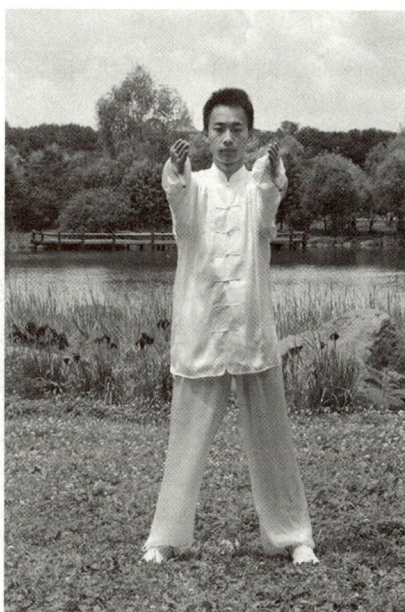

【实训要领】

力发于腰，蓄劲于肩、臂、指端。

【按语】

1. 本势可通经活络、调和气血、平衡阴阳、健脾和胃，常用于防治脘腹胀满、食少纳呆等病证。

2. 本势主要锻炼胸大肌、背阔肌、肩胛下肌、肱二头肌、肱桡肌、旋前圆肌等肌肉。可增强两臂伸肌力量和手指的握力。

第三式　凤凰展翅势

【动作】

1. 取大裆势，或指定裆势。屈肘，两手掌置于两侧腰际，掌心朝上，四指尽量伸直、并拢，指尖朝前，拇指尽量伸直、外展，两手掌慢慢上提到胸前，立掌交叉，两掌心朝向左右，食指、中指、无名指、小指指尖朝上。

2. 立掌化为俯掌，蓄劲慢慢向左右分推，上身微前倾。

3. 两手蓄劲，按原路线返回，屈肘内收，胸前立掌交叉，两掌心朝向左右。立掌变为仰掌收于两侧腰际，两仰掌化为俯掌下按，两臂后伸，肘关节伸直，腕关节背伸，恢复原裆势。

4. 精神贯注，两目平视，呼吸自然，舌抵上腭（图 4-4-5 ～图 4-4-6）。

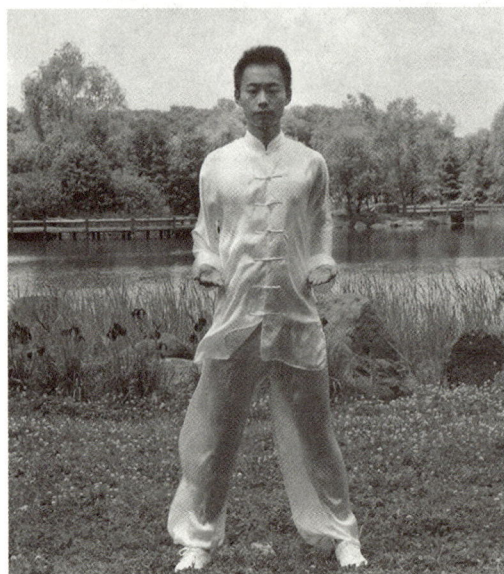

图 4-4-5　凤凰展翅势（1）　　　　图 4-4-6　凤凰展翅势（2）

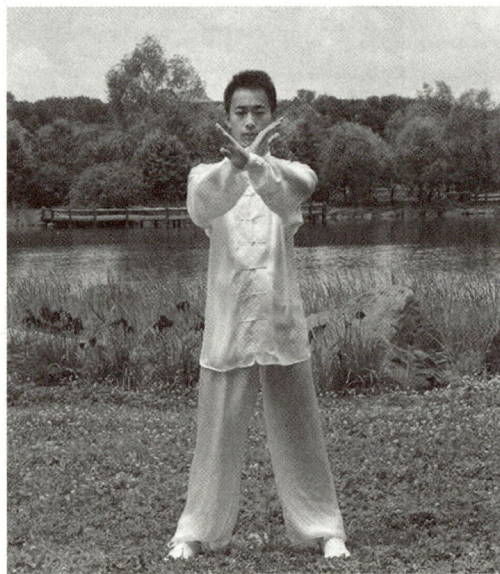

【实训要领】

形如展翅，动如开弓。

【按语】

1. 本势可宽胸理气、疏肝解郁，常用于防治失眠、胸闷、善太息、胁肋胀痛、月经失调、咳喘等病证。

2. 本势主要锻炼三角肌、冈上肌、桡侧腕屈肌、尺侧腕屈肌、指浅屈肌、指深屈肌等肌肉。可增强手腕和手指的力量。

第四式　霸王举鼎势

【动作】

1. 取大裆势，或指定裆势。屈肘，两手掌置于两侧腰际，两掌心朝上，四指并拢、尽量伸直，拇指尽量伸直、外展。

2. 两仰掌慢慢上托，过肩部后，两腕关节内旋，虎口相对，掌心朝上，如举重物一样，蓄力慢慢上举，自然呼吸。

3.腕关节外旋，并拢的四指指端朝上，两掌掌心相对，蓄力慢慢下落，边下落前臂边外旋，最后两手掌收回于两侧腰际，两掌心朝上。仰掌化为俯掌下按，两臂后伸，肘关节伸直，腕关节背伸，恢复原裆势。

4.精神贯注，两目平视，呼吸自然，舌抵上腭（图 4-4-7～图 4-4-9）。

【实训要领】

过肩旋腕翻掌，挺肘上举。

【按语】

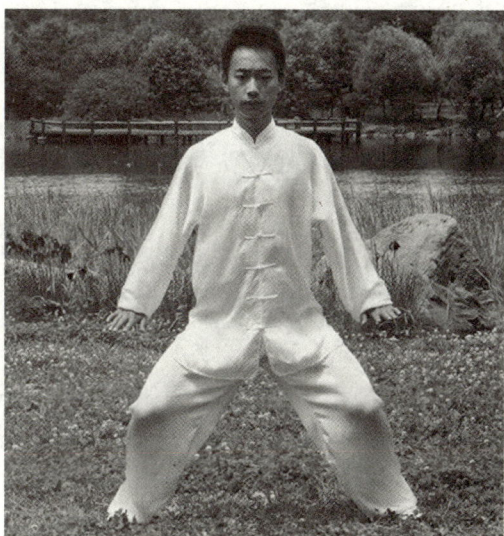

图 4-4-7 霸王举鼎势（1）

1.本势可引气血上行，提神醒脑。

2.本势主要锻炼伸指肌、桡侧腕长伸肌、桡侧腕短伸肌、尺侧腕伸肌。可增加腕力。

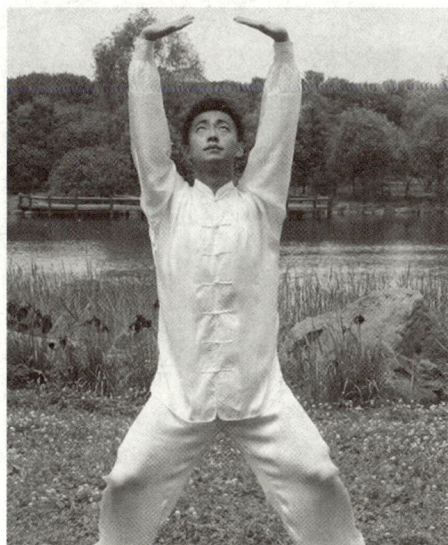

图 4-4-8 霸王举鼎势（2）

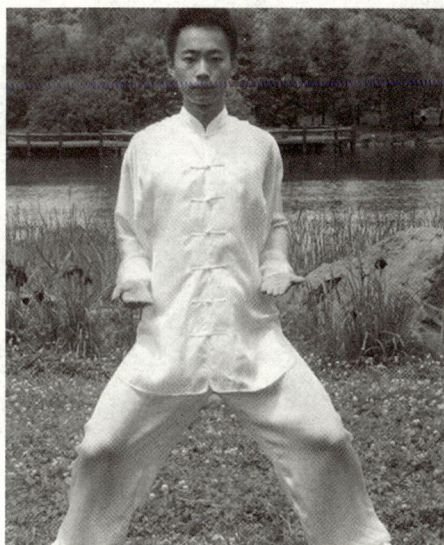

图 4-4-9 霸王举鼎势（3）

第五式 两手托天势

【动作】

1.取马裆势，或指定裆势。屈肘，两手掌置于两侧腰际，掌心朝上，四指尽量伸直、并拢，指尖朝前，拇指尽量伸直、外展。

2.双手仰掌，慢慢上托，过肩部后，腕关节和前臂以肘关节为支点内旋，两虎口相对，慢慢上举，掌面朝上。

3.腕关节外旋，并拢的四指指端朝上，两掌掌心相对，蓄力慢慢而下，边下落前臂边外旋，最后两手掌收回于两侧腰际，两掌心朝上。仰掌化为俯掌下按，两臂后伸，肘关节伸直，腕关节背伸，恢复原裆势。

4.精神贯注，两目平视，呼吸自然，舌抵上腭（图4-4-10～图4-4-12）。

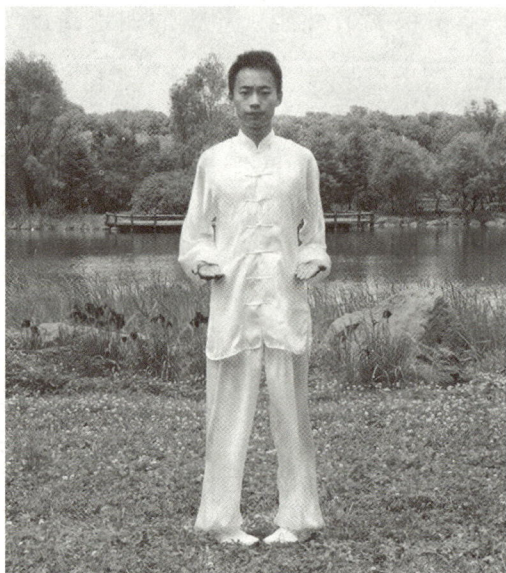

图 4-4-10　两手托天势（1）

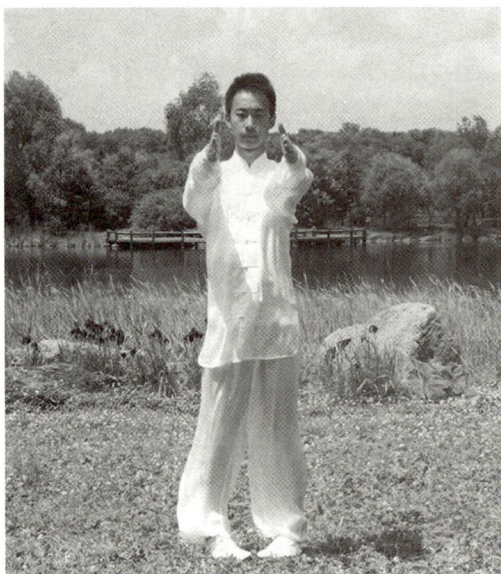

图 4-4-11　两手托天势（2）

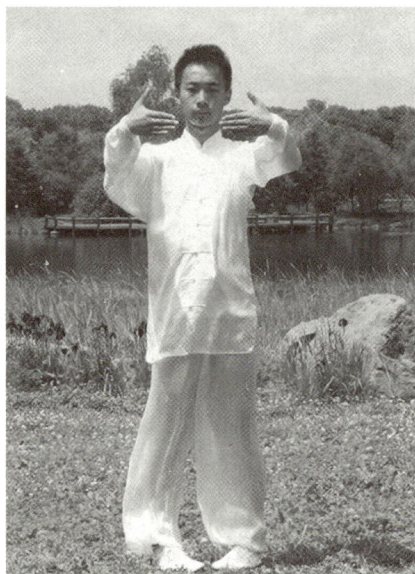

图 4-4-12　两手托天势（3）

【实训要领】

指端运劲，挺肘上举。

【按语】

1.本势可导引气血上行，提神醒脑。

2.本势主要锻炼三角肌、冈上肌、斜方肌等肌肉。可增强肩背、手腕、掌指关节部的肌肉力量。

第六式 顺水推舟势

【动作】

1.取大裆势，或指定裆势。屈肘，四指尽量伸直、并拢，拇指尽量伸直、外展，四指朝前，两掌心相对，直掌护于两胁肋部。

2.双手直掌，蓄劲慢慢前推，边前推边腕关节内旋，使两虎口朝下，四指指尖相对，两臂似环状，肘关节挺直形似推舟，掌、肘、肩呈一直线，与地面平行。

3.腕关节慢慢外旋后伸直，恢复直掌，四指朝前，拇指朝上，屈肘蓄力而收，双手直掌置于两胁肋部。由直掌化为俯掌下按，两臂后伸，肘关节伸直，腕关节背伸，恢复原裆势。

4.精神贯注，两目平视，呼吸自然，舌抵上腭（图4-4-13～图4-4-15）。

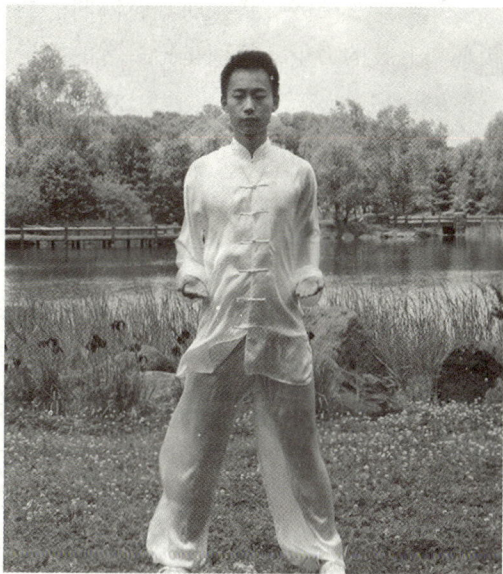
图4-4-13 顺水推舟势（1）

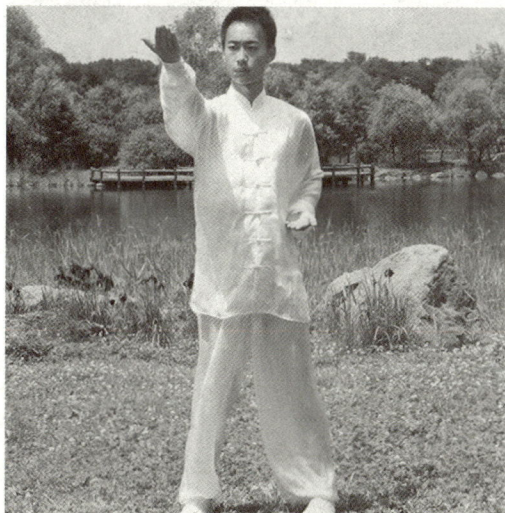
图4-4-14 顺水推舟势（2）

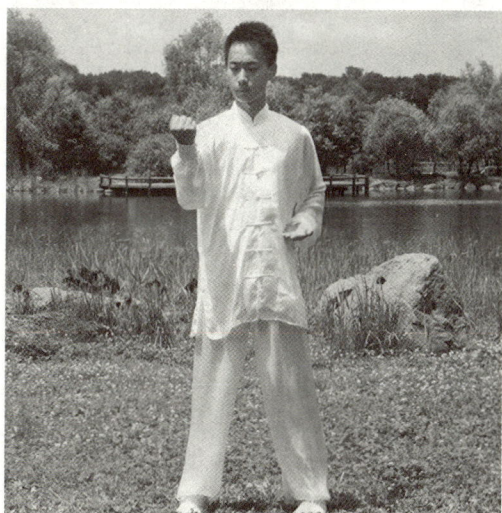
图4-4-15 顺水推舟势（3）

【实训要领】

直掌运劲前推，挺肘形似推舟。

【按语】

1. 本势可宽胸理气、健脾和胃、强健筋骨，常用于防治心脏病、脾胃不和、腰背部和肩部的肌肉劳损等病证。

2. 本势主要锻炼腰大肌、背阔肌、肩胛下肌、竖脊肌、前臂伸肌群等肌肉。可增强腰部和上肢的力量，特别是指、掌的力量。

第七式　怀中抱月势

【动作】

1. 取大裆势，或指定裆势。屈肘，双手掌置于两侧腰际，掌心朝上，四指尽量伸直、并拢，拇指尽量伸直、外展。

2. 双手仰掌，缓缓上提，在胸前成立掌交叉，慢慢向左右分推，推到尽头后，指端朝向左右下方，掌心朝前，腕、肘、肩成一直线，与地面平行。

3. 两臂缓缓蓄劲相抱，掌心朝内，上身略前倾，两掌在正前方交叉，变为立掌，缓缓收于胸前，立掌变仰掌收于两侧腰际。仰掌化为俯掌下按，两臂后伸，肘关节伸直，腕关节背伸，恢复原来的裆势。

4. 精神贯注，两目平视，呼吸自然，舌抵上腭（图 4-4-16、图 4-4-17）。

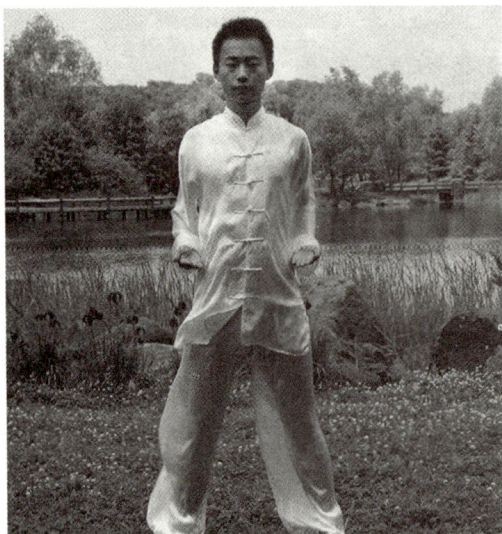

图 4-4-16　怀中抱月势（1）　　　　图 4-4-17　怀中抱月势（2）

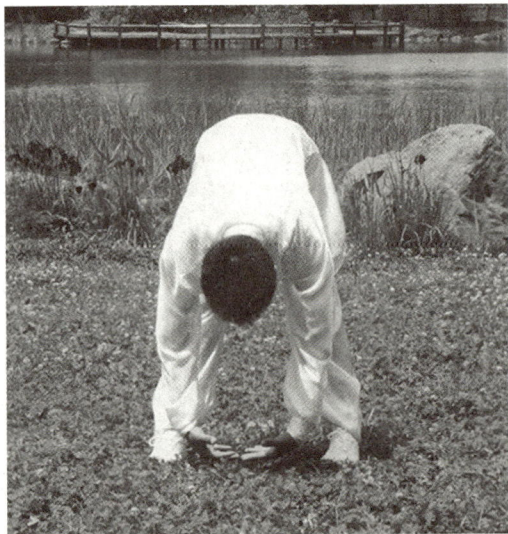

【实训要领】

两臂蓄劲相抱，如抱物状。

【按语】

1. 本势可通利三焦、疏肝理气、滑利关节，常用于防治胸闷、腹胀和肩、肘关节功能障碍。

2. 本势主要锻炼胸大肌、背阔肌、大圆肌、肱二头肌等肌肉。

第八式 仙人指路势

【动作】

1. 取站裆势，或指定裆势。屈肘，两手掌置于两侧腰际，两掌心朝上，四指尽量伸直、并拢，拇指尽量伸直、外展。

2. 右仰掌上提到胸前正中，然后手心内凹成瓦楞掌，立掌小鱼际朝前，蓄劲向前慢慢推出。

3. 推到尽头后外旋腕关节，同时握拳，蓄劲慢慢内收于右侧腰际，变仰掌护于右侧腰际，左右手交替进行。由仰掌化为俯掌下按，两臂后伸，肘关节伸直，腕关节背伸，恢复原来的裆势（图4-4-18、图4-4-19）。

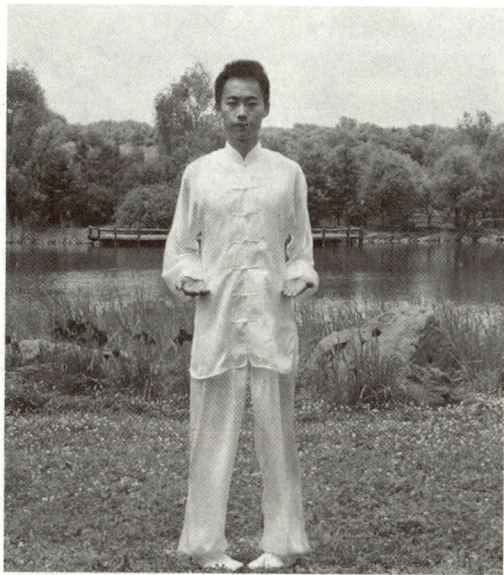

图4-4-18 仙人指路势（1）

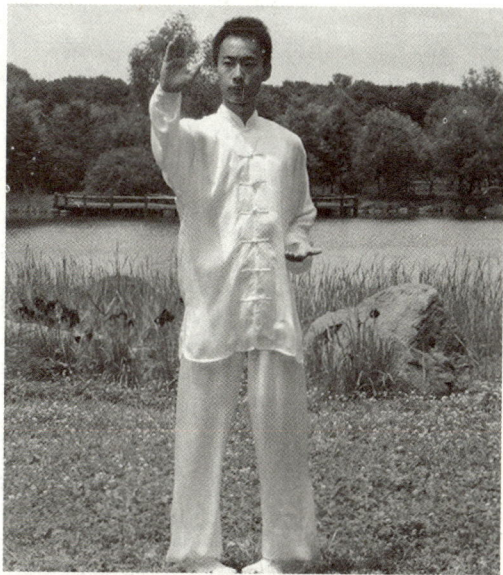

图4-4-19 仙人指路势（2）

【实训要领】

臂、指运劲前推，旋腕握拳后拉。

【按语】

1. 本势可平衡阴阳，行气活血、滑利关节，常用来防治失眠，健忘，上肢关节功能障碍等病证。

2. 本势主要锻炼骨间掌侧肌、拇长伸肌、蚓状肌。可以增强前臂、肘、掌指的力量。

第九式　平手托塔势

【动作】

1. 取大裆势，或指定裆势。屈肘，两手掌置于两胁肋部，掌心朝上，四指尽量伸直，并拢，拇指尽量伸直、外展。

2. 双手掌慢慢运劲前推，边向前推边指运劲向外侧倾斜，使手掌呈水平状态，推到尽头后，掌、肘、肩成一直线依然呈水平状态，肘关节伸直，犹如托物在手。

3. 屈肘蓄劲慢慢收回两掌至两胁肋部，边回收边拇指运劲向外侧倾斜，保持手掌继续呈水平状态。由仰掌化为俯掌下按，两臂后伸，肘关节伸直，随关节背伸，恢复原裆势（图4-4-20～图4-4-21）。

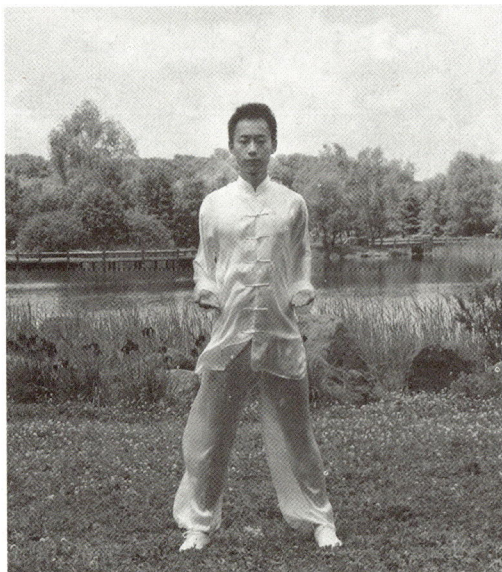

图4-4-20　平手托塔势（1）

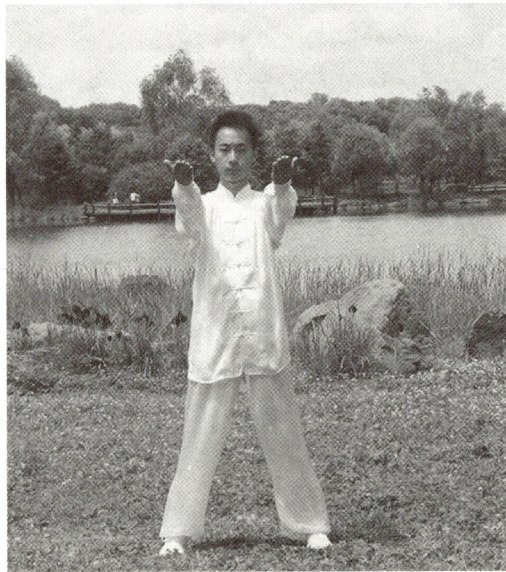

图4-4-21　平手托塔势（2）

【实训要领】

直掌运劲前推，肘直掌平如托物。

【按语】

1. 本势可疏通手三阴经、手三阳经，促进上半身气血运行。

2. 本势主要锻炼旋前圆肌、旋后肌、冈下肌等肌肉。增强前臂的旋劲，增强掌力、指力。

第十式　风摆荷叶势

【动作】

1. 取大裆势，或指定的裆势。屈肘，两手掌置于两胁肋部，掌心朝上，四指尽量伸直、并拢，拇指尽量伸直、外展。

2. 双手掌上提到胸前，相互重叠，左掌在上，右掌在下。运劲慢慢向前上方推出，与肩同高，然后慢慢向左右分开，拇指外侧略用力，使两手掌面呈水平。至两臂的掌、肘、肩呈一直线为止。

3. 双手仰掌，同时蓄劲徐徐按原路线返回，在正前方交叉相叠，右掌在下，左掌在上，慢慢回收于两侧腰际。仰掌化为俯掌下按，两臂后伸，肘关节伸直，腕关节背伸，恢复原裆势。

4. 聚精会神，头如顶物，两目平视，自然呼吸（图 4-4-22、图 4-4-23）。

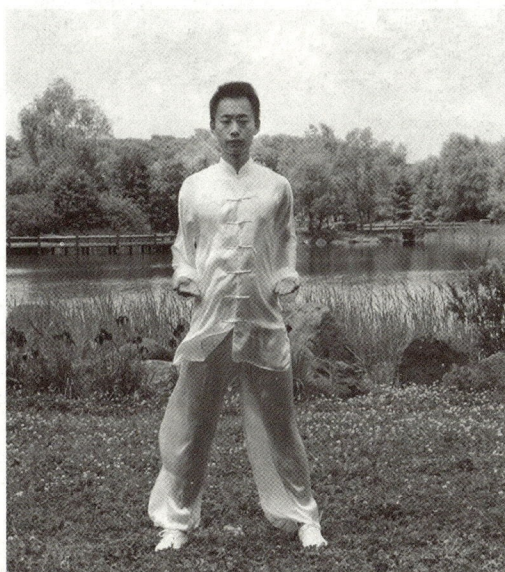

图 4-4-22　风摆荷叶势（1）

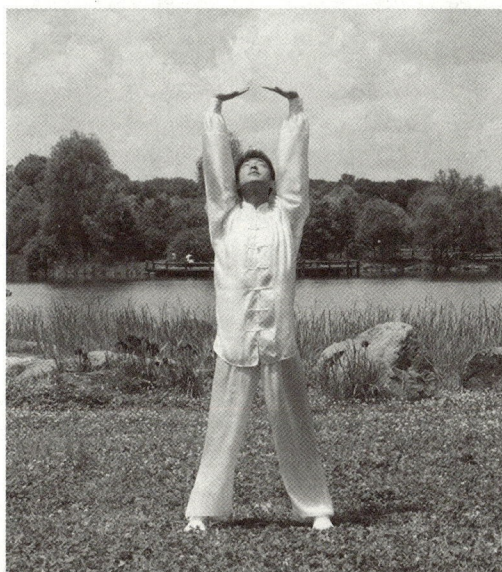

图 4-4-23　风摆荷叶势（2）

【实训要领】

仰掌交叉前推，外旋挺肘展开。

【按语】

1.本势可宽胸理气、舒畅气机、强心宣肺，常用于防治心、肺、肝等脏器的疾病。

2.本势主要锻炼三角肌、冈上肌、肱三头肌等肌肉，可增强臂力、指力。

第十一式　单凤朝阳势

【动作】

1.取站裆势，或指定裆势。屈肘，双手掌置于两侧腰际，两掌心朝上，四指尽量伸直、并拢，拇指尽量伸直、外展。

2.右仰掌向左前方蓄劲慢慢伸出，边伸出边内旋腕关节和前臂，使仰掌变为俯掌。

3.右俯掌蓄劲慢慢呈半圆形运向右下方，收回于右侧腰际变为仰掌。左手动作与右手相同，只是方向相反。由仰掌化为俯掌下按，臂后伸，肘伸直，腕背伸，恢复原裆势（图4-4-24、图4-4-25）。

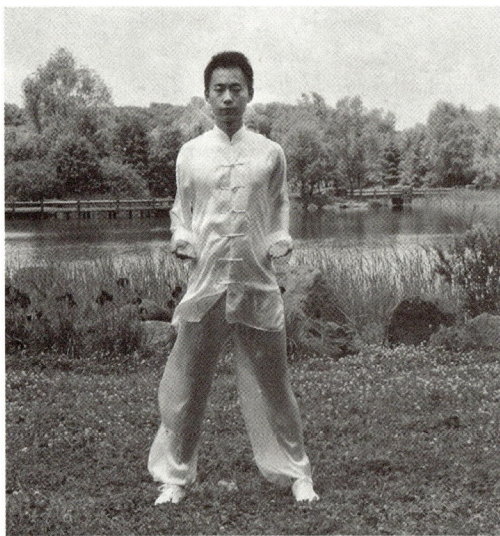

图4-4-24　单凤朝阳势（1）

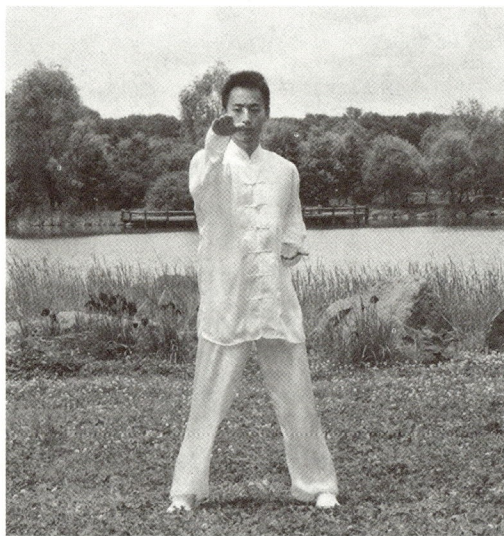

图4-4-25　单凤朝阳势（2）

【实训要领】

手掌蓄劲伸出，缓缓下运。

【按语】

1. 本势可疏肝利胆、调畅气机，常用于防治胸胁满闷、嗳气、善太息、腹胀等症和肩、肘关节功能障碍。

2. 本势主要锻炼三角肌、冈上肌、胸大肌、背阔肌等肌肉，可增强上肢及腰部的耐受力。

第十二式　海底捞月势

【动作】

1. 取大裆势，或指定裆势。屈肘，双手掌置于两侧腰际，双手掌心朝上，四指尽量伸直、并拢，拇指尽量伸直、外展。

2. 双手掌徐徐上提，经胸慢慢上举，然后掌心朝前向左右分推，到两侧尽端时，掌心变为朝下，然后上身尽量前俯，两膝伸直，五趾抓地，足跟踏实，双手掌由上而下逐渐靠拢，两手四指的指尖相对，掌心朝上。

3. 蓄劲于掌指，慢慢抄起至胸部，犹如捞月状，上身随势而挺直。双手掌回收于两侧腰际，由仰掌化为俯掌下按，臂后伸，肘伸直，腕背伸，恢复原裆势（图 4-4-26、图 4-4-27）。

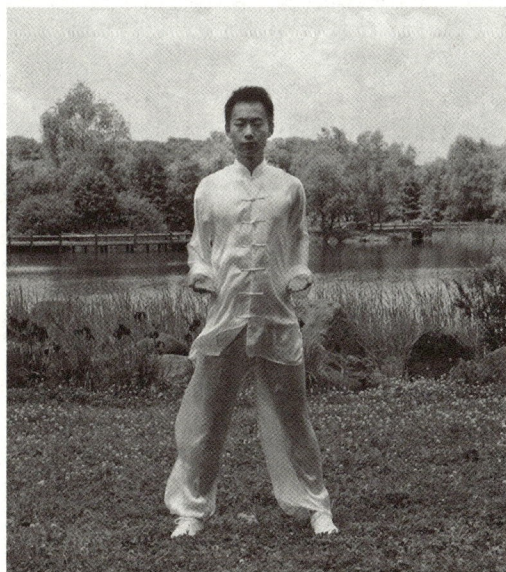

图 4-4-26 海底捞月势（1）　　　　图 4-4-27 海底捞月势（2）

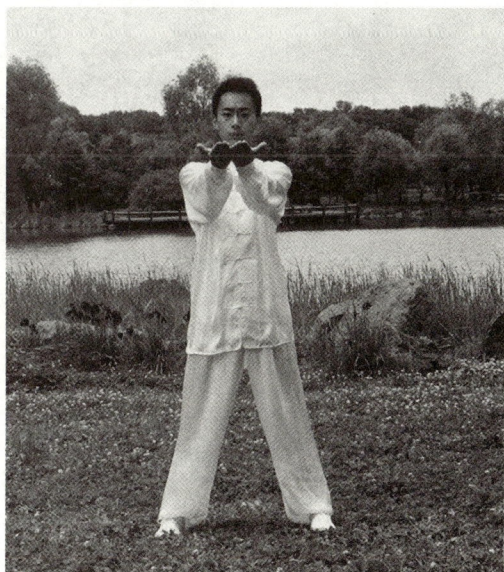

【实训要领】

两臂运劲，掌指着力，慢慢抬起。

【按语】

1. 本势可强健筋骨、行气活血，可防治腰背及四肢筋骨的损伤性疾病。

2. 本势主要锻炼胸大肌、背阔肌、斜方肌、腹直肌、冈上肌、三角肌等肌肉，可增强腰、腹和上肢的力量。

第十三式　顶天抱地势

【动作】

1. 取站裆势，或指定裆势。屈肘，两手掌置于两侧腰际，掌心朝上，四指尽量伸直、并拢，拇指尽量伸直、外展。

2. 双手仰掌，慢慢上托，过肩部后，腕关节内旋，两虎口相对，掌心朝上，如托重物，蓄力慢慢上举。

3. 上举到尽端后，慢慢向左右分推，掌心变为朝下，同时上身尽量前俯，两手掌逐渐相互重叠，左手在下，右手在上。

4. 两手掌犹如抱物状慢慢上提到胸部，上身随势而挺直。双手掌回收于两侧腰际，由仰掌化为俯掌下按，臂后伸，肘伸直，腕背伸，恢复原裆势（图4-4-28、图4-4-29）。

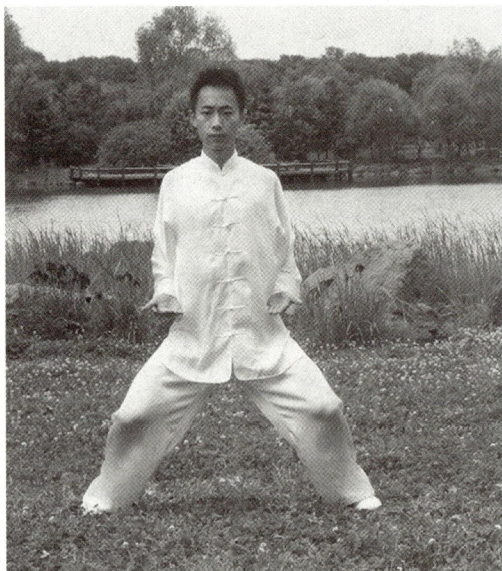

图4-4-28　顶天抱地势（1）

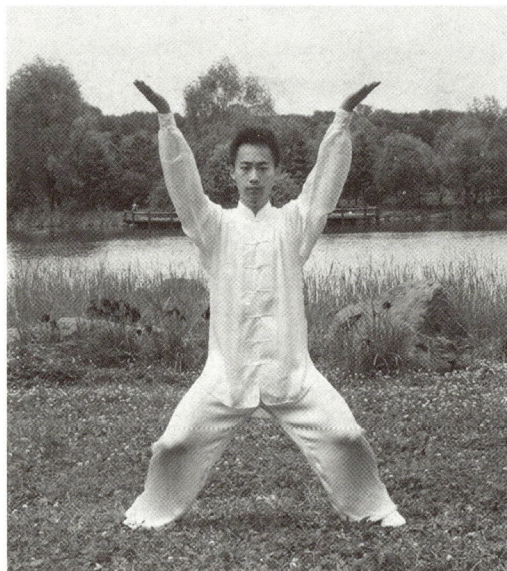

图4-4-29　顶天抱地势（2）

【实训要领】

两掌合拢相叠，如抱物状上提。

【按语】

1. 本势可补肾壮腰、通调任督二脉，常用于防治腰背部肌肉劳损。

2. 本势主要锻炼斜方肌、胸大肌、背阔肌、大圆肌及上臂肌群。

第十四式 力劈华山势

【动作】

1. 取大裆势，或指定裆势。屈肘，手掌置于两侧腰际，掌心朝上，四指尽量伸直、并拢，拇指尽量伸直、外展。

2. 手掌慢慢上提，在胸前立掌交叉，向左右分推，掌心向前，手掌到左右侧方后，四指指尖朝向左右，两臂同时用力连续下劈三次，聚精会神，头如顶物，两目平视，自然呼吸。

3. 两臂沿原路线慢慢收回，仰掌护于两侧腰际。由仰掌化为俯掌下按，臂后伸，肘伸直，腕背伸，恢复原裆势（图4-4-30、图4-4-31）。

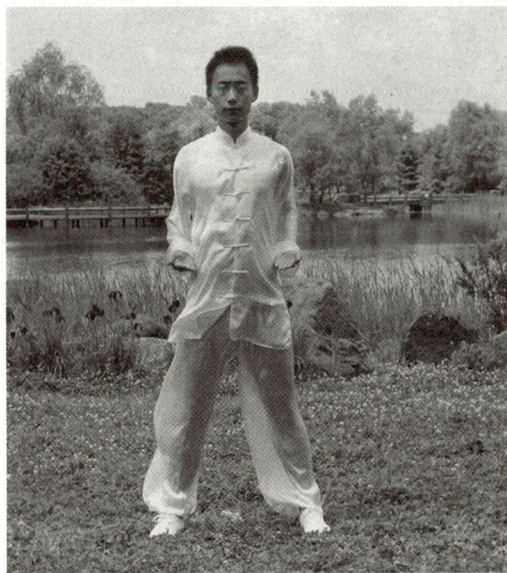

图4-4-30 力劈华山势（1）

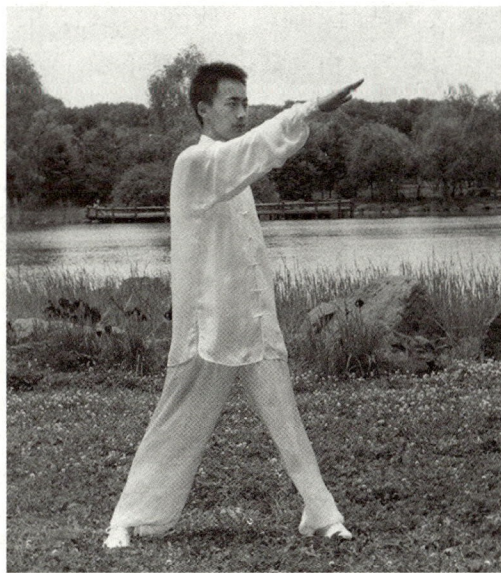

图4-4-31 力劈华山势（2）

【实训要领】

立掌交叉，左右分推，用力下劈。

【按语】

1. 本势可通利三焦、通经活络，常用于防治胸闷、脘腹不适、肩臂痛、腰背痛等病证。

2. 本势主要锻炼斜方肌、胸大肌、背阔肌及上臂肌群等肌肉，可增强肩臂力量。

第十五式　三起三落势

【动作】

1. 取站裆势，或指定的裆势。屈肘，四指尽量伸直、并拢，指尖朝前，拇指尽量伸直、外展，两掌心相对，直掌护于两胁肋部。

2. 屈膝下蹲，同时两手直掌前推，四指指尖朝前。头如顶物，不要前俯后仰，两目平视，呼吸自然。

3. 双手掌蓄劲，慢慢回收至两胁肋部，同时慢慢站起。前推后收连续往返3次，用力要均匀。由直掌化为俯掌下按，臂后伸，肘伸直，腕背伸，恢复原裆势（图4-4-32～图4-4-34）。

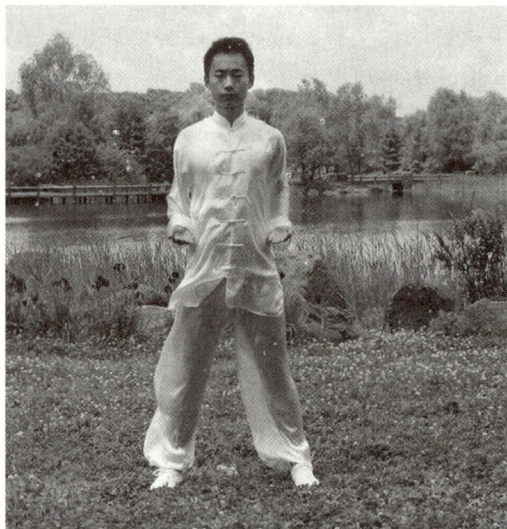

图 4-4-32　三起三落势（1）

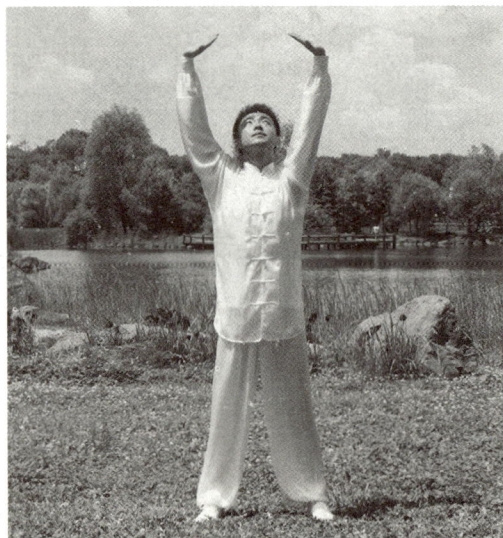

图 4-4-33　三起三落势（2）

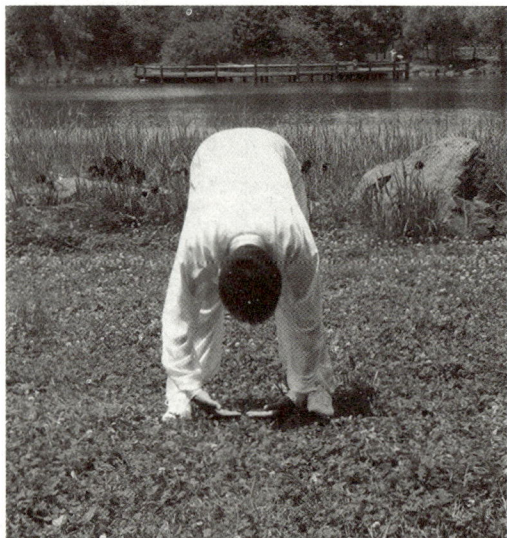

图 4-4-34　三起三落势（3）

【实训要领】

蓄劲指臂，前推下蹲，运劲回收，随之站起。

【按语】

1. 本势可健脾和胃、祛邪外出、滑利关节，常用于防治内脏虚弱、外感病证和肩、肘、膝关节功能障碍等。

2. 本势主要锻炼髂腰肌、阔筋膜张肌、缝匠肌、股直肌、股二头肌、半腱肌、半膜肌、腓肠肌等肌肉，可增强手指和下肢力量。

第十六式　乌龙钻洞势

【动作】

1. 取弓箭裆势。屈肘，四指尽量伸直、并拢，指尖朝前，拇指尽量伸直、外展，两掌心相对，直掌护于两胁肋部。

2. 双手直掌，慢慢前推，边推掌心逐渐变为俯掌，上身随势尽量前俯。

3. 推足后，边外旋腕关节边蓄力而收，由俯掌逐渐变为仰掌护于两腰际部。

4. 由仰掌变为俯掌下按，臂后伸，肘伸直，腕背伸，恢复原裆势（图4-4-35～图4-4-37）。

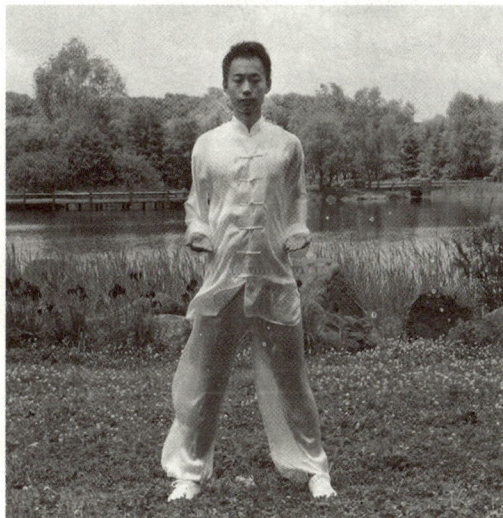

图 4-4-35　乌龙钻洞势（1）

【实训要领】

直掌渐化俯掌前推，上身随势前俯。

【按语】

1. 本势可加强带脉功能，调经止带。

2. 本势主要锻炼肩胛下肌、冈下肌、大圆肌、小圆肌、旋后肌、旋前圆肌等肌肉，可明显增强腰背部、上下肢的力量。

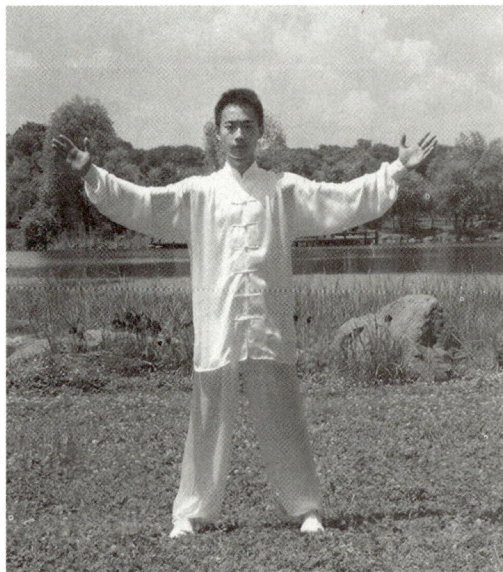

图 4-4-36　乌龙钻洞势（2）

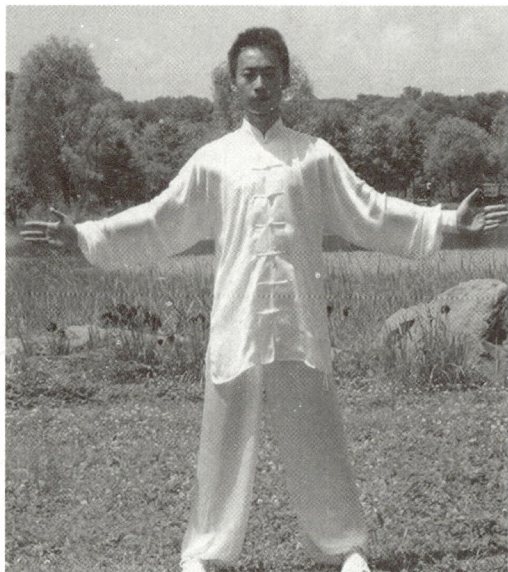

图 4-4-37　乌龙钻洞势（3）

第十七式　饿虎扑食势

【动作】

1. 取弓箭裆势。双手掌置于两侧腰际，掌心朝上，四指尽量伸直、并拢，拇指尽量伸直、外展。

2. 双手仰掌，前推，边推两臂边内旋，两臂推直后，腕关节背伸，虎口朝下，掌心朝前，掌、肘、肩呈水平直线状态。

3. 五指用力握拳，同时外旋腕关节，使两拳眼朝上，劲注拳心，屈肘用力回拉，双拳护于两侧腰际，由拳变为仰掌。由仰掌化为俯掌下按，臂后伸，肘伸直，腕背伸，恢复弓箭裆势（图 4-4-38 ～图 4-4-40）。

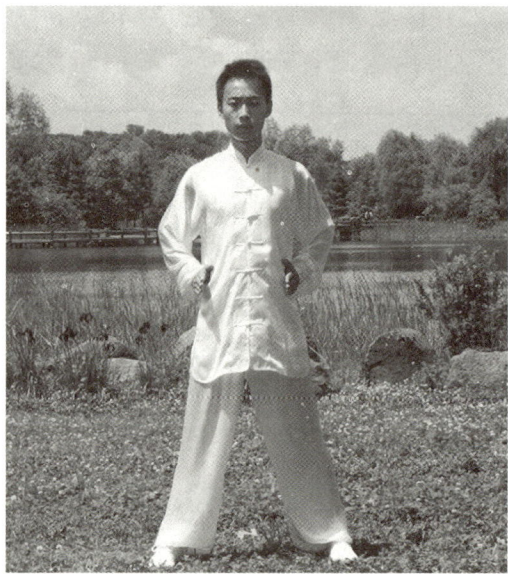

图 4-4-38　饿虎扑食势（1）

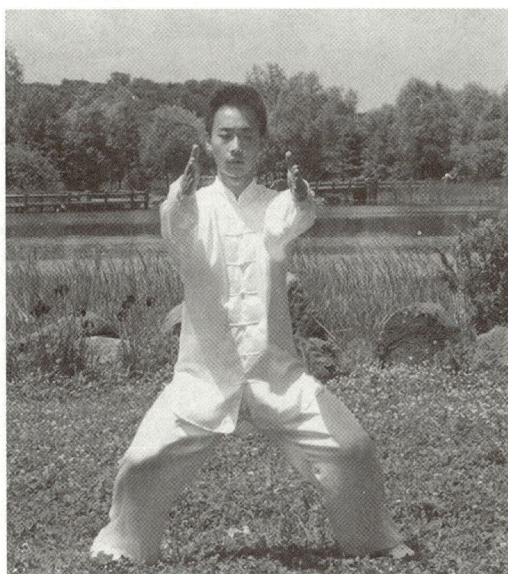

图 4-4-39　饿虎扑食势（2）

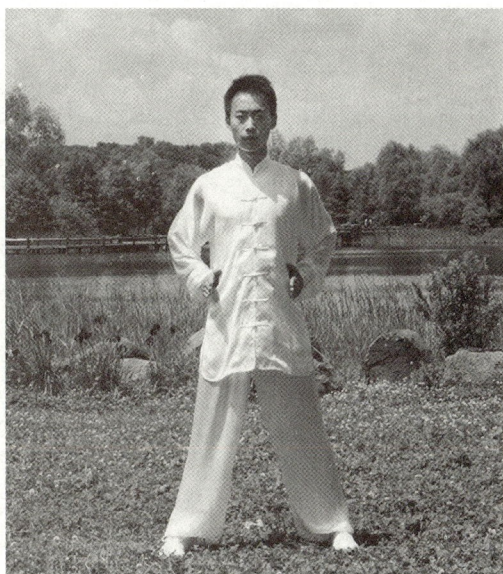

图 4-4-40　饿虎扑食势（3）

【实训要领】

仰掌旋推，上身随势前俯，用力回拉，劲注拳心。

【按语】

1.本势可滑利关节、调节脏腑功能，常用于防治肩关节活动障碍以及各种慢性病证。

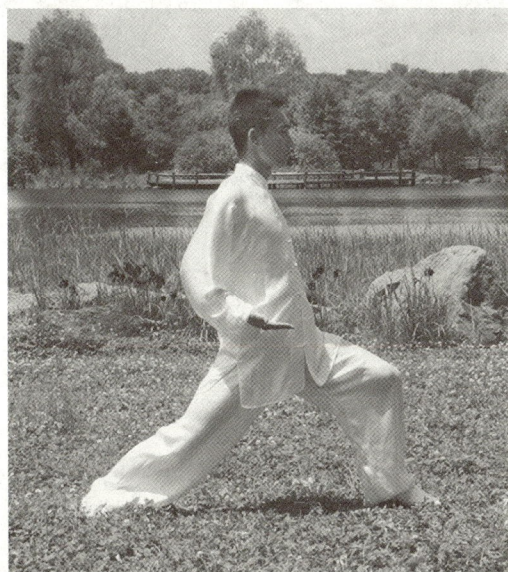

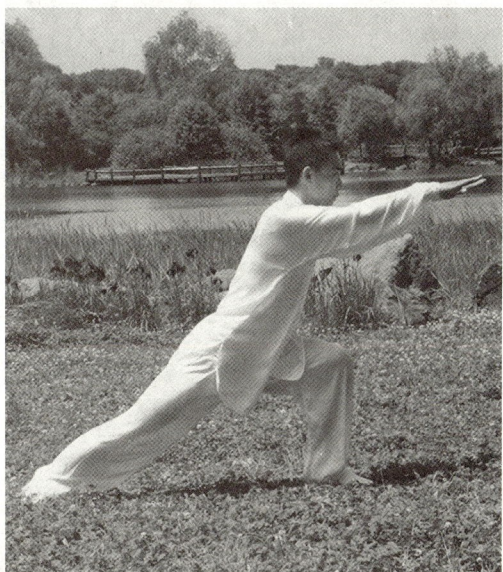

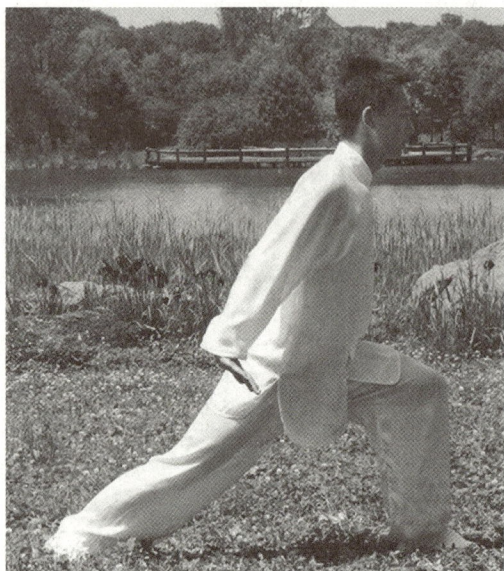

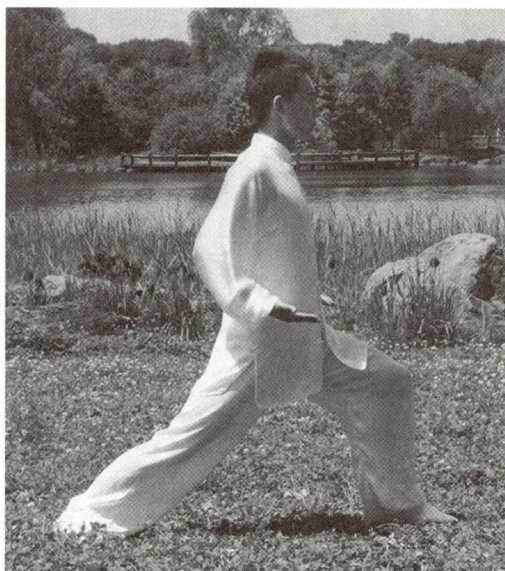

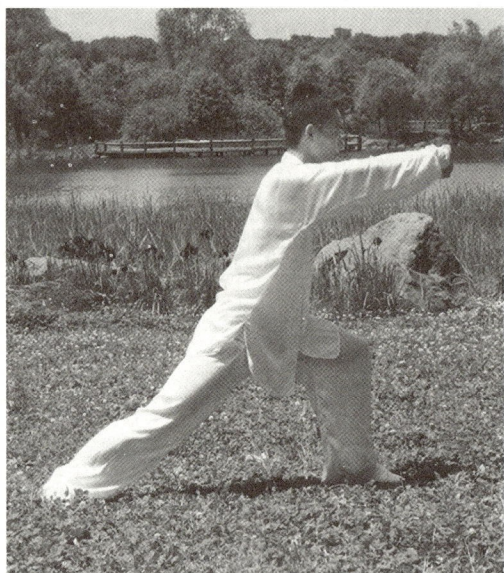

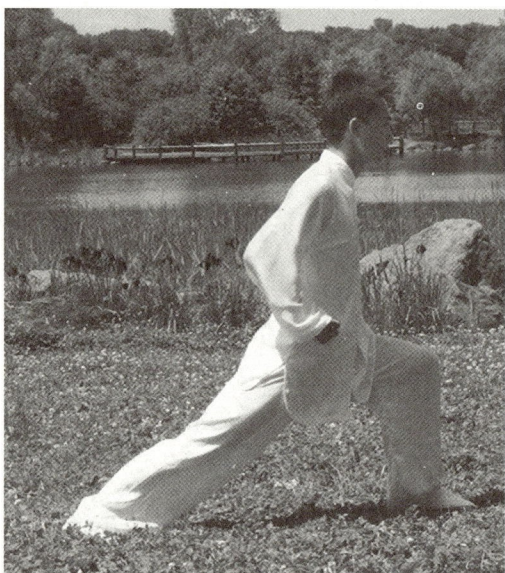

2.本势主要锻炼旋前圆肌、旋后肌、背阔肌、大圆肌、前臂伸肌等肌肉。增强腰腿部肌肉力量和协调身体稳定性。